全国高职高专教育医药卫生类专业课程改革"十二五"规划教材

供护理学、助产等专业用

健康评估

主　编　李海鹰　鲍翠玉
副主编　吕建中
编　委　（按姓氏笔画排序）
　　　　王玉珍（济南护理职业学院）
　　　　田建丽（承德医学院）
　　　　吕建中（常州卫生高等职业技术学校）
　　　　李海鹰（济南护理职业学院）
　　　　杨玉琴（江西医学院上饶分院）
　　　　杨殿福（唐山职业技术学院）
　　　　赵　骥（湖北科技学院护理学院）
　　　　鲍翠玉（湖北科技学院护理学院）

Health Assessment

江苏凤凰科学技术出版社

出版说明

　　为服务于我国高职高专教育医药卫生类护理学专业高素质技能型人才的培养，充分体现《国家中长期教育改革和发展规划纲要（2010~2020）》的精神，落实"十二五"期间高职高专医药卫生类教育的相关政策，适应现代社会对护理人才岗位能力和职业素质的需要，遵照卫生部新的执业资格考试大纲修订的要求，推动各院校课程改革的深入进行，凤凰出版传媒集团江苏科学技术出版社作为长期从事教育出版的国家一级出版社，在"十一五"期间推出一系列卫生职业教育教材的基础上，于2011年9月组织全国60多家高职高专护理院校开发了这套高职高专教育护理学专业课程改革"十二五"规划教材。

　　该套教材包括基础课程、专业课程和公共课程30种，配套教材8种。其编写特点如下：

　　1. 遵循教材编写的"三基"、"五性"、"三特定"的原则，在保证内容科学性的前提下，注重全国范围的代表性和适用性。

　　2. 充分吸收和借鉴了国内外有关护理学专业的最新研究成果和国内不同版本教材的精华，摒弃了传统空洞不实的研究性知识，做到了基础课程与专业课程紧密结合，临床课程与工作实践无缝链接，充分体现行业标准、规范和程序，将培养高素质技能型人才的宗旨落到实处。

　　3. 教材将内容分为基础模块、实践模块和选修模块三大部分，切合了国家护师执业资格考试大纲的要求。基础模块是学生必须掌握的部分，实践模块的安排体现了以学生为主体的现代教学理念，选修模块为学生提供了个性化的选择空间。

　　4. 注重整套教材的系统性和整体性，力求突出专业特色，减少学科交叉，避免了相应学科间出现内容重复甚至表述不一致的情况。

　　5. 各科均根据学校的实际教学时数编写，精炼文字，压缩篇幅，利于学生对重要知识点的掌握。

　　6. 在不增加学生负担的前提下，根据学科需要，部分教材采用彩色印刷，以提高教材的成书品质和内容的可读性。

　　7. 根据教学需要，部分课程设有配套教材。

　　这套教材的编写出版，得到了广大高职高专护理院校的大力支持，作者均来自各学科教学一线，具有丰富的临床、教学、科研和写作经验。本套教材的出版，必将对我国高职高专护理学的教学改革和人才培养起到积极的推动作用。

全国高职高专教育医药卫生类专业课程改革"十二五"规划教材

供护理学、临床医学、口腔医学、医学检验技术、
医学影像技术、康复治疗技术、助产等专业用

《病理学与病理生理学》	吴义春 主编	《老年护理学》	曹美玲 潘红宁 主编
《护理药理学》	张 庆 主编	《康复护理学》	黄 毅 主编
《病原生物与免疫学》 杨朝晔	夏和先 主编	《社区护理学》	金 叶 主编
《生物化学》	王清路 主编	《中医护理学》	温茂兴 李 莉 主编
《医用化学》	刘丽艳 主编	《精神科护理学》	雷 慧 主编
《人体解剖学与组织胚胎学》		《护理伦理学》	张家忠 主编
朱世柱	陈光忠 主编	《护理心理学》	赵小玉 主编
《生理学》	衷国权 主编	《营养与膳食》	唐世英 赵 琼 主编
《预防医学基础》	封苏琴 主编	《护理礼仪与人际沟通》	张晓明 主编
《护理学导论》	张连辉 主编	《护理管理学》	李黎明 主编
《基础护理学》	卢人玉 主编	《妇产科护理学实训指导》	马常兰 主编
《健康评估》 李海鹰	鲍翠玉 主编	《基础护理学实训与学习指导》	季 诚 主编
《内科护理学》 沈小平	刘士生 主编	《儿科护理学实训与学习指导》	姚跃英 主编
《外科护理学》	章泾萍 主编	《生物化学实验与学习指导》	刘玉敏 主编
《妇产科护理学》	王巧英 主编	《计算机基础》	张 丹 主编
《儿科护理学》	姚跃英 主编	《大学生心理健康教育》	张曼华 张旺信 主编
《急救护理学》	王明波 主编	《就业指导》	陈国忠 主编
《眼耳鼻咽喉口腔科护理学》	唐丽玲 主编		

序

为服务于我国高职高专教育医药卫生类专业人才培养，充分体现《国家中长期教育改革和发展规划纲要（2010～2020）》的精神，落实"十二五"期间高职高专医药卫生类教育的相关政策，适应现代社会对医护人才岗位能力和职业素质的需要，遵照卫生部新的执业资格考试大纲修订的要求，推动各院校课程改革的深入进行，凤凰出版传媒集团江苏科学技术出版社作为长期从事教育出版的国家一级出版社，在"十一五"期间推出一系列卫生职业教育教材的基础上，于2011年9月启动了全国高职高专教育护理专业课程改革"十二五"规划教材的全面建设工作，力求编写出一套充分体现高职高专护理学教育特色的教材，以满足教学需要。

2011年11月3日，出版社在南京组织召开了教材建设的专家论证会，会议上有60多所高职高专护理院校的领导及专家参加了研讨。专家们就高职高专护理专业近年来教学改革的成果进行了总结，对护理专业发展现状、课程改革以及教材建设的具体内容进行了广泛论证，并达成了一致意见。大会成立了全国高职高专教育护理专业专家评审委员会，本人很荣幸被推选为该评审委员会的主任委员，也很乐意为这套课程改革教材的开发尽我一份绵薄之力。

目前高职高专护理学专业教材内容选择存在直接从国外引入的理论、理念偏多，与其他相关学科简单重复、模式化的内容偏多，贴近基层实际、务实、有针对性的内容不足，实用性内容偏少等突出问题；对高职学生的学习特点针对性不足，职业学校的学生自学能力、逻辑思维能力不强，对于理论性较强、内容系统性较差、重复偏难的课程容易失去学习兴趣，出现学习困难的比例较高。鉴于此，凤凰出版传媒集团江苏科学技术出版社组织策划，尝试编写了这套适合高职高专护理专业学生特点和学科发展需要的特色课改教材，旨在弥补现有教材的不足。

本套教材的编写秉承"学以致用、知行合一"，"贴近职业、贴近岗位、贴近学生"的基本原则，以专业培养目标为导向,以职业技能培训为根本,遵循教材的科学性、思想性，同时体现实用性、可读性和创新性的精神，满足学科、教学和社会的需求，以体现高职高专教育的特色。在编写思路上，突出以人为本的教学理念和护理专业的服务理念，注重将理论知识和临床实践、专业学习与执业资格考试紧密结合，在突出专业理论与技能教学的同时，注重学生人文素质的培养，使学校在教学中自觉融入人文关怀的情境，以培养学生良好的综合素质。

　　本套教材在编写内容的选择上，注意吸收和借鉴国内外有关护理学专业的最新研究成果和国内不同版本教材的精华，并做了大胆创新改革。努力使基础课程与专业课程紧密结合，摒弃了传统空洞不实的研究性知识，通过增加选修内容使学生具有个性化的选择空间；临床课程与工作实践实现无缝链接，充分体现行业标准、规范和程序，在实践环节及实习中为学生提供一个展示自己的平台，提高学生日后的执业能力。这是一种有意义的改革尝试，使同学们的学习更有针对性，也方便学生自学，以培养自学能力。本套教材在编写模式上有其创新之处，将教材内容分为基础模块、实践模块和选修模块三大部分。基础模块是学生必须掌握的部分，实践模块的安排体现了以学生为主体的现代教学理念，选修模块为学生提供了个性化的选择空间，这也充分切合了国家护师执业资格考试大纲的要求。另外，整套教材还特别注重系统性和整体性，力求突出专业特色，减少学科交叉，避免了相应学科间出现内容重复甚至表述不一致的情况。

　　本套课改教材是几百位专家和教学一线老师辛勤劳动的智慧结晶，我阅览了本套教材的部分内容，作者充分考虑了高职高专技能型人才培养的特点，将护理理论知识和护理操作技能很自然地融于教材之中。在全国范围内组织出版这么一套适合高职高专护理学生使用的课改教材实属不易，这里也融入了江苏科学技术出版社编辑们的大量心血，他们工作非常认真负责，同时在教材编写过程中也多次与我沟通交流，我为他们工作认真负责的态度所感动。

　　我很乐意为本套护理专业课改教材作序，并向设有高职高专护理专业的学校推荐这套教材，相信这是一套非常贴近于当前我国护理教学改革需要的实用性教材。本套教材的使用，对促进学校教学质量的提高和在校生执考通过率的提升都将会有较大的帮助。

教育部高职高专相关医学类专业教学指导委员会副主任委员

上海医药高等专科学校校长

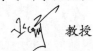　教授

前　言

随着健康观念和现代护理模式的转变，为护理对象提供高质量的"以人为中心、以护理程序为指导"的系统化整体护理已成趋势并在国内展开。护理程序从健康评估开始，由护士对护理对象的健康问题或对疾病产生的反应进行分析，提出护理诊断，确定护理目标，制订护理措施。欲对护理对象做出护理诊断，务必对护理对象进行评估以获得充分资料。护理程序始于健康评估，立足于对临床护理路径的把握。为了正确认识自己的护理对象，准确评估护理对象的生理、心理、社会等全面身心状况，就必须掌握一定的知识和技能，这就是健康评估课程所要阐述的内容。

本教材共分 9 章，阐述了健康评估的特点、方法及教学目标，包括健康史的采集、常见症状评估、心理社会评估、身体评估、实验室检查、心电图检查、影像学检查及护理病历的书写。

本教材基于护理专业的培养目标，突出护理专业特点，侧重于应用性的临床知识和技能。教材编写力求体现以应用为目的、以必需够用为度，以讲清概念、强化应用为教学重点。同时加强教材的针对性和应用性，并注意内容和体系的革新，充分体现护理专业特色，贴近临床护士护理实践，满足岗位需求。注重技能培养，把基本技能贯穿于整个教材的编写中，达到理论实践一体化；展现开放性，倡导终身学习理念。

《健康评估》是护理专业的必修课程，是衔接医学基础理论与护理临床课程的桥梁，是引导学生叩开护理程序之门、进入护理临床实践的钥匙。在教学上，应采用理论学习与实践练习相结合，课堂讲授与临床实践相结合，辅以多媒体教学和循证护理路径教学的方法，使学生能理解，记得牢，会运用。学生在学习过程中，应系统掌握评估内容，联系已经学过的基础理论，理解和记忆本课程必要的理论知识，特别应重视评估方法和技巧的掌握，重视临床实践能力的锻炼与提高。

本书在参考国内外相关教材基础上，结合我国各地高职高专教学实际编写而成，主要供全国医学高职高专护理专业、助产专业及其他相关专业使用。

本教材的编者来自全国 6 所高等院校，是我国医学护理学临床与教学的骨干，有丰富的教学和临床经验。我相信读者能从他们编写的教材中感受到编者活跃的思想、丰富的经验和献身祖国护理学教育事业的决心。

因成书时间仓促，编者水平所限，不能广泛征求意见。疏漏谬误之处敦请同仁与使用本教材的师生给予斧正，不胜感激之至。

编　者
2012 年 6 月

目 录

第一章 绪 论

◉学习目标
    1. 掌握健康评估的概念和内容。
    2. 掌握健康评估的学习方法与要求。

临床情景 ···
某男性病人,6 岁,有不洁食物史,诉腹痛,腹泻每天 8 次,脓血便。

情景分析 ···
对于上述病人,护士在临床上应如何进行正确的、全面的整体化护理? 通过获取完整的评估资料,可为实施高质量的个体化护理奠定基础。

理论讲述 ···
健康评估是研究护理对象的主观和客观资料,以确定其护理需要的基本理论、基本技能和临床思维方法的学科。它是护理学基础课程和临床课程之间的桥梁,也是护理学专业的核心课程之一。

一、健康评估的目的与意义

健康评估的目的是对护理对象的健康状况做出判断,提出护理诊断。它作为护理程序的首要环节,无论对护理对象还是护理工作者都十分重要。正确而恰当的护理诊断,来源于全面系统的健康评估。通过收集资料,判断护理对象的健康状况,从而为获得护理诊断和参与家庭或社区的护理、预防与保健,提供非常有用的理论、知识、技能和方法。虽然现代医学日新月异,临床各专科对患者的评估、护理手段也发生了深刻变化,但健康评估的基本原则与方法对于各专科护理却是一致的。学会完整、全面、正确地健康评估,是保证高质量整体护理的先决条件。

健康评估课程的任务是通过系统的教与学,使学生在已有医学基础课程及有关护理程序基本概念的基础上,掌握对社会人群或个体进行健康评估(包括身体、心理和社会文化在内的评估)的原理和方法,学会收集、综合分析、记录资料,概括护理诊断依据,最终提出护理诊断,为进一步确立护理目标、制订护理措施奠定基础。

护理工作者在临床工作中每天都在为护理对象做健康评估,一般是从生命体征开始,如测量体温、脉搏、呼吸、血压等。与医生的体格检查侧重点不同。医生的体格检查是作为医疗诊断上的参考,注重疾病的鉴别,护理工作者的健康评估是为了判断护理对象健康状况,以采取恰当的护理措施。

二、健康评估的内容

(一) 健康评估的方法

问诊和体格检查是收集健康资料最常用和最基本的方法。问诊是通过评估者与被评估者之间的语言交流而进行评估的方法。通过有目的和有技巧的问诊、细致正确的身体评估及必要的实验室和器械检查,可以评估对象现存或潜在的健康问题及对疾病的反应,并做出初步的护理诊断。

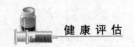

（二）常见症状评估

症状是个体主观感受到的不舒适、不正常，是健康史的重要组成部分。评估症状的发生、变化及与此相关的心理、生理变化，对形成护理诊断、指导临床护理有着主导作用。

（三）身体评估

即评估者运用自己的感官或借助传统的辅助工具（听诊器、血压计、体温计等），通过视、触、叩、听、嗅等方法对评估对象进行细致全面的观察和检查。

（四）心理社会评估

人不仅是生理的人，还是社会、心理、文化的人。健康评估应对评估对象的心理和社会资料进行收集。由于社会、心理资料的主观因素多，在收集、分析时较复杂，其结果不可简单的用正常或异常来划分。

（五）实验室检查和器械检查

1. 实验室检查　实验室检查是用各种检验方法对评估对象的血液、体液、分泌物、排泄物等进行检测，获取反映身体功能状态、病理变化和病因等客观资料，以协助护士判断病情，做出恰当的护理诊断。

2. 器械检查　心电图是临床常用器械检查，是诊断心血管疾病的重要方法，也是监测危重病人、观察和判断病情变化的常用手段。心电图检查结果是健康评估重要的客观资料之一。影像学检查包括 X 线检查、超声检查等，也是目前临床健康评估客观资料的重要来源。

（六）护理病历书写

三、健康评估的学习方法与要求

在学习健康评估课程时，临床护理课程尚未开始讲授，学生仅在学习病理生理学和病理学时，初步了解了某些疾病发生时生理功能和病理形态的改变，仅能应用已学过的一些病理生理知识对临床上的某些疾病和体征做出一定解释。因此，在这个阶段学习健康评估，不应该要求学生对临床上各种健康问题做出准确而全面的护理诊断。健康评估的教学任务主要是指导学生如何接触患者，如何通过问诊确切而客观地了解病情，如何正确地运用视、触、叩、听等物理检查方法来发现和收集症状与体征，进而了解这些临床表现的病理生理学基础，以阐明哪些征象为正常生理表现，哪些征象为异常病态，通过分析和思考，做出初步护理诊断。

健康评估的教学与学习方法有：

1. 课堂教学　包括讲授、病例讨论、观看录像、多媒体教学。

2. 示教室练习　主要练习体格检查的方法。

3. 临床见习与实习　将课堂上所学的知识与对真实的患者护理实践密切地联系在一起。

在健康评估的教学活动中，学生经常面对患者，因此要求学生应耐心倾听患者的陈述，细心观察病情变化，关心体贴患者的疾苦，取得患者的信任和配合，一切从患者的利益出发，全心全意为患者服务，做一个具有高尚道德修养的护理工作者。通过健康评估课程的学习，学生应达到下列要求。

1. 体现以护理对象为中心的护理理念，明确学习目的，关心爱护患者，建立良好的护患关系。

2. 应用沟通交流的技巧进行健康史的采集，并熟练掌握主诉、症状、体征之间的内在联系和临床意义。

3. 对护理对象心理、社会状况做出整体评估。

4. 独立进行全面、系统的身体评估，识别正常和异常体征并解释其临床意义。

5. 掌握常用实验室检查标本的采集方法，能解释常用检查结果的临床意义。

6. 掌握心电图操作方法，熟悉影像学检查的患者准备及常见检查结果的临床意义。

7. 能把问诊、身体评估及其他辅助检查结果进行综合、分析、整理，写出格式正确、文字通顺、表达清晰的护理病历。

8. 在收集护理对象主客观资料的基础上,提出初步护理诊断。

从一名护理专业的学生到一个临床上能做出初步护理诊断的护士,要经过许多临床实践才能逐步实现,学习健康评估只是一个临床护理学课程的重要开端。必须明确认识到,临床护理学实践性极强,不可能一次学习即能掌握和运用,要经过长时间的反复实践和不断训练,才能使健康评估真正成为各临床护理专业课程的基石。

知识链接 ··

健康评估是一个有计划地、系统地收集被评估者的健康资料,并对资料进行整理和分析的过程。

（一）收集资料

健康资料可以来源于病人、病人家属及关系密切者、事件目击者或其他卫生保健人员,还可来源于体格检查结果、目前或以往的健康记录或病历等。健康资料的内容包括被评估者生理、心理、社会各方面的资料。其中,通过与被评估者交流所获得的资料为主观资料,通过体格检查、实验室或器械检查等所获得的资料为客观资料。多数情况下主客观资料是相互支持的,但在有些情况下也可能存在不一致,评估者需细心观察与了解。有些资料是固定不变的,如病人的出生日期、地点等,有些资料则是变化的,如病人的体重、体温等。对可变资料应注意动态观察,定期收集、记录,以便分析、判断。

收集资料的工作是持续不间断的,第一次护理评估后,需对所收集的资料进行综合、分析,发现未收集到的遗漏之处,必须再回到患者身边补充收集。在此后的护理过程中,也不断会有新的信息资料表现出来,应及时进行评估。

（二）整理资料

将收集的主观和客观资料进行核实、分类,以确认资料是否完整并帮助发现健康问题。资料分类的方法包括:

1. 按照马斯洛的基本需要层次论分类　将资料分为生理需要、安全需要、爱与归属的需要、尊敬与被尊敬的需要以及自我实现的需要5个方面。这种分类方法可提醒护士从人的生理、心理、社会各个角度去收集资料,但其缺点是与护理诊断没有对应关系。

2. 按人类反应型态分类　可将资料分为交换、沟通、关系、赋予价值、选择、移动、感知、认知、感受9种型态。评估者可从某型态中的异常资料直接推导出护理诊断。

3. 按戈登的功能性健康型态分类　可分为健康感知-健康管理型态、营养-代谢型态、排泄型态、活动-运动型态、睡眠-休息型态、认知-感知型态、自我感知-自我概念型态、角色-关系型态、应对-应激耐受型态、性-生殖型态、价值-信念型态11种功能性健康型态。每一型态下都有其相应的护理诊断,当评估者发现某型态中的资料出现异常时,只需在此型态中找出对应的护理诊断即可。

（三）分析资料

分析资料时首先应将资料与正常值或参考值进行比较,找出异常,然后进一步找出引起异常出现的相关因素。

（四）提出护理诊断

将分析资料时发现的异常资料与护理诊断的诊断依据进行比较,若相符合,则可做出诊断。

情景反馈 ··

思考对情景中病人进行评估的方法。

（李海鹰）

第二章 健康史的采集

◉学习目标
1. 掌握健康史的内容。
2. 学会通过问诊进行完整和准确的健康史评估。

第一节 健康史的内容

临床情景 ··

某女性病人,66 岁,诊断为"冠心病"10 余年,入院前 5 小时于劳累后突然出现心前区疼痛,大汗,伴恶心、呕吐。来院就诊。

情景分析 ··

接诊护士需要收集病人相关资料,了解病人所患疾病的发生、发展、变化过程和由此产生的躯体不适、活动障碍、心理反应,结合以往的健康状况、生活习惯、家庭背景、工作条件,予以判断病人目前存在哪些需要护士解决的健康问题和需要观察、预防的潜在性健康问题。

理论讲述 ··

健康史是关于被评估者目前、过去健康状况及生活方式的主观资料。一份完整的健康史应包括一般资料、主诉、现病史、既往健康史、用药史、成长发展史、家族健康史和系统回顾。

一、一般资料

一般资料的内容包括姓名、性别、年龄、职业、民族、籍贯、婚姻状况、文化程度、宗教信仰、家庭住址及电话号码,以及资料来源的可靠性及收集资料的时间。多种疾病的发生与性别、年龄有关;不同民族往往有不同的饮食、生活习惯;就流行病学而言,被评估者的职业、籍贯和婚姻状况可以提供与疾病相关的信息;文化背景和宗教信仰可以协助评估者发现影响健康的因素并了解被评估者对健康的态度及价值观;职业和文化程度有助于评估者选择健康教育的方式。这些资料可作为进一步收集资料的依据。

二、主诉

主诉是被评估者本次就诊最主要的原因,包括被评估者感觉最主要、最明显的症状或体征及其性质和持续时间。记录时应简明扼要和高度概括,如"胸痛 3 天"、"发热、咳嗽 2 天"。记录主诉应尽可能使用被评估者的语言,而非诊断用语,如"患糖尿病 1 年"应记录为"多食、多饮、多尿 1 年"。若前后不同时间出现几个症状,应按发生先后顺序排列,如"活动后心慌 2 年,下肢水肿 2 周,呼吸困难 2 天"。

三、现病史

现病史是病史中的主体部分,它记述病人患病后的全过程,是对主诉进一步的了解,包括以下几方面内容:

（一）发病情况

包括发病时间、发病缓急、有无前驱症状或诱因等。

（二）主要症状

包括主要症状出现的部位、性质、起病情况、持续时间和严重程度、缓解或加剧的因素等。尽可能了解与本次发病有关的病因（如外伤、中毒、感染等）和诱因（如气候变化、环境改变、劳动、情绪、饮食失调等），有助于护理诊断时相关因素的判断。当病期长或病因比较复杂时，评估者应进行分析和归纳，不能盲目记录。

（三）伴随症状

与主要症状同时或随后出现的其他症状。

（四）诊疗和护理经过

被评估者对自己的健康问题是如何看待和处理的，本次就诊前曾接受过哪些诊疗和护理，效果如何。

（五）疾病对被评估者的影响

包括健康问题对被评估者生理、心理及社会各方面的影响和被评估者对目前健康状况的自我评价。

四、既往健康史

收集既往健康史主要是了解被评估者过去的健康问题、求医经历及其对自身健康的态度，从中发现与现病史有关的线索。

（一）既往患病史

记录被评估者既往的健康状况和过去曾经患过的疾病（包括传染病或地方病病史）。

（二）预防接种史

接种种类及接种时间。

（三）外伤、手术史

注明时间、原因、严重程度及处理经过。

（四）过敏史

包括食物、药物、环境因素中已知的过敏物质，过敏发生的时间、地点和处理方法等。

（五）既往住院病史

包括住院的原因、时间、治疗及护理情况等。

五、用药史

了解目前用药情况，包括药名、剂量、用法、疗效和不良反应等，有助于对被评估者进行适当指导，防止药物过量及毒性反应，同时还可了解被评估者的自我照顾能力。

六、成长发展史

不同的年龄阶段有着不同的成长发展任务。个体的成长发展状况亦是反映其健康状况的重要指标之一。运用相应的成长发展理论，根据被评估者所处的不同成长发展阶段，确定其是否存在成长发展障碍。

（一）生长发育情况

对于儿童应了解其出生、喂养情况及生长发育情况。

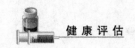

（二）月经史

对青春期后的女性,应询问其月经初潮年龄、月经周期和经期的天数、经血的量和色、经期症状、有无痛经及白带、末次月经日期。对已绝经妇女应询问其绝经年龄。记录格式如下:

$$初潮年龄\ \frac{行经期（天）}{月经周期（天）}\ 末次月经时间或绝经年龄$$

（三）婚姻史

包括婚姻状况、结婚年龄、对方的健康状况、性生活情况、夫妻关系等。

（四）生育史

包括妊娠与生育次数及年龄,人工或自然流产次数,有无死产、手术产、产褥热及计划生育情况。男性应询问有无患过影响生育的疾病。

七、家族健康史

家族健康史主要是了解被评估者直系亲属的健康状况及患病情况,特别应注意询问是否患有同样的疾病以及与遗传有关的疾病,以明确遗传、家庭及环境等对其目前健康状况和需要的影响。

八、系统回顾

（一）身体、心理、社会系统回顾

1. 身体　项目及内容见表2-1-1。

表2-1-1　身体系统回顾项目及内容

项目	内容
一般健康状况	有无疲乏无力、发热、出汗、睡眠障碍及体重改变等
头颅及其器官	有无视力障碍、耳聋、耳鸣、鼻出血、牙痛、牙龈肿胀、龋齿、义齿、咽喉痛、声音嘶哑等
呼吸系统	有无咳嗽、咳痰、咯血、胸痛、呼吸困难等
循环系统	有无心悸、心前区疼痛、端坐呼吸、下肢水肿等
消化系统	有无食欲减退、恶心、呕吐、腹胀腹泻、腹痛、便秘、呕血、黑便、黄疸等
泌尿生殖系统	有无尿频、尿急、尿痛、尿潴留、尿失禁、夜尿增多、尿道或阴道异常分泌物、月经失调等
内分泌与代谢系统	有无多饮、多尿、多食、怕热、怕冷、肥胖或消瘦、色素沉着等
血液系统	有无皮肤苍白、乏力、出血点、淤斑、淋巴结肿大等
肌肉与骨关节	有无疼痛、红肿、畸形、运动障碍等
神经系统	有无头痛、头昏、眩晕、记忆力减退、意识障碍、抽搐、瘫痪等

2. 心理

（1）感知能力:视、触、叩、听、嗅等感觉功能有无异常,有无错觉、幻觉等。

（2）认知能力:有无定向力、记忆力、注意力、语言能力等障碍。

（3）情绪状态:有无焦虑、抑郁、失望、沮丧、恐惧、愤怒等情绪。

（4）自我概念:对自己充满信心、有价值感,还是觉得自己无能为力、毫无希望或成为别人的累赘等。

（5）对疾病和健康的理解与反应:可询问被评估者以下问题:"您认为怎样才算是健康?""您认为自

己目前的健康状况如何?""发觉自己病了以后,您是怎么做的?""您希望通过这次住院解决什么问题?""您知道自己得的什么病吗?""您知道怎么预防复发吗?"等。被评估者的回答可反映其对健康及所患疾病的理解与反应。

3. 社会

（1）价值观与信仰:有无宗教信仰,患病后其信仰和价值观是否有所改变。

（2）受教育情况:患者及主要家庭成员的受教育程度及是否具备健康照顾所需知识和技能。

（3）生活与居住环境:包括卫生状况、居民素质等。注意有无饮食、饮水、空气污染及噪声等危害健康的因素。

（4）职业及工作环境:包括工种、工作环境,有无噪声、工业粉尘及毒物接触等。

（5）家庭情况:包括家庭结构、家庭关系是否融洽、被评估者在家庭中的地位及病后对家庭的影响,是否拥有良好的家庭支持系统。

（6）社交状况:是否经常参加社交活动及所扮演的角色,与朋友、同事、领导等的关系。

（7）经济状况:包括主要经济来源、收入状况等。注意有无因经济负担而给被评估者带来心理压力。

（二）戈登的功能性健康型态系统回顾

1. 健康感知-健康管理型态　自觉健康状况;为保持健康采取的措施及其效果;有无烟酒嗜好及每日摄入量;有无药物成瘾或依赖;是否知道所患疾病的原因及出现症状时所采取的措施。

2. 营养-代谢型态　食物和水分摄入的种类、性质、量;有无饮食限制;有无咀嚼或吞咽困难;有无消化不良;近期体重有无变化及其原因;有无水肿及皮肤黏膜损害;牙齿有无问题。

3. 排泄型态　每日排尿与排便的次数、量、颜色、性状,有无排泄规律的改变及其影响因素,是否服用药物。

4. 活动-运动型态　日常生活自理能力和功能水平,如进食、洗漱、穿衣、如厕、做家务等生活能力,平时选择何种运动和娱乐形式,近期活动能力有无改变,有无运动障碍的表现。

5. 睡眠-休息型态　日常睡眠情况及自己对睡眠的满意程度,有无睡眠异常如失眠、多梦等,是否需要服用药物或借助其他方式辅助入睡。

6. 认知-感知型态　有无视觉、听觉、味觉、嗅觉和触觉的改变;视听觉是否借助辅助工具;有无记忆力和思维能力的改变。

7. 自我感知-自我概念型态　如何看待自己,平时自我感觉如何;对自己外表的满意程度;近期对自己的看法是否发生改变。

8. 角色-关系型态　职业、社会交往情况;角色适应及有无角色适应不良;家庭结构,家庭对患者患病或治疗的看法,经济收入能否满足需要;有困难时能否从亲朋、社会中获得支持。

9. 应对-应激耐受型态　近来生活中有无重大改变和危机,过去经历中是否感受到某种压力以及为缓解压力和紧张所采取的措施。

10. 性-生殖型态　性生活的满意程度,近期性能力有无改变及影响因素,是否患有性病,女性月经初潮、经量、经期、末次月经时间及孕产次数。

11. 价值-信念型态　有无宗教信仰,患病后是否对某些观念或信念有所改变。

评估要点

健康史体现了以病人为中心的整体护理观。从护理的角度考虑,健康史的重点应集中在疾病症状或病理改变对被评估者日常活动的影响以及社会心理反应方面。采集健康史是健康评估中的一个非常重要的组成部分,在此过程中,评估者要借助熟练的沟通交流方法和技巧与被评估者进行有效的沟通,最后将所获得的资料进行简明扼要的记录,以作为提出护理诊断的依据。

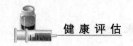

情景反馈 ··

情景中需要收集的病人一般资料有哪些,现病史应从何时开始,思考如何以功能性健康型态为框架对该病人进行健康史采集。

第二节　健康史评估方法

临床情景 ··

某男性病人,35岁,司机,因反复上腹痛伴嗳气、反酸6年余,疼痛加剧伴黑便1天,新入院。

情景分析 ··

接诊新病人后护士要首先与病人交流。交谈是通过语言和思维活动所进行的一种人际沟通,是人际交流的主要形式。问诊则是人际交流的一种特殊形式,是一个信息传递的复杂过程,需要通过运用沟通技巧和护患互动来完成。构成人际交往的5个条件(态度、行为、目标、需求互补、空间位置接近)都应在护理问诊中有所体现。但问诊具有专业特征,内容具有特指性。

理论讲述 ··

一、问诊的目的

问诊是收集健康评估资料最常用、最基本的方法。目的在于采集被评估者的健康信息,了解其心理、社会、经济、文化、习俗的全面情况,也为身体评估准备融洽的氛围,并在体检开始前获取病人有关健康史的基本资料,为身体评估提供线索。如被评估者诉说胸闷、心悸、气短,身体评估时就应重点检查其心脏和肺部。问诊的目的还在于获取有助于确定护理诊断的相关资料。

二、问诊的技巧

问诊技巧包括问诊程序的技术性安排,也包括谈话方式的语言与非语言技巧。

(一) 语言技巧

问诊中可按照事先准备的健康资料收集提纲,引导被评估者叙说,也可由被评估者按照患病时间顺序叙述。此过程中,评估者的责任应该是鼓励被评估者说话,这样有助于获取准确、完整的资料。常用语言技巧包括提问、重复(或复述语)、附和语(或称呼应语)。

1. 提问　也称问答式语言,包括开放式、封闭式、引导式、含蓄式等提问方式。

(1) 开放式提问:问题比较笼统、易于回答,一般会谈开始时多选用这种提问方式。提问能诱发被评估者说出自己的感觉、认识、态度和意见,有助于被评估者真实地反应情况。如"您什么时候开始患病的?""您今天感觉怎么样?""您有哪些地方不舒服?"等,以"什么"、"怎么"、"哪些"提出问题,可以让被评估者详细地回答,获得症状发生、发展、演变的过程及其反应;也可了解其对疾病的态度、信仰、自我价值观等。开放式提问泛化,回答可能与评估目的无关,费时较长,急症病情不宜采用。

(2) 封闭式提问:问题较直接,方式较具体,只需回答简单的一两句话就能说明具体问题或澄清某些事实,常用于证实或确认被评估者特定情况。如"今天服过地高辛了吗?""昨晚睡得好吗?""大便秘结吗?""上次月经是什么时候来的?""今天腹泻几次了?"等。一般用于思维清晰、能够中肯回答问题的病人,但应防止虚假性回答。

(3) 引导式提问:问题带有暗示性,希望被评估者确切回答所提出的问题。如"你有两天没有吃东西了是吗?""今天感觉好些吧?""您家族中没有精神病病人对吧?"等。这种提问方式有可能引起错误判断或答非所问,应予注意。

(4) 含蓄式提问:诱导被评估者对所提问题做出反应,试图从非语言反应中获得更具有说服力的答案。此种提问尤其在被评估者辗转不安或有躲避、胆怯举动时可以考虑采用,但问答多数不真实或不准确。如"您是不是觉得现在所做的工作没什么乐趣?""您这样喜欢麻将,影响家庭关系吗?"等。这类提问初期接触时一般不宜使用。

2. 复述语　或称为重复语,对被评估者回答问题的关键部分进行复述或重复,有助于评估者与被评估者之间的深入理解,并证实对方的认识、态度及其反应,或澄清模棱两可、模糊不清的问题。比如对话"您刚才说您的生活很压抑?""是的。""能具体说一说压抑的情况吗?";"社区医生告诉您得了心脏病,您什么感觉?""我很担心。""您很担心吗?""是的,我父亲就死于心脏病。"等。复述语可用于深入收集心理、社会问题,但花费时间多,会谈中可抓住重点进行复述式问答。

3. 附和语　或称呼应语,鼓励被评估者继续进行语言表达和交流。如"噢"、"是吗"、"我明白"、"接着讲"、"还有呢",这些简短语言可使被评估者知道评估者对谈话感兴趣,有助于激发进一步的交流。

(二)非语言技巧

非语言技巧又称非语言行为或体态语言。在人际沟通中十分重要,在问诊中应注意灵活运用。包括面部表情、身体姿势与姿态、语音语调、触摸、沉默与倾听。

1. 面部表情　面部表情反映评估者的职业素养,反映被评估者会谈时的心理状态,是表达思想情感的体态语言。恰如其分的面部表情,能够显示与语言信息相一致的反应。评估者应以同情、关心、欢迎的面部表情来与被评估者交谈。对于被评估者面部表情的变化,应仔细观察,解读被评估者的真实心理活动。如被评估者说今天心情很坏,那么,观察其面部表情应该是消沉而不是微笑。然而,有时可能出现面部表情与语言信息不一致的情况,应引起重视,可能被评估者在有意掩饰其内心活动或心理存在矛盾和冲突。如皱眉,表示不同意、不理解、疼痛、生气或不愉快感觉;躲避的眼神,表示羞涩、胆怯、厌烦、不肯定的感觉。

2. 身体姿势与姿态　姿势有传递非语言信息的重要作用。为使气氛平和、宽松、安静,评估者可与被评估者对面而坐,目光平视自然,姿势与姿态表现出关心、放松、和缓,以示对被评估者的关怀和对病情的关注;尽量避免站立,防止给病人造成对谈话没有兴趣、匆匆忙忙或居高临下的感觉。切忌表现出匆忙、不合时宜的热情或冷淡、生硬,以免给被评估者一种缺乏兴趣和厌烦的感觉。姿势中的手势,蕴涵着大量语言信息,如用手指指点点,表示生气、内心不平静;搓手表示忧虑、犹豫不决;手指掌心相对,显示内心紧张或不安。

3. 语速与音调　语言嗓音也属非语言信息的交流方式,语速、话音及语调的不同特征,在问诊时会产生不同效果。评估者语速平缓,音调适中,可使被评估者感到放松、舒服,愿意表达内心情感;而过于激动,语速快,讲话声音高,可使被评估者感到胆怯、发窘、不舒服、难以表达内心情感;缓慢无力的讲话、声音单调乏味,则使被评估者感到沮丧、不可信任、缺乏安全感。

4. 触摸　如握手,抚摩头部、肩部、背部,可以传递"我关心您、支持您、照顾您"的信息,但应注意性别、年龄、社会文化、风俗习惯差异,避免误会。

5. 沉默　适当的沉默可促进交流情感、增进了解;过分的沉默则可能导致误解或厌烦。评估者要善于分析、对待问诊中出现的沉默,对沉默做出恰当的反应。如被评估者心情悲伤,控制不住情感哭泣时,评估者必须保持沉默,不宜过早打破这种沉默,而应以恰当的表情、神态给予安慰和同情。

6. 倾听　倾听与适当沉默的运用有相似的非语言效果。专心倾听叙说,不仅可以减轻被评估者的心理负担,消除其紧张、焦虑等不良情绪反应,且有利于良好护患互动关系的形成与发展。倾听技巧包括:

(1)全神贯注:专心致志地听取被评估者的病情陈述,要心神专注、保持目光接触,或点头示意,或采用呼应语。不要有分心的举动,如目光游移、精神涣散、不时看表;不要有与他人谈话、做小动作或打断对方等注意力不集中的表现。

(2)查证主观感觉:一边听取被评估者语言陈述,一边观察其非语言信息,以判断其心理活动及陈述

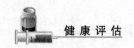

内容的真实性,做到全面深入了解,对模糊不清的问题进一步询问以澄清。

(3)及时做出反应:这是倾听与沉默区分的要点。对被评估者所谈有关健康和疾病的认识、态度、反应、期望、要求等,应给予及时恰当反应,如表示理解、同情、支持、给予帮助、解释等。做出反应时,切忌流露不耐烦或反感的神态,或做出不负责任的许诺和结论。

评估要点

一、病人入院的资料采集

(一)准备阶段

1. 安排合适的环境　为保证问诊不受干扰,应尽量安排安静的环境、舒适的场所,光线、温度适宜,保证私密性。与轻症患者或家属交谈可请其到办公室,坐定后进行;重症患者可在床边,尽可能减少周围环境的影响,尽量避免站在患者对面。在有多张床位的普通病房里,应该运用谈话技巧,弥补环境条件的不足,如适度把握声音大小,询问隐秘问题应含蓄。

2. 选择时间　应以方便患者为主,一般在入院事项安排就绪后进行,以免引起患者焦躁不安。不应在患者就餐或其他不便时间进行,以免影响其情绪。对不同的病人应选择不同时机,当患者在抢救中或痛苦时,除了必要的询问之外,应避免问诊,详细的健康史稍后补充或从亲属处获得。

3. 确定问诊目的　健康史的采集要有的放矢、重点突出。主要在于了解患者患病后的感受、对疾病的认识及心理状况、日常生活习惯、住院带来的不便、对医疗护理的需求及其他双方共同关心的问题。

4. 参阅必要的资料　护士应对患者的基本情况及所患疾病的有关医学知识有所了解。

(二)起始阶段

这是护士与被评估者之间建立培养良好护患关系的起始,应给被评估者良好的第一印象,体现自身良好的专业形象。问诊开始应主动有礼貌地称呼被评估者,并做自我介绍,说明目的及大致所需时间。给病人亲切、平等感受,使病人愿意敞开心扉,说出自己的想法。随后可介绍病房的规章制度,交换对病房环境的看法(是否习惯、是否温暖等)。在进行健康史采集前简单聊天可使护士和患者相互适应,但不要谈得过多,否则会离题太远。

(三)探讨阶段

此阶段为健康史采集的主要环节,护士处于主导地位,在护士与患者相互较熟悉、感觉良好的情况下,向患者说明问诊目的。如"为了使您在住院期间得到更好的护理,我想了解一下您的病情和生活习惯,您看行吗?"等。再按照准备的提纲,引导被评估者叙说。一般从主诉开始,有目的、有顺序地进行,逐步展开现病史,延伸到既往史、家族史、机体的反应、心理社会问题、宗教信仰等。交流中应注意技巧的使用。

特别需要注意的是患者最易受到暗示,因此开始提问时应避免直接提问,如不应问"您失眠吗?"而应该问"您睡眠习惯如何?"也不应做诱导性提问,如"您是不是下午发热?"而应问"您发热一般在什么时间?"否则患者在不理解的情况下顺口称是,影响真实性。只有在采集一些特定的有关细节时采取直接提问,但不要使用连续提问,如"您家族中有人得过糖尿病、冠心病、高血压或癌症吗?"这种问题应逐一提问,让患者有思考的时间。

(四)结束阶段

成功的问诊一定要安排良好的结束。应有礼貌地将话题转入结束,使被评估者感觉到即将结束问诊,这时不再提出新问题,可将本次问诊中的重要内容向被评估者简要复述,以核实资料的准确性,纠正偏差,补充疏漏。离开时向被评估者表示谢意。如有需要,可约定下一次谈话的时间和内容。

二、住院病人的资料采集

对分管病人根据病情需要确定问诊的时间和内容。一般按照疾病性质、病种特点,事先设计"住院病人评估记录表",在护理查房时逐一进行评估、记录。一般要观察询问患者的一般情况,询问主要症状好转还是恶化、用药情况、辅助检查情况、静脉输液等操作情况及抢救设施及情况。

知识链接 ··

问诊举例:

1. 询问简要病史

(1) 请您说一下生病情况,这次为什么来住院?

(2) 您感觉哪里最难受?还有哪些不适?患病多长时间了?

(3) 您认为是什么原因使您生病的?

(4) 您曾经看过医生没有?做了哪些检查?

(5) 您以往身体如何?有没有什么疾病,如慢性咳嗽、头痛等。

2. 了解身体状况及自理程度

(1) 近来食欲怎么样?体重有什么变化吗?

(2) 每天睡眠时间及习惯如何?是否午睡?

(3) 大小便习惯如何?

(4) 您平时有没有吸烟和饮酒的嗜好?多长时间了?数量如何?

(5) 日常生活是否能自理?如翻身、行走、进食、穿衣、如厕、沐浴、购物、洗衣、做饭、拖地等。

3. 了解心理社会情况

(1) 家里有哪些成员?您到一个陌生的医院有什么感觉?

(2) 您结婚了吗?您生病期间谁照料您的孩子?

(3) 住院前做什么工作?是否顺利?经济收入如何?治病有困难吗?

(4) 您住院期间哪些家人来照顾您?

(5) 您是什么民族?有没有宗教信仰呢?

上述问题仅供初学者在问诊时参考,具体应用要结合患者的年龄、社会背景、文化程度等进行,不要生搬硬套。

情景反馈 ··

请设计情景中病人的问诊提纲。

(王玉珍)

第三章　常见症状评估

　　1. 掌握常见症状的护理评估要点。

　　2. 熟悉常见症状的护理诊断。

第一节　发　　热

临床情景 ···

情景一:某男性病人,33 岁,上呼吸道感染后出现皮肤潮红、口渴、头晕、思睡、关节酸痛,测量体温 39.8 ℃。

情景二:某女性病人,50 岁,肺结核初治,下午测体温为 37.7 ℃。

情景分析 ···

　　正常人的体温受体温调节中枢调控,并通过神经、体液因素使产热和散热过程呈动态平衡,保持体温在相对恒定的范围内。当机体在致热源或各种原因作用下出现体温调节中枢功能障碍时,体温升高超出正常范围,称为发热。

　　发热反映疾病的性质、严重程度及病情变化发展,是临床上诊断疾病和观察病情变化的一个重要征象。

理论讲述 ···

一、病因

引起发热的病因甚多,临床上可区分为感染性和非感染性两大类,前者多见。

（一）感染性发热

　　各种病原体如病毒、细菌、支原体、立克次体、螺旋体、真菌、寄生虫等引起的感染,不论是急性、亚急性或慢性,局部性或全身性,均可出现发热。

（二）非感染性发热

主要有下列几类原因:

1. 无菌性坏死物质的吸收　如大手术后的组织损伤、心肌梗死、大面积烧伤或肢体坏死等。

2. 抗原抗体反应　如药物热、风湿热、风湿性疾病等。

3. 内分泌代谢紊乱　如甲亢、重度脱水等。

4. 皮肤散热减少　如广泛性皮炎、鱼鳞病、慢性心衰等。

5. 体温调节中枢功能紊乱　如中暑、颅内高压、脑震荡等。

6. 自主神经功能紊乱　影响正常体温调节过程,使产热大于散热,导致体温升高,常表现为低热。

二、临床表现

发热的过程常分为三个阶段。

（一）体温上升期

常有疲乏无力、肌肉酸痛、皮肤苍白、畏寒或寒战等现象。体温上升有两种方式：

1. 骤升　体温在几小时内达39℃或以上，常伴有寒战。小儿易发生惊厥。见于疟疾、大叶性肺炎、败血症、流行性感冒、急性肾盂肾炎、输液或某些药物反应等。

2. 缓升　体温逐渐上升并在数日内达到高峰，多不伴寒战。如伤寒、结核病、布氏杆菌病等。

（二）高热期

指体温上升达高峰之后保持一定时间，持续时间的长短可因病因不同而有差异。如疟疾可持续数小时，大叶性肺炎、流行性感冒可持续数天，伤寒则可为数周。

（三）体温下降期

表现为出汗多，皮肤潮湿。体温下降有两种方式：

1. 骤降　指体温于数小时内迅速下降至正常，有时可略低于正常，常伴有大汗淋漓。常见于疟疾、急性肾盂肾炎、大叶性肺炎及输液反应等。

2. 渐降　指体温在数天内逐渐降至正常，如伤寒、风湿热等。

评估要点

（一）鉴别生理性变化

进食后、剧烈运动、情绪激动、精神紧张等可致体温升高；妇女在月经前和妊娠期体温稍高于正常；儿童和青壮年的体温略高于老年人。另外在高温环境下体温也可稍有升高。

（二）发热的特点

了解起病的时间、季节，起病的缓急。发热的程度（以口温为标准）：低热，37.3～38℃；中度发热，38.1～39℃；高热，39.1～41℃；超高热，41℃以上。同时注意发热持续时间及体温波动情况。

发热患者在一定间隔时间进行的体温检测结果记录在体温单上，连接成线即为体温曲线，该曲线形状可有一定规律性，称为热型。不同病因所致发热的热型也常常不同。常见热型见图3-1-1～图3-1-6，其特点及临床意义如表3-1-1。

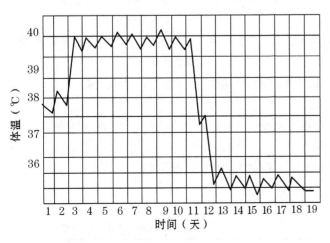

图 3-1-1　稽留热

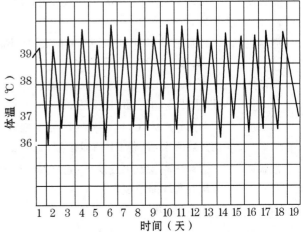

图 3-1-2　弛张热

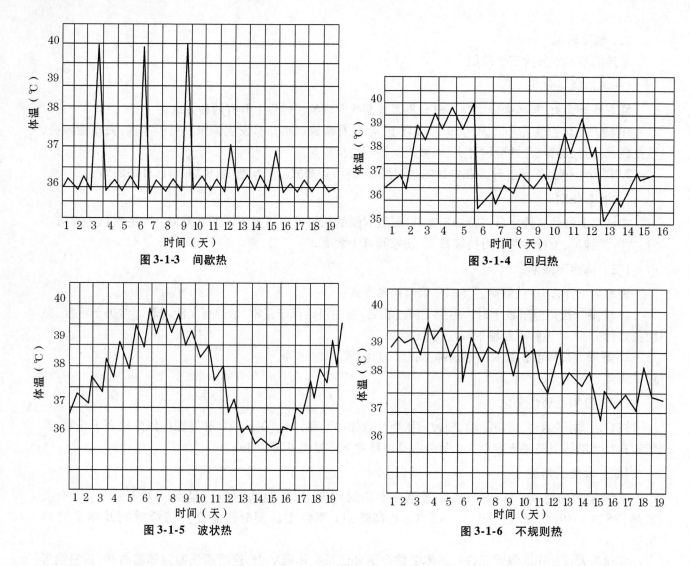

图 3-1-3 间歇热

图 3-1-4 回归热

图 3-1-5 波状热

图 3-1-6 不规则热

表 3-1-1 常见热型特点及临床意义

热　型	体温曲线	常见疾病
稽留热	持续于 39～40 ℃以上,达数日或数周,24 小时波动范围不超过 1 ℃	肺炎链球菌性肺炎、伤寒、斑疹伤寒的发热极期
弛张热	体温在 39 ℃以上,但波动幅度大,24 小时内体温差达到 2 ℃以上,最低时一般仍高于正常水平	败血症、风湿热、重症肺结核、化脓性炎症
间歇热	高热期与无热期交替出现,体温波动幅度可达数度,无热期(间歇期)可持续 1 日至数日,反复发作	疟疾、急性肾盂肾炎
回归热	骤然升至 39 ℃以上,持续数日后又骤然下降至正常水平,高热期与无热期各持续若干日后即有规律地交替一次	回归热、霍奇金病、周期热
波状热	逐渐升高达 39 ℃或以上,数天后逐渐下降至正常水平,数天后再逐渐升高,如此反复多次	布鲁菌病
不规则热	无一定规律	结核病、风湿热、支气管肺炎、渗出性胸膜炎、感染性心内膜炎

14

不同的发热性疾病各具有相应的热型,分析热型的不同有助于发热病因的诊断和鉴别诊断。但必须注意:① 抗生素、解热镇痛药或糖皮质激素的应用,可使某些疾病的特征性热型变得不典型或呈不规则热型。② 热型也与个体反应的强弱有关,如老年人休克型肺炎时仅有低热或无发热,而不具备肺炎的典型热型。

(三)伴随症状

1. 寒战　常见于大叶性肺炎、败血症、急性胆囊炎、急性肾盂肾炎、疟疾、输血输液反应等。应及时做出判断,进行相应护理。

2. 昏迷　先发热后昏迷者常见于流行性乙型脑炎、流行性脑脊髓膜炎、中毒性菌痢、中暑等;先昏迷后发热者常见于脑出血、巴比妥类中毒。应密切观察病人意识、瞳孔、血压的变化。

(四)身心反应

对高热期病人应动态观察其生命体征和意识状态的变化,了解高热对机体的影响。小儿高热应注意预防惊厥发生。年老体弱或应用解热镇痛药后大汗淋漓者,要预防血容量不足或脱水。长期发热者应注意营养状态。若病人体温上升伴随寒战,常提示体温骤升、病情严重,应及时采取相应的护理措施。

相关护理诊断

1. 体温过高　与感染有关;与体温调节中枢功能障碍有关。
2. 体液不足　与发热后出汗过多和(或)液体输入量不足有关。
3. 营养失调　与长期发热代谢率增高及摄入不足有关。
4. 潜在并发症　惊厥、意识障碍等。

知识链接 ··

正常体温不是一个具体的温度点,而是一个温度范围。机体深部的体温较恒定和均匀,称深部体温;而体表的温度受多种因素影响,变化和差异较大,称表层温度。临床上所指的体温是指平均深部温度。一般以口腔、直肠和腋窝的温度为代表,其中直肠体温最接近深部体温。正常口温为36.3~37.2 ℃,直肠温度36.5~37.7 ℃,腋温36~37 ℃。一天之中,清晨2~5时体温最低,下午2~7时最高。

人体最高的耐受温度为40.6~41.4 ℃,直肠温度持续升高超过41 ℃,可引起永久性的脑损伤;高热持续在42 ℃以上2~4小时,常导致休克以及严重并发症乃至死亡。体温高达43 ℃则很少存活。

发热根据机制可分为致热源性发热和非致热源性发热。致热源性发热包括外源性和内源性两大类。① 外源性致热源:种类甚多,包括各种微生物病原体及其产物、炎性渗出物及无菌性坏死组织、抗原抗体复合物等。不能通过血脑屏障直接作用于体温调节中枢,而是通过激活血液中的中性粒细胞和巨噬细胞,使其释放内源性致热源,引起发热。② 内源性致热源:通过血脑屏障直接作用于体温调节中枢的体温调定点,使调定点上升,体温升高引起发热。

非致热源性发热常见于以下几种情况:① 体温调节中枢直接受损,如颅脑外伤、出血、炎症等。② 引起产热过多的疾病,如癫痫持续状态、甲状腺功能亢进症等。③ 引起散热减少的疾病,如广泛性皮肤病、心力衰竭等。

情景反馈 ··

1. 思考情景一中病人的评估要点及相关护理诊断。
2. 思考情景二中病人抗结核治疗前后的热型及相关护理诊断。

(王玉珍)

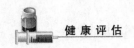

第二节　疼　痛

临床情景 ···

情景一:某男性病人,56 岁,高血压病史 10 年,突发剧烈头痛,伴喷射性呕吐。

情景二:某男性病人,66 岁,间断性发作胸骨后压榨样疼痛 1 年,每疾走或愤怒时发作,被迫停止活动,休息数分钟后缓解。

情景三:某男性病人,55 岁,多年胆结石病史,参加婚宴后突发右上腹持续剧烈疼痛,伴有呕吐。

情景分析 ···

疼痛是由于机体受到伤害性刺激等所引起的痛觉反应,为临床常见的症状之一,也是促使患者就医的主要原因。疼痛又是一种警戒信号,可促使机体采取相应的防护措施以避免进一步的损害,因而对机体的正常活动具有保护作用。但疼痛常引起不愉快的情绪反应,特别是强烈或持久的疼痛还会引起生理功能紊乱,甚至休克。临床工作中疼痛是最常见的症状之一,护士要能够全面评估疼痛。

理论讲述 ···

一、病因

(一)头痛

是指额、顶、颞及枕部的疼痛。常见病因有:

1. 颅脑疾病:① 感染:如脑膜炎、脑炎、脑脓肿。② 血管病变:如蛛网膜下隙出血、脑出血、脑栓塞。③ 占位性病变:如脑肿瘤、颅内寄生虫病。④ 颅脑外伤。⑤ 其他:如偏头痛。

2. 颅外病变:① 头颅邻近器官或组织的疾病:如三叉神经痛、鼻窦炎、青光眼等。② 全身性疾病:如原发性高血压、急性中毒等。③ 神经症:如神经衰弱、癔症。

(二)胸痛

主要由胸部病变所致,常见病因有:

1. 胸壁疾病:如带状疱疹、肋间神经炎、肋软骨炎、肋骨骨折等。

2. 呼吸系统疾病:如胸膜炎、自发性气胸、肺癌、肺梗死等。

3. 循环系统疾病:如心绞痛、心肌梗死、心包炎等。

4. 纵隔疾病:如反流性食管炎、纵隔炎、纵隔脓肿、纵隔肿瘤等。

(三)腹痛

按病程可分为急性腹痛与慢性腹痛,按病变性质可分为功能性腹痛与器质性腹痛。其中属于外科范畴的急性腹痛,临床上常称为急腹症。

急性腹痛的常见病因:① 急性腹腔空腔脏器穿孔。② 腹腔脏器的急性炎症,如急性胃炎、急性肠炎、急性胰腺炎、急性胆囊炎、急性腹膜炎。③ 腹腔空腔脏器梗阻或扩张,如肠梗阻、胆道蛔虫症、胆管或泌尿系统结石等。④ 腹腔脏器扭转或破裂,如肠扭转、肝脾破裂。⑤ 腹内血管阻塞,如肠系膜动脉血栓形成。⑥ 腹壁疾病,如腹壁挫伤。⑦ 胸部疾病引起的牵涉痛,如肺梗死、心肌梗死。⑧ 全身性疾病,如过敏性紫癜、尿毒症、铅中毒。

慢性腹痛的病因:① 慢性炎症,如反流性食管炎、慢性胃炎、慢性胆囊炎、溃疡性结肠炎、结核性腹膜炎。② 消化性溃疡。③ 腹内脏器包膜张力增加,如肝炎、肝淤血、肝脓肿。④ 腹内肿瘤压迫或浸润。⑤ 胃肠神经功能紊乱,如胃神经官能症、肠易激综合征。⑥ 中毒与代谢障碍,如尿毒症、铅中毒。

二、临床表现

由于引起疼痛的病因及病变部位不同,疼痛的临床表现也不尽相同。皮肤痛的定位明确,疼痛明显的部位多为病变部位;躯体痛与内脏痛的定位较模糊,且常因伴有牵涉痛而给寻找病因带来困难。疼痛的性质可分为刺痛、刀割样痛、烧灼痛、绞痛、胀痛、酸痛或搏动性痛。疼痛的程度可分为隐痛、钝痛或剧痛。疼痛的经过可分为间歇性、阵发性、周期性、持续性或持续性伴阵发性加剧。

不同病因引起的疼痛,持续时间长短不一,临床上常将时间在半年以内的疼痛称为急性疼痛,半年以上者称为慢性疼痛。急性疼痛以持续数分钟、数小时或数天之内者居多,常突然发生,经处理后疼痛很快消除或缓解。慢性疼痛则具有持续性、顽固性和反复发作的特点。

评估要点

(一)头痛

1. 头痛的特点

(1)起病情况:急性起病并有发热者常为感染性疾病所致。急剧的头痛,持续不减,并有不同程度的意识障碍而无发热者,提示颅内血管性疾病(如蛛网膜下隙出血)。长期反复发作头痛或搏动性头痛,多为血管性头痛(如偏头痛)或神经官能症。慢性进行性头痛并有颅内压增高的症状(如喷射样呕吐、缓脉、视乳头水肿),应注意颅内占位性病变。青壮年慢性头痛,但无颅内压增高,常因焦虑、紧张而发生,多为肌紧张性头痛。

(2)部位:偏头痛及丛集性头痛多在一侧。颅内深部病变多向病灶同侧放射。全身性或颅内感染性疾病的头痛,多为全头部痛。蛛网膜下隙出血或脑脊髓膜炎,除头痛外尚有颈痛。眼源性头痛多为潜在性且局限于眼眶、前额或颞部。鼻源性或牙源性头痛多为表浅性头痛。

(3)程度与性质:头痛的程度与病情轻重并无平行关系。三叉神经痛、偏头痛及脑膜刺激的疼痛最为剧烈。脑肿瘤的头痛多为轻中度。高血压、血管性及发热性疾病引起的头痛往往有搏动性。神经痛多呈电击样痛或刺痛,肌肉紧张性头痛多为紧箍感或钳夹样痛。

(4)发生与持续时间:某些头痛可发生在特定时间。颅内占位性病变往往清晨疼痛加剧。鼻窦炎引起的头痛常发生在清晨或上午。丛集性头痛常在晚间发生。女性偏头痛常与月经周期有关。脑肿瘤引起的头痛多为持续性,并可有长短不等的缓解期。

(5)影响因素:咳嗽、打喷嚏、摇头、俯身可引起颅内高压性头痛、血管性头痛、颅内感染性头痛及脑肿瘤性头痛加剧。丛集性头痛在直立时可缓解。颈部急性炎症所致头痛可因颈部运动而加剧;慢性或职业性颈肌痉挛所致的头痛,可因活动或按摩颈肌而逐渐缓解。偏头痛应用麦角胺可缓解。

2. 伴随症状

(1)剧烈喷射性呕吐:提示颅内压增高。

(2)发热:见于全身感染性疾病或颅内感染。

(3)视力障碍:见于青光眼、脑肿瘤等。

(4)神经功能紊乱症状:如失眠、焦虑、健忘等,见于神经官能症。

(二)胸痛

1. 胸痛的特点

(1)部位:胸壁的炎症性病变,局部可有红、肿、热、痛表现。带状疱疹是成簇的水疱沿一侧肋间神经分布伴神经痛,疱疹不超过体表中线。非化脓性肋骨软骨炎多侵犯第一、二肋软骨,呈单个或多个隆起,有疼痛但局部皮肤无红肿。食管及纵隔病变,胸痛多在胸骨后;心绞痛及心肌梗死的疼痛多在胸骨后或剑突下。自发性气胸、胸膜炎及肺梗死的胸痛多位于患侧的腋前线及腋中线附近。

(2)程度与性质:胸痛的程度不一定与病情轻重一致。带状疱疹呈刀割样痛或灼痛;食管炎则多为烧灼痛;心绞痛呈压榨性可伴有窒息感;心肌梗死则疼痛更剧烈而持久;可有濒死感;干性胸膜炎常呈尖锐刺痛或撕裂痛;肺癌常有胸部闷痛;肺梗死则表现为突然的剧烈刺痛、绞痛,并伴有呼吸困难与发绀。

（3）影响因素：劳累、体力活动、精神紧张可诱发心绞痛,应用硝酸甘油可使心绞痛缓解,但对心肌梗死无效。胸膜炎及心包炎的胸痛可因用力呼吸及咳嗽而加剧。反流性食管炎的胸骨后烧灼痛在服用抗酸剂后可减轻或消失。

2. 伴随症状

（1）吞咽困难：提示食管疾病。

（2）呼吸困难：提示肺部较大面积病变,如大叶性肺炎、自发性气胸、渗出性胸膜炎、肺栓塞及过度换气综合征。

（三）腹痛

1. 腹痛的特点

（1）起病情况：起病急、短期内加剧者,多见于急性腹腔内脏炎症、结石或肠梗阻等。消化性溃疡多见于慢性反复性节律性上腹部疼痛。有腹部外伤史者应考虑内脏破裂。

（2）部位：包括腹痛起病时部位与病程后期部位,腹痛的位置是否固定或转移。通常急性腹痛最先出现和最明显的部位为病变所在的部位,如右上腹以胆囊炎、肝脏疾病多见;右下腹以阑尾炎、输卵管炎多见;中上腹以消化性溃疡、胆管、胰腺疾病多见;脐周以肠炎、肠虫症、阑尾炎早期多见。但需注意,急性阑尾炎早期的内脏性疼痛位于脐周或中上腹。慢性腹痛的部位多和疾病器官的部位相一致。

（3）性质：可呈阵发性、持续性或持续性疼痛伴阵发性加重。绞痛者常为空腔脏器由结石或其他原因引起的急性阻塞,如胆囊结石、胆总管结石;持续性广泛性剧烈腹痛见于急性弥漫性腹膜炎;持续性疼痛伴阵发性加剧,提示阻塞与炎症同时存在,如胆总管结石伴胆管炎。

（4）与体位的关系：急性腹膜炎患者静卧时疼痛减轻,在腹壁加压、体位改变时会加重;急性胰腺炎患者常喜蜷曲侧卧,不敢活动,左侧卧位使疼痛减轻或缓解,而右侧卧位使疼痛加重;胃下垂、肾下垂病人,站立过久及运动后疼痛加剧,而仰卧位时疼痛减轻。

（5）与进食、排便的关系：胆囊炎患者在进食脂肪餐后可诱发胆绞痛;十二指肠溃疡患者表现为饥饿痛或深夜痛,进食后可缓解;结肠、直肠病变者下腹部痛随排便或排气而缓解;小肠炎症或部分梗阻者,餐后腹中部不适,伴有肠蠕动亢进。

2. 伴随症状

（1）发热：提示感染性病变,如急性胆囊炎、肝脓肿等。

（2）腹泻、呕吐：提示胃肠疾病,如急性肠炎。

（3）里急后重：提示直肠疾病。

（4）黄疸：提示与肝胆胰腺疾病相关。

（5）血尿：提示泌尿系统疾病。

（四）身心反应

不同患者因其年龄、疼痛经历以及社会文化背景等不同,对疼痛的反应也存在差异。儿童对疼痛较敏感,但由于不能正确理解,容易产生恐惧或愤怒的情绪。较小的儿童不能描述或不能准确描述疼痛,常表现为哭闹不安。随着年龄的增长,疼痛经验及阅历的增加,对疼痛的认识与理解能力增强,可以准确描述疼痛部位、性质及程度等,并能采取适当的减轻或消除疼痛的措施。老年人身体各部位对疼痛刺激不敏感,反应迟缓,易掩盖病情的严重性。不同的个体对疼痛的耐受力及表现方式不同,疼痛时,有的人哭闹、喊叫;有的人愤怒或暗自忍受;有的人轻微疼痛即有表现并向人诉说;有的人即使明显疼痛也不表现出来。

剧烈疼痛时患者可有如下改变：① 血压升高,呼吸、心率增快,面色苍白,严重者可致休克。② 为缓解疼痛而采取强迫体位,致骨骼肌过度疲劳。③ 影响正常的睡眠和休息。④ 胃肠功能紊乱,出现恶心、呕吐。⑤ 影响患者正常的生活、工作及社交活动,使患者产生焦虑、愤怒、恐惧等情绪反应。

相关护理诊断

1. 疼痛:与炎症刺激、缺血等有关。

2. 焦虑/恐惧:与疼痛剧烈、迁延不愈有关。

3. 潜在并发症:休克。

知识链接 ···

痛觉感受器位于皮肤和其他组织内的游离神经末梢。刺激作用于机体达到一定程度时,受损部位的组织释放出致痛物质,痛觉感受器受到致痛物质的刺激后产生冲动,并经传入神经最终传至大脑皮质痛觉区,引起痛觉。

根据疼痛发生的原始部位及传导途径,可将疼痛分为以下几类。

(1)皮肤痛:疼痛来自体表。皮肤受到一定强度的理化刺激后,产生2种不同性质的痛觉。首先是一种尖锐而定位清楚的刺痛即快痛,经1~2 s后出现一种定位不很明确的烧灼痛即慢痛。双重痛感分别由2种不同的神经纤维传导。

(2)躯体痛:指肌肉、筋膜和关节等深部组织引起的疼痛。这些组织的神经分布各有差异,对疼痛的敏感性不同,其中以骨膜分布最密,痛觉最敏感。各种机械性与化学性刺激均可引起躯体痛,其中重要的原因是肌肉缺血。

(3)内脏痛:主要因内脏器官受到机械性牵拉、扩张,或痉挛、炎症、化学性刺激等引起。内脏痛的发生缓慢而持久,可为钝痛、烧灼痛或绞痛,定位常不明确。

(4)牵涉痛:内脏痛常伴有牵涉痛,即内脏器官疾病引起疼痛的同时,在体表某部位也发生痛感或痛觉过敏。牵涉痛与病变的内脏有一定的解剖相关性,如心绞痛可牵涉至左肩和左前臂内侧疼痛;胆囊疾病疼痛可牵涉至右肩痛;胰腺疾病疼痛可牵涉至左腰背部痛。牵涉痛的发生,一般认为是由于原发病灶痛觉冲动,经传入神经使同一脊髓节段感觉神经兴奋,导致由其所支配的皮肤区域出现疼痛或痛觉过敏。

(5)假性痛:指患者的疼痛在病变部位已经去除后,仍感到相应部位疼痛,如截肢患者仍可感到已不存在的肢体疼痛。其发生可能与病变部位去除前的疼痛刺激在大脑皮质形成强兴奋灶的后遗影响有关。

(6)神经痛:为神经受损所致,可表现为剧烈灼痛或酸痛。

情景反馈 ···

1. 思考情景一中病人的评估要点,列出相关护理诊断。

2. 思考情景二中病人的评估要点。

3. 分析情景三中病人腹痛可能原因,列出相关护理诊断。

(王玉珍)

第三节　水　肿

临床情景 ···

情景一:某男性病人,63岁,肝硬化多年,近日食欲减退,腹胀加重,入院后超声提示肝硬化、腹水。

情景二:某女性病人,52岁,反复出现面部、双下肢水肿4年,辅助检查显示蛋白尿,近期加重入院。

情景分析 ···

很多疾病都可以表现为水肿,水肿的特点对疾病的诊断有很大帮助。我们在临床上对于水肿的病人应当收集哪些资料? 又应如何观察水肿的进展呢?

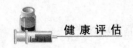

理论讲述 ··

　　水肿是指人体组织间隙有过多的液体积聚。水肿可为隐性,也可为显性。组织液潴留较少,体重增加在10%以下,外观和指压凹陷不明显,称为隐性水肿;体重增加在10%以上,指压凹陷明显,称为显性水肿。水肿又可分为全身性与局部性。过多液体在体内组织间隙弥漫性分布时称全身性水肿;液体积聚在局部组织间隙时称局部性水肿。

一、病因

　　水肿的病因及发生机制见表3-3-1。

表3-3-1　水肿的病因与发生机制

部位与分类	病因	发生机制
全身性		
心源性	右心衰竭	水钠潴留及静脉淤血,毛细血管滤过压增高,组织液回吸收减少
肾源性	肾脏疾病	水钠潴留,毛细血管静水压增高
肝源性	肝脏功能下降	门静脉高压,肝淋巴液生成过多,回流障碍,继发性醛固酮增多症等
营养不良性	营养障碍	低蛋白血症,血管内胶体渗透压降低
其他	特发性	内分泌失调,直立体位的反应异常等
	黏液性	甲状腺功能减退,黏蛋白分解代谢障碍
	经前期紧张综合征	性激素失调
	药物性	应用肾上腺皮质激素、雌激素、雄激素、胰岛素等药物
局部性	静脉受阻	局部静脉或淋巴回流受阻,毛细血管壁渗透性增加

二、临床表现

　　(一) 全身性水肿

　　1. 心源性水肿　水肿首先发生在躯体最下垂部位。能起床活动者,最早出现于踝内侧,行走活动后明显,休息后减轻或消失;长期卧床者以腰骶部为明显;颜面部一般无水肿。严重时发生全身水肿、胸水、腹水及心包积液。

　　2. 肾源性水肿　首先出现于眼睑、颜面部等疏松组织,严重时蔓延到全身。肾病综合征患者水肿明显,常伴胸水和腹水。

　　3. 肝源性水肿　见于肝硬化失代偿期,发生缓慢,主要为腹水,也可出现踝部水肿,逐渐向上蔓延,而头面部及上肢常无水肿。

　　4. 营养不良性水肿　水肿分布从组织疏松处开始,扩展全身,低垂部位明显,立位时下肢明显。常见于慢性消耗性疾病、长期营养缺乏、严重烧伤及维生素 B_1 缺乏等。水肿出现前常有消瘦及体重下降。

　　5. 特发性水肿　多见于女性,水肿与体位有关,主要见于身体下垂部位,长时间直立与劳累后出现,休息后减轻。

　　6. 黏液性水肿　水肿以颜面、下肢胫前较明显,为非凹陷性水肿。

　　7. 经前期紧张综合征　月经前7~14天出现眼睑、踝部与手部轻度水肿,伴乳房胀痛及盆腔沉重感,经后排尿增加,水肿消退。

（二）局限性水肿 水肿局部可表现出肿胀、炎症或破溃等。

评估要点

（一）水肿的特点

1. 水肿出现的时间和部位。不同原因导致的水肿，出现时间与部位常不同，心源性水肿与肾源性水肿鉴别见表3-3-2。

表 3-3-2 心源性水肿和肾源性水肿的鉴别

鉴别要点	心源性	肾源性
开始部位	从下垂部位开始，向上延及全身	从眼睑、颜面开始延及全身
发展速度	发展较缓慢	发展常迅速
水肿性质	较坚实，移动性较小	软，移动性较大
伴随疾病	伴心功能不全疾病表现，如心脏增大、心脏杂音、肝大、静脉压升高等	伴肾脏疾病表现，如高血压、蛋白尿、血尿、管型尿等

2. 水肿的程度 轻度者仅见眼睑、眶下软组织、胫前及踝部皮下组织水肿；中度者全身组织均可见明显水肿；重度者除全身组织严重水肿外，可有胸腔、腹腔和鞘膜腔积液。

（二）伴随症状

1. 心悸、颈静脉怒张 提示心源性水肿。
2. 蛋白尿 重度蛋白尿常为肾源性，轻度蛋白尿也可见于心源性水肿。
3. 肝肿大、黄疸、蜘蛛痣、肝掌 提示肝源性水肿。

（三）身心反应

1. 水肿患者的体重、腹围及体位 对其生活可能造成影响。
2. 全身性水肿伴有效循环容量不足 血压降低加重组织代谢障碍。重度水肿患者活动受限，水肿区域组织细胞营养不良，抵抗力下降，极易发生皮肤溃烂与继发感染，且伤口愈合不良。
3. 重度全身性水肿 可导致严重的临床问题，如肺水肿。
4. 大量的胸水与腹水 可造成胸闷、气短、呼吸困难，影响日常活动，严重者不能平卧、睡眠、自理，患者痛苦、烦躁不安、焦虑。

相关护理诊断

1. 体液过多 水肿与右心功能不全有关；与肾脏疾病所致水钠潴留有关。
2. 皮肤完整性受损/有皮肤完整性受损的危险 与水肿所致组织、细胞营养不良有关。
3. 活动无耐力 与胸腔积液、腹腔积液所致呼吸困难有关。
4. 潜在并发症 急性肺水肿。

知识链接 ···

与水肿发生相关的因素主要有：① 水钠潴留。② 毛细血管滤过压增高。③ 毛细血管渗透性增高。④ 血浆胶体渗透压降低。⑤ 淋巴回流受阻。

情景反馈 ···

1. 思考情景一中病人的水肿类型及相关护理诊断。
2. 思考情景二中病人水肿原因及相关护理诊断。

（王玉珍）

第四节 咳嗽与咳痰

临床情景 ....

情景一:某男性病人,75 岁,长期吸烟,反复咳嗽、咳痰 30 余年,以夜间及晨起时明显,痰呈白色泡沫状,时呈黄脓痰,每日量约 20 ml。

情景二:某男性病人,35 岁,淋雨后突发寒战高热,并有咳嗽、咳痰,痰液铁锈色。

情景分析 ....

咳嗽是一种保护性反射动作,借以排出外界侵入呼吸道的异物及呼吸道中的分泌物,消除呼吸道刺激因子,在防御呼吸道感染方面具有重要意义。但长期频繁咳嗽可使呼吸道感染扩散,促进肺气肿形成和诱发气胸,加重心脏负担,影响工作与休息,属病理现象。咳痰是指借助于支气管黏膜上皮细胞的纤毛运动、支气管平滑肌的收缩及咳嗽时的气流冲动,将呼吸道内的分泌物排出口腔的动作。

咳嗽与咳痰是呼吸系统疾病最常见的症状之一。不同病因引起的咳嗽、咳痰又有不同的特点,护士要全面评估,仔细观察病情进展。

理论讲述 ....

一、病因

1. **呼吸道与胸膜疾病** 从咽部至小支气管的呼吸道黏膜受刺激时,均可引起咳嗽,病因常为炎症、异物、肿瘤、出血、胸膜炎及理化因素刺激等。

2. **心血管疾病** 左心衰竭所致肺淤血或肺水肿,右心衰竭及体循环静脉栓子脱落引起肺栓塞等。

3. **中枢神经因素** 脑炎、脑膜炎等疾病影响大脑皮质及延髓咳嗽中枢,可出现咳嗽。生理情况下人可以随意咳嗽或抑制咳嗽。

二、临床表现

咳嗽病因不同,临床表现也可不同。可为干性咳嗽(无痰或痰量很少),也可为湿性咳嗽(咳嗽伴有痰液);可突然发作,也可长期反复发作;可表现为单发或散在,也可表现为连续、频繁咳嗽;有时见于晨间起床后,有时发生在夜间睡眠中;有时伴重金属声,有时声音低微、嘶哑或呈犬吠样咳嗽。咳出痰的性质、量、气味、颜色,也因不同疾病而异。

评估要点

(一) 咳嗽、咳痰的特点

1. **咳嗽出现的时间和节律** 突然出现的急性发作性咳嗽多见于呼吸道异物、刺激性气体吸入等;长期慢性咳嗽常见于慢性支气管炎、支气管扩张、肺结核等;晨起咳嗽加剧且排痰多,见于慢性支气管炎、支气管扩张、肺脓肿;夜间咳嗽多与左心衰竭、肺结核有关。

2. **咳嗽与体位的关系** 支气管扩张或肺脓肿的咳嗽,与体位改变有明显关系;脓胸伴支气管胸膜瘘在一定体位时,脓液进入瘘管可引起剧咳;纵隔肿瘤、大量胸腔积液,改变体位时也可引起咳嗽;平卧后咳嗽加重,见于左心衰竭。

3. **咳嗽的性质** 干性咳嗽常见于急性咽喉炎、急性支气管炎及胸膜炎等;湿性咳嗽见于肺炎、肺脓肿、肺结核及支气管扩张等。

4. **咳嗽的音色** 咳嗽无力或声音低微,见于声带麻痹、肺气肿或极度衰弱者;呛性咳嗽,见于喉头狭窄及气管受压;金属音调咳嗽,常见于肿瘤、肺癌及主动脉瘤压迫气管;声音嘶哑的咳嗽,多见于声带炎、喉炎、肿瘤压迫喉返神经所致;阵发性连续性剧咳伴有高调吸气回声,见于百日咳、会厌、喉部疾患和气管受压。

5. 痰的性质和量　痰的性质可分为黏液性、浆液性、黏液脓性、脓性及血性等。痰的性状及可能病因如表3-4-1。

表3-4-1　痰的性状与可能病因

痰的性状特点	可能病因
恶臭、脓性	肺脓肿
黄绿色、脓性	支气管扩张、慢性支气管炎
铁锈色、脓性	肺炎球菌肺炎
砖红色、胶冻样	克雷伯杆菌感染所致肺炎
粉红色、泡沫状	急性肺水肿
棕褐色	阿米巴性肺脓肿
血性	肺结核、肺癌、支气管扩张、肺栓塞、心源性、出血性疾病等

痰量检查多以24小时为准，少时仅数毫升，多时达数百毫升。痰量多且呈脓性，静置后可出现分层现象。上层为泡沫，中层为浆液脓性，下层为坏死组织，见于支气管扩张、肺脓肿等。痰量减少提示病情好转，但如全身症状不改善，提示有支气管阻塞，痰液排出不畅。

（二）伴随症状

1. 高热　提示呼吸道感染，见于肺炎、肺脓肿、急性渗出性胸膜炎。
2. 胸痛　见于胸膜疾病和肺部病变波及胸膜，如肺炎、气胸等。
3. 咯血　见于支气管扩张、肺结核、肺癌。
4. 呼吸困难　见于喉头水肿、喉癌、肺气肿、重症肺炎、肺结核、大量胸腔积液和气胸等。
5. 哮鸣音　见于支气管哮喘、喘息性支气管炎、心源性哮喘、气管异物等。

（三）身心反应

长期、剧烈咳嗽可引起睡眠不佳、食欲不振、精神委靡、头痛、呕吐、呼吸肌疲劳和酸痛等。如剧咳后突然出现胸痛和气急，应警惕自发性气胸的可能。观察病人精神和体力，评估其能否有效咳嗽及能否将痰液咳出。咳嗽引发的症状还有呼吸道黏膜上皮受损而咯血、头晕、疲劳、胸痛、腹痛、皮下气肿及尿失禁等，患者可因上述症状而焦虑、抑郁。

相关护理诊断

1. 清理呼吸道无效　与痰液黏稠或咳嗽无力有关。
2. 活动无耐力　与长期频繁咳嗽消耗体力或机体组织缺氧有关。
3. 睡眠形态紊乱　睡眠剥夺与夜间频繁咳嗽有关。
4. 有窒息的危险　与呼吸道分泌物阻塞气道有关。
5. 知识缺乏　缺乏对疾病发作的预防知识及吸烟有害健康方面的知识。
6. 潜在并发症　自发性气胸。

知识链接 ···

咳嗽是由于延髓咳嗽中枢受刺激引起的。刺激主要来自呼吸道黏膜，经迷走神经、舌咽神经和三叉神经的感觉纤维传入，然后经喉下神经、膈神经与脊神经分别传至咽肌、声门、膈与其他呼吸肌，引起咳嗽动作。咳嗽是一种连贯的用力呼气动作：首先是快速短促吸气，膈下降，声门关闭，随即呼气肌、膈与腹肌快速收缩，肺内压迅速升高，然后声门突然开放，肺内高压气流喷射而出，冲击声门裂隙而发生咳嗽动作与音响，呼吸道分泌物或异物亦随之排出。

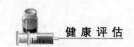

正常支气管黏膜腺体和杯状细胞只分泌少量黏液,使呼吸道黏膜湿润。各种原因使黏膜或肺泡充血、水肿,毛细血管通透性增高和腺体分泌增加时,渗出液与不同种类的病原体、吸入的异物和某些组织破坏产物混合成痰,通过支气管黏膜上皮细胞的纤毛运动和咳嗽反射由呼吸道咳出。

情景反馈 ....

1. 分析情景一中的病人咳嗽、咳痰的特点,痰液性状变化的原因是什么?
2. 分析情景二中的病人咳嗽、咳痰的原因是什么?预计病情转归如何?

(王玉珍)

第五节 咯 血

临床情景 ....

情景一:某男性病人,32岁,反复咳嗽、咳痰、咯血10年余,胸部CT显示右下肺囊状支气管扩张。近2天出现发热、咳嗽加剧,脓痰,痰量增多,今晨起突然咯血200 ml左右入院。病人呼吸急促,紧张不安。

情景二:某女性病人,34岁,2个月来出现午后低热、乏力、消瘦及食欲减退,同时有咳嗽、咳痰。近1周出现少量咯血。

情景分析 ....

咯血系指喉及喉以下呼吸道任何部位的出血,经咳嗽从口排出的现象。咯血须与口腔、鼻、咽部出血或上消化道出血引起的呕血相鉴别。经口腔排出的血,究竟是咯出还是呕出,有时非但患者回答不清,甚至医生亦感困惑。临床上对咯血患者的评估和病情观察是护士的重要任务。

理论讲述 ....

一、病因

咯血病因复杂,主要见于呼吸系统和心血管系统疾病。肺结核、支气管扩张、支气管肺癌和风湿性心脏病(二尖瓣狭窄)为临床咯血的常见四大病因。

(1)支气管疾病:支气管扩张、支气管内膜结核、支气管肺癌、支气管炎、支气管内结石、支气管内异物等。

(2)肺部疾病:肺结核、肺脓肿、肺梗死、肺寄生虫病、矽肺及尘肺等。

(3)心血管疾病:常见于风湿性心脏病二尖瓣狭窄及左心衰竭,某些先天性心脏病如房间隔缺损等也可发生咯血。

(4)其他:① 血液病:如白血病、血小板减少性紫癜、再生障碍性贫血、血友病、弥散性血管内凝血(DIC)。② 急性传染病:如流行性出血热、肺出血型钩端螺旋体病等。③ 风湿性疾病:系统性红斑狼疮、结节性动脉炎等。

二、临床表现

少量咯血为痰中带血。急性中等量以上咯血,咯血前患者往往先有喉头痒、胸部不适、口有腥味或痰中血丝,然后血液经咳嗽从口腔咯出,多为鲜红色,伴泡沫或痰液。短时间内反复大量咯血可发生窒息、肺不张、继发感染、失血性休克等严重并发症。长期慢性咯血者可出现消瘦、体重减轻等恶病质表现。

评估要点

(一)评估是否为咯血

首先注意与呕血的鉴别,咯血抑或呕血一般不难区别,但大量咯血时血色鲜红,口腔及鼻腔沾满鲜血,可能部分咽下,伴随呕吐又呕出,致使呕血。两者区别见表3-5-1。还应注意排除鼻、咽、口腔等部位的出血,鼻出血多从前鼻孔渗出,后鼻腔、咽部或口腔牙龈出血,有时在睡眠时坠入气道而于清晨咯出,一般量少、色黑，清晨发生。

表 3-5-1 咯血与呕血的鉴别

鉴别点	咯血	呕血
病因	肺结核、肺癌、支气管扩张等	消化性溃疡、肝硬化、胃癌等
出血前症状	喉部痒感、咳嗽、胸闷等	上腹部不适、恶心、呕吐等
出血方式	咯出	呕出
出血颜色	鲜红色	暗红或棕色，有时鲜红色
血中混有物	痰液、泡沫	胃液或食物残渣
酸碱性	碱性	酸性
黑便	无（除非咽下较多血液）	有，可持续数日
出血后痰液性状	常血痰数日	一般无痰

（二）咯血的特点

1. 患者年龄评估　青壮年咯血多见于肺结核、支气管扩张、风湿性心脏病二尖瓣狭窄。40 岁以上有长期吸烟史的咯血者，除见于慢性支气管炎外，应警惕支气管肺癌。

2. 咯血量　咯血量只能粗略估计，多少与疾病严重程度不完全一致。少量间断咯血也可能是肺内严重疾病的表现之一，如支气管肺癌。咯血量少者只有痰中带血，每日咯血量在 100 ml 以内者为小量咯血，100～500 ml 为中等量咯血。每日 500 ml 以上或一次咯血 100～500 ml 为大量咯血。大量咯血常见于支气管扩张、空洞型肺结核等。

3. 咯血颜色与性状　鲜红色痰常见于肺结核、支气管扩张、肺脓肿、出血性疾病；铁锈色痰多见于肺炎球菌肺炎；砖红色胶冻样痰主要见于肺炎克雷伯杆菌肺炎；二尖瓣狭窄肺淤血咯血多为暗红色痰；急性左心衰肺水肿咯粉红色泡沫痰。

（三）伴随症状

1. 胸痛　见于支气管肺癌、肺梗死等。
2. 发热　见于肺炎、肺脓肿等感染性疾病；伴低热、盗汗、乏力常提示肺结核。
3. 慢性咳嗽、大量脓痰　见于支气管扩张。
4. 心尖区舒张期隆隆样杂音　见于二尖瓣狭窄。

（四）身心反应

无论咯血量多少，患者均可产生不同程度的心理反应，如焦虑、恐慌、恐惧等。少量持续咯血常致心神不安、失眠，大量咯血患者常恐惧，引起交感神经兴奋，可出现心跳加快、血压升高、呼吸浅快、皮肤潮红或苍白、出冷汗等，甚至因高度恐惧而屏气、不敢咳嗽或喉部痉挛，致血块堵塞呼吸道导致窒息。

（五）并发症的观察

大量咯血者极易产生各种并发症，常见的有：

1. 窒息　在咳嗽反射减弱时，大量咯血过程中咯血突然中止，患者烦躁不安、表情恐惧、张口瞪目、双手乱抓、大汗淋漓、颜面青紫、口唇发绀、牙关紧闭、二便失禁、神志不清等，提示窒息，随即将出现血压下降、心跳骤停，应采取紧急措施处理。

2. 肺不张　咯血后如发生呼吸困难、胸闷、气急、发绀，患侧的呼吸音减弱或消失，则可能为血块堵塞支气管所致肺不张。

3. 继发感染　咯血后发热、体温持续不退、咳嗽加剧，局部干湿啰音。

4. 失血性休克　大量咯血后出现呼吸急促、心率加快、脉搏细速、血压下降、四肢湿冷、烦躁不安、少

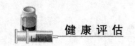

尿等,应立即予以纠正。

相关护理诊断

1. 有窒息的危险　与大量咯血、无力咳嗽、意识障碍有关。

2. 焦虑/恐惧　与咯血不止及对检查结果感到不安有关。

3. 有感染的危险　与血液潴留在支气管有关。

4. 体液不足　与大量咯血所致循环血量不足有关。

5. 潜在并发症　休克、肺不张等

知识链接 ....

临床上咯血的发生,多由于炎症、肿瘤、压力增高或机械等因素,使支气管、肺毛细血管渗出、充血、水肿和破裂出血,或支气管小静脉曲张破裂,支气管动脉、肺动脉破裂。少数可为凝血因子缺乏或凝血功能障碍、血小板质和量的改变,或先天性胚胎组织异位分布等继发性咯血。

情景反馈

1. 思考情景一中病人的咯血评估要点。

2. 思考情景二中病人咯血的可能病因是什么?

（王玉珍）

第六节　呼吸困难

临床情景 ....

情景一:某女性病人,60岁,支气管哮喘史20年,今晨感鼻咽痒、打喷嚏、流鼻涕,随即胸闷、咳嗽、气急,不能平卧。

情景二:某男性病人,22岁,平日体健。半小时前提重物屏息用力,突感左胸剧痛,并出现严重呼吸困难,气急明显,无法平卧。

情景分析 ....

呼吸困难是指患者主观感觉空气不足、呼吸费力,客观表现为用力呼吸、张口抬肩,严重时可出现鼻翼扇动、发绀、端坐呼吸、辅助呼吸肌参与呼吸活动等。常有呼吸频率、节律和深度的改变。临床上多种原因均可出现不同程度的呼吸困难。

理论讲述 ....

一、病因

（一）呼吸系统疾病

1. 胸廓与胸膜疾病　如胸廓畸形、胸廓外伤、肋骨骨折、气胸、大量胸腔积液等。

2. 呼吸道阻塞　如支气管哮喘、慢性阻塞性肺气肿,喉、气管、支气管的炎症、水肿、肿瘤、异物等。

3. 肺脏疾病　如肺炎、肺结核、肺梗死、肺不张、肺癌等。

4. 呼吸肌功能障碍　如急性多发性神经根炎、脊髓灰质炎、重症肌无力,以及膈肌麻痹、大量腹水、腹腔巨大肿瘤、妊娠末期等引起的膈肌活动受限。

（二）循环系统疾病

各种原因引起的心脏功能衰竭。

（三）中毒

如尿毒症、糖尿病酮症酸中毒、一氧化碳中毒、吗啡或巴比妥类药物中毒等。

（四）血液病

如重度贫血、高铁血红蛋白血症及硫化血红蛋白血症。

（五）神经精神因素

如颅脑外伤、脑出血、脑肿瘤、脑及脑膜炎症、癔症等。

二、临床表现

（一）肺源性呼吸困难

临床上分为3种类型：

1. 吸气性呼吸困难　吸气过程显著困难，吸气费力，严重者吸气时胸骨上窝、锁骨上窝和肋间隙明显凹陷，称"三凹征"。常伴有干咳及高调吸气性喉鸣音。常见于大气道阻塞如喉头水肿、气管异物等。

2. 呼气性呼吸困难　呼气费力，时间延长，常伴有呼气性哮鸣音，常见于细支气管狭窄、痉挛，如支气管哮喘、慢性阻塞性肺气肿等。

3. 混合性呼吸困难　特点是吸气和呼气均感费力，呼吸浅而快，常有肺部呼吸音减弱或消失及病理性呼吸音。常见于大面积肺部病变，如大量胸腔积液、气胸等。

（二）心源性呼吸困难

主要由心力衰竭引起，其中以左心衰竭所致呼吸困难较为严重。呼吸困难常为左心衰竭最早的症状。

1. 左心功能衰竭

（1）劳力性呼吸困难：体力活动时出现或加重，休息后减轻或缓解。

（2）夜间阵发性呼吸困难：发作时，患者常于熟睡中突感胸闷憋气，惊醒，被迫坐起，惊恐不安，伴有咳嗽，轻者数分钟至数10分钟后症状逐渐减轻、缓解；重者高度气喘、面色青紫、大汗，咳粉红色泡沫痰，两肺哮鸣音及中小水泡音，心率增快，奔马律，称为心源性哮喘。

（3）端坐呼吸：严重心功能不全时，患者不能平卧，被迫采取端坐位以减轻呼吸困难。

2. 右心功能衰竭　表现为严重的心源性水肿，导致腹腔与胸腔积液，呼吸运动受限出现呼吸困难，常呼吸浅快。

（三）中毒性呼吸困难

代谢性酸中毒时，酸性代谢产物刺激呼吸中枢，出现呼吸深大而规则，可伴有鼾声，称酸中毒大呼吸（Kussmaul呼吸）。吗啡、巴比妥类药物及有机磷急性中毒时，呼吸中枢受抑制，呼吸变慢、变浅，严重者也可呈潮式呼吸或比奥呼吸。

（四）血源性呼吸困难

呼吸急促，心率增快。

（五）神经精神性呼吸困难

呼吸深而慢，常伴有呼吸节律的改变。癔症引起的呼吸困难，其特点是呼吸浅表频数，每分钟可达60~100次。

评估要点

（一）呼吸困难的特点

1. 发生的相关因素　评估患者是否有以下因素：① 疾病因素，是否有呼吸系统或心血管系统疾病、药物或化学制剂中毒等。② 个人因素，年龄、肥胖、劳累、怀孕及个人习惯等。③ 情绪及心理因素，紧张、

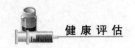

恐惧、焦虑等与呼吸困难间的相互作用、相互影响。④环境因素,季节变化,空气污染,室内空气不流通,登山时海拔过高、对花粉,灰尘过敏等。

2. 呼吸困难的起病情况　支气管哮喘、肺气肿、气胸等引起的呼吸困难常在数分钟或数小时内发生,而数天或数月才出现的呼吸困难常与心功能衰竭、胸腔积液等有关。慢性阻塞性肺气肿等疾病的呼吸困难可超过数月或数年。

3. 呼吸困难的程度　注意观察病人呼吸节律、频率和深度的变化,确定呼吸困难的严重程度。如出现潮式呼吸、间停呼吸等呼吸节律改变,提示病人有呼吸中枢衰竭;或呼吸频率<5次/min或>40次/min并伴有意识障碍,提示病情严重。一般可通过了解患者呼吸困难与日常生活活动能力的关系来评估呼吸困难的程度,见表3-6-1。

表3-6-1　呼吸困难程度与日常生活活动能力的关系

分度	呼吸困难程度	日常生活活动能力
Ⅰ度	日常活动无不适,中、重体力活动时气促	正常,无气促
Ⅱ度	与同龄健康人平地行走无气促上楼或登山时出现气促	满意,轻度气促但日常生活可自理不需要帮助或中间停顿
Ⅲ度	与同龄健康人同等速度行走时呼吸困难	尚可,中度气促但日常生活可自理但必须停下来喘气,费时、费力
Ⅳ度	以自己的速度平地行走100 m或数分钟即有呼吸困难	差,显著呼吸困难,日常生活自理下降,需要部分帮助
Ⅴ度	洗脸、穿衣,甚至休息时也有呼吸困难	困难,日常生活不能自理,完全需要帮助

（二）伴随症状

1. 发热　常见于感染性疾病。
2. 胸痛　常见于肺炎球菌肺炎、气胸、胸膜炎、急性心肌梗死等。
3. 昏迷　常见于脑出血、脑膜炎、肺性脑病、吗啡及有机磷农药中毒等。

（三）身心反应

呼吸困难时,病人常不安、紧张、表情痛苦,影响生活自理能力及休息和睡眠。严重呼吸困难时会出现惊慌、恐惧,甚至有濒死的感觉。这些反应又可加重呼吸困难的程度。

相关护理诊断

1. 气体交换受损　与上呼吸道梗阻、心肺功能不全有关。
2. 活动无耐力　与呼吸困难、缺氧有关。
3. 睡眠型态紊乱　与呼吸困难影响睡眠有关。
4. 语言沟通障碍　与严重喘息、辅助呼吸有关。
5. 恐惧　与严重呼吸困难、缺氧和(或)担心疾病的预后有关。

知识链接···

呼吸困难发生机制主要有:①气道狭窄所致通气功能障碍。②肺组织病变与肺淤血导致换气功能障碍。③呼吸膜病变引起气体弥散障碍。④肺组织压缩,心脏左右分流引起的通气与血流比值失调。⑤各种原因导致呼吸肌麻痹。⑥呼吸中枢调节障碍。⑦血液成分改变。

情景反馈···

1. 分析情景一病人呼吸困难的评估要点及相关护理诊断。

2. 思考情景二病人呼吸困难的原因。

（王玉珍）

第七节 恶心与呕吐

临床情景

情景一：某小学，学生中午在校用餐，下午上课时，多名学生诉恶心，并呕吐，伴腹痛腹泻，呕吐物为中午所进食物。

情景二：某男性病人，11岁，顽皮中从楼梯摔下，后脑着地，诉头痛，伴恶心、呕吐。

情景三：某育龄女性，晨起恶心干呕。

情景分析

恶心、呕吐是临床常见的症状之一。恶心是一种紧迫欲呕的不适感，常为呕吐的前奏，多伴有流涎与反复的吞咽动作。呕吐是胃内容物或部分小肠内容物经食管、自口腔急速排出体外的现象。在一定范围内，呕吐是机体的防御性保护措施之一，能将食入人体内的有害物质排出体外，但频繁剧烈的呕吐可引起水、电解质紊乱，食管黏膜的损伤及营养不良等。

理论讲述

一、病因

（一）反射性呕吐

由内脏等末梢神经传来的冲动，通过自主神经传入纤维刺激呕吐中枢引起的呕吐。

1. **消化系统疾病**　包括：① 口咽部刺激，如咽部炎症等。② 胃肠疾病，如急慢性胃炎、消化性溃疡、肠梗阻等。③ 肝、胆、胰腺疾病，如急性肝炎、肝硬化、胆囊炎及胰腺炎等。④ 腹膜及肠系膜疾病，如急性腹膜炎。

2. **其他系统疾病**　包括：① 眼部疾病，如青光眼。② 心血管疾病，如心力衰竭、心肌梗死等。③ 泌尿、生殖系统疾病，如尿路结石、尿毒症、盆腔炎等。

（二）中枢性呕吐

由于中枢神经系统、化学感受器的刺激引起呕吐中枢兴奋而发生的呕吐。

1. **颅内压增高**　见于：① 各种病原体引起的中枢神经系统感染，如脑炎、脑膜炎。② 脑血管疾病，如脑出血、脑梗死、高血压脑病等。③ 颅脑损伤及脑肿瘤，如脑震荡、颅内血肿等。

2. **药物或化学毒物**　如抗生素、抗肿瘤药物、吗啡、有机磷等。

（三）前庭功能障碍性呕吐

如晕动症、内耳迷路炎等。

（四）精神性呕吐

如神经性厌食、癔症等。

二、临床表现

恶心严重者常伴有迷走神经兴奋性表现，如皮肤苍白、出汗、流涎、心率减慢、血压降低等；如有呕吐，吐后则常有轻松感。有的人仅有恶心而无呕吐，也有人发生呕吐而无恶心。

呕吐与反食不同，反食是指无恶心与呕吐的协调动作，使胃内容物反流至口腔而排出。

评估要点

（一）恶心、呕吐的特点

1. **与进食的关系**　餐后近期呕吐，特别是集体发病者，首先应考虑食物中毒；餐后即刻呕吐，吐后可

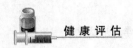

继续进食,可能为精神性呕吐;餐后1小时以后呕吐,提示胃张力下降或胃排空延迟;餐后较久或数餐后呕吐,见于幽门梗阻,患者吐后感觉轻松。

2. 时间　育龄期女性妊娠呕吐多发生在清晨,晨起呕吐也见于尿毒症、慢性酒精中毒或功能性消化不良;鼻窦炎患者因起床后脓液经鼻后孔刺激咽部,也可致晨起恶心;幽门梗阻所致的呕吐常发生在数餐后的夜晚;晕动病所致呕吐则发生在乘车船时。

3. 呕吐方式　呕吐前一般先有恶心,呕吐时胃内容物经口吐出或溢出。颅内高压引起的呕吐多无恶心,呕吐剧烈且呈喷射状,吐后不感轻松,可伴头痛和不同程度意识障碍。神经官能症性呕吐多无恶心,进食后即刻发生。前庭功能障碍性呕吐与头部位置改变有密切关系,常伴眩晕、眼球震颤及恶心、血压下降、出汗等自主神经功能失调症状。评估时应注意呕吐方式特征,记录次数和量。

4. 呕吐物的性状　呕吐物带有大蒜味见于有机磷中毒;呕吐物为隔夜酸腐的宿食见于幽门梗阻;呕吐物多且带有粪臭味见于低位肠梗阻。

（二）伴随症状

1. 腹痛、腹泻　急性胃肠炎、细菌性食物中毒。
2. 右上腹痛、发热、寒战、黄疸　胆囊炎、胆石症。
3. 头痛、意识障碍　颅内压增高。
4. 眩晕、眼球震颤　前庭器官疾病。

（三）身心反应

频繁剧烈的恶心与呕吐给病人带来痛苦与不适,同时由于丢失大量液体而引起脱水、电解质酸碱平衡紊乱,甚至引起胃和食管损伤及上消化道出血。长期呕吐影响进食者,可致营养不良。儿童、老人及意识障碍者,易发生误吸导致肺部感染,重者窒息。频繁剧烈的呕吐病人可出现紧张、恐惧等心理反应。

相关护理诊断

1. 体液不足/有体液不足的危险　与呕吐引起体液丢失过多和(或)水摄入量减少有关。
2. 营养失调(低于机体需要量)　与长期呕吐和食物摄入量不足有关。
3. 潜在并发症　窒息。

知识链接 ···

呕吐是由一系列复杂而协调的反射动作组成。反射通路包括:① 传入神经:迷走神经、交感神经、舌咽神经及其他神经的感觉纤维。② 呕吐中枢:中枢神经系统的两个区域与呕吐反射密切相关,一是延髓呕吐中枢,另一是化学感受器触发区(CTZ)。③ 传出神经:包括迷走神经、交感神经、膈神经和脊神经。传出神经将呕吐信号传至各效应器官,引起呕吐动作。首先是幽门的收缩与关闭,胃的逆蠕动形成,胃内压增高,胃底充盈,继之贲门开放,同时腹肌收缩,膈肌下降,腹压增高,迫使胃内容物通过食管经口腔排出体外。若胃的逆蠕动较弱,胃内容物到达胃底时,贲门不开,胃内容物无法排出,患者有欲吐而吐不出的感觉,则为恶心。

情景反馈 ···

思考情景中病人恶心、呕吐的原因及重点评估注意事项。

（王玉珍）

第八节　呕血与黑便

临床情景 ···

情景一:某男性病人,26岁,上腹部规律性疼痛5年,多于冬春交接时节出现,近一周工作紧张劳累并饮食不规律,出现黑便3日。

情景二:某女性病人,80岁,有退行性关节炎病史8年,常因关节疼痛而服用解热镇痛抗炎药物,近日再次服药后腹部不适,并出现黑便。

情景分析 ······

呕血与黑便均是上消化道出血的表现。上消化道出血是指屈氏韧带以上的消化道(包括食管、胃、十二指肠、肝、胰腺及胆道)出血。血液经胃从口腔呕出称为呕血;如经肛门排出体外,形成黑便。黑便外观呈乌黑色糊状、少粪臭味而有血腥味、表面有黏液而发亮、有油性光泽,由于与柏油(沥青)相似,也称柏油样便。呕血一般都伴有黑便,黑便不一定都伴有呕血。临床上呕血与黑便的原因很多,部分病人有危险状况,护士需要进行密切观察和及时处理。

理论讲述 ······

一、病因

(一)消化系统疾病

1. 食管疾病　食管炎、食管癌、食管异物等。

2. 胃及十二指肠疾病　消化性溃疡、服用非甾体类抗炎药和应激所致的急性胃黏膜病变及慢性胃炎、胃癌等。

3. 肝、胆疾病　肝硬化所致的食管或胃底静脉曲张破裂、急性出血性胆管炎、胆结石、胆管癌等。

4. 胰腺疾病　急性胰腺炎、胰腺癌等。

(二)血液病

血小板减少性紫癜、白血病、血友病、弥散性血管内凝血等。

(三)其他

急性传染病如流行性出血热、暴发性肝炎等。尿毒症、败血症、肝功能衰竭等。

以上病因中以消化性溃疡引起者最常见,其次为食管或胃底静脉曲张破裂,再次为急性胃黏膜病变。

二、临床表现

上消化道出血前常有上腹部不适及恶心感,随后呕出血性胃内容物。呕吐物颜色视出血量多少及在胃内停留时间长短而不同。呕血者随后均有黑粪排出。

评估要点

(一)评估是否为上消化道出血

口腔、鼻腔、咽喉等部位的出血及咯血,血液亦从口腔吐出或吞咽后再呕出或经胃肠道后以黑便排出,它们均不属于上消化道出血(参见咯血与呕血的鉴别)。食用动物血液、肝脏等也可使粪便呈黑色;此外服用铋剂、铁剂及中药等也可使粪便变黑,但一般黑而无光泽,且潜血试验阴性可鉴别。

(二)呕血与黑便的特点

1. 呕血与黑便的颜色　呕血颜色取决于出血量的多少、速度、距离口腔的远近等。量多、速度快,距口腔近的未经胃酸充分混合的呈红色;反之若出血量少、速度慢或在胃内停留时间长,则因血红蛋白与胃酸作用形成酸化正铁血红蛋白,呕吐物呈咖啡渣样棕褐色。

粪便颜色取决于出血量的多少、速度、距离肛门的远近等。量多、速度快,距肛门近的呈鲜红色,反之可呈黑色。一般而言,下消化道出血多为鲜红色血,上消化道出血多为黑色。

2. 出血量的判断　观察和记录呕血、黑便次数、量及性状。粪便隐血试验阳性,表示每日出血量

>5 ml;出现黑便,表示每日出血量在50 ml以上;呕血则示胃内积血量达250～300 ml;由于呕血与黑便常混有呕吐物与粪便,出血量难以评估,失血程度还应根据全身状况来判断,见表3-8-1。

表3-8-1 失血程度评估

出血程度	症状	血压	脉搏	尿量	出血量(ml)占全身总血量(%)
轻度	皮肤苍白、头晕、发冷	正常	正常或稍快	减少	<500 (10～15)
中度	眩晕、口干、烦躁、冷汗	下降	>100	明显减少	800～1000 (16～30)
重度	四肢厥冷、意识模糊、呼吸深快	显著下降	>120	少尿或无尿	>1500 (>30)

3. 评估出血部位 一般幽门以上部位出血多有呕血与黑便,幽门以下部位出血常出现黑便。但与出血量的多少及出血速度有关,出血量少或出血速度缓慢可仅有黑便;出血量大、出血速度快可同时出现呕血和黑便。

4. 评估出血是否停止 主要根据患者的临床表现来判断,如脉搏、血压、大便的颜色等。若患者脉搏、血压稳定,大便潜血试验阴性或好转,则提示无活动性出血。如有下列表现则提示继续出血或再出血:① 反复呕血或黑便次数增多,呕出的血由咖啡色转为暗红色,肠鸣音亢进。② 经充分补充血容量,休克未见好转。③ 实验室检查,红细胞计数、血红蛋白含量、血细胞比容持续下降,网织红细胞及血尿素氮持续增高。

(三)伴随症状

1. 蜘蛛痣、肝掌、脾大 提示肝硬化所致食管、胃底静脉曲张破裂出血。

2. 意识障碍 多为颅脑疾病所致应激性溃疡。

(四)身心反应

上消化道出血量在1000 ml以下,患者可有头昏、乏力、出汗、眼花、心悸、口干、黑蒙或晕厥等急性失血症状,若出血量>1000 ml可有周围循环衰竭表现,如呼吸急促、脉搏细速、血压下降及休克等。此外多数病人在出血后可有发热,一般不超过38.5 ℃,可持续3～5天,可能与失血导致体温调节中枢功能障碍有关。出血早期红细胞及血红蛋白测定均无变化,3～4小时以后,由于组织渗入血管内以及输液,血液稀释,出现贫血表现。在出血后2～5小时,白细胞计数可升高达$(10～20)\times10^9$/L,止血后逐渐恢复正常。

出血不止、出血量大的患者常有紧张不安、焦虑、恐惧等情绪改变。

相关护理诊断

1. 组织灌注量改变 与上消化道出血所致血容量减少有关。

2. 活动无耐力 与上消化道出血所致贫血有关。

3. 焦虑/恐惧 与急性上消化道大量、反复出血有关。

4. 知识缺乏 缺乏有关出血病因及防治知识。

5. 潜在并发症 休克、急性肾衰竭。

知识链接 ……………………………………………………………………………………

当血中的红细胞在肠道内分解时,血红蛋白铁在胃酸和肠道大肠杆菌等细菌的作用下,与粪便中的硫化物结合成为黑色的硫化铁,使粪便变黑,而且硫化铁刺激肠壁,使黏膜分泌大量黏液,大便因此呈现出像柏油似的油性光泽。

情景反馈 ··

1. 分析情景一中病人呕血与黑便的原因是什么？护理评估要点有哪些？
2. 分析情景二中病人呕血与黑便的原因是什么？列出相关护理诊断。思考如何护理。

（王玉珍）

第九节 腹泻与便秘

临床情景 ··

情景一：某男性婴儿，8个月，因呕吐、腹泻3日入院。呕吐物为胃内容物，每日3～4次。大便为蛋花水样，少许黏液，无脓血，每日8～12次。发病后食欲差，两天来尿少。身体评估：体温36.5 ℃，脉搏102次/分，呼吸31次/分。精神疲倦，唇干，囟门及眼窝凹陷，皮肤弹性差，呈中度脱水状，心肺正常，肠鸣音亢进。

情景二：某女性病人，28岁，因右股骨颈骨折而持续皮牵引治疗。由于卧床时间久导致排便困难。患者自述已有5日未解大便，伴腹胀、下腹部隐痛不适。

情景分析 ··

腹泻是指由于某种原因引起肠黏膜分泌增加，吸收障碍，肠蠕动过快，粪便在肠内通过迅速，而使排便次数增多，粪质稀薄，或带有黏液、脓血及未消化的食物。腹泻分急性腹泻和慢性腹泻两类。病程在两个月以上的腹泻为慢性腹泻。腹泻有时是一种保护性症状，它可将肠道内有毒和有刺激性物质排出体外。但持续和（或）严重腹泻可使机体丧失大量水分、电解质及营养物质，从而导致脱水、电解质紊乱、酸碱平衡失调，甚至营养不良或全身衰竭。

便秘是指排便次数减少，每周排便少于2～3次，排便困难，粪便干结的现象。便秘按病程或起病方式可分为急性和慢性便秘；按粪块积留的部位可分为结肠性便秘和直肠性便秘；按有无器质性病变可分为器质性便秘和功能性便秘。

理论讲述 ··

一、病因

（一）急性腹泻

1. **急性肠道疾病** 包括由病毒、细菌、真菌、原虫、蠕虫等感染所引起的肠炎及急性出血坏死性肠炎、急性克罗恩病（Crohn病）、溃疡性结肠炎急性发作等。

2. **急性中毒**

（1）植物性：如毒蕈、桐油等。

（2）动物性：如河豚、鱼胆等。

（3）药物与化学毒物：如有机磷、砷等。

3. **急性全身性感染** 如败血症、伤寒与副伤寒、霍乱、流行性感冒、麻疹、钩端螺旋体病等。

4. **其他**

（1）变态反应性疾病：如过敏性紫癜、变态反应性肠病。

（2）内分泌系统疾病：如甲状腺危象、肾上腺危象等。

（3）药物副作用：如5-氟脲嘧啶、利血平、胍乙啶、新斯的明等。

（二）慢性腹泻

1. **消化系统疾病** 如慢性萎缩性胃炎、胃大部切除术后、肠结核、慢性细菌性痢疾、慢性阿米巴痢疾、

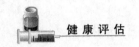

慢性非特异性溃疡性结肠炎、慢性胰腺炎、肝硬化等。

2. 全身性疾病

（1）内分泌及代谢障碍疾病：如甲状腺功能亢进症、胃泌素瘤、类癌综合征及糖尿病性肠病。

（2）神经功能紊乱：如肠道易激综合征、神经功能性腹泻。

（3）其他：系统性红斑狼疮、尿毒症、放射性肠炎等。

3. 药物副作用　如利血平、甲状腺激素、洋地黄类、消胆胺等。

（三）便秘

1. 器质性便秘　常由肛门疾病（如肛裂、痔疮、肛周脓肿）和直肠疾病（如炎症、溃疡、梗阻、憩室等）引起。功能性便秘多由于不良排便习惯及肠道易激惹综合征所致。

2. 功能性便秘

（1）进食少或食物中缺少水分及粗纤维，食物过于精细。

（2）生活欠规律、精神抑郁或忽视便意。

（3）滥用泻药产生泻药依赖性。

（4）结肠运动功能减弱，如年老体弱、长期卧床、活动过少等。

（5）腹肌和盆腔肌张力不足。

（6）某些药物引起，如氢氧化铝、抗胆碱能药、镇静剂等。

二、临床表现

（一）急性腹泻

起病急骤，病程较短，多为感染或食物中毒所致。排便次数多，每日十几次甚至数十次，粪便量多而稀薄，常含病理成分，如致病性微生物、食入的毒性物质、红细胞、脓细胞、大量脱落的肠上皮细胞、黏液等。排便时常伴腹鸣、肠绞痛或里急后重。由于肠液为弱碱性，大量腹泻时可引起脱水、电解质紊乱与代谢性酸中毒。

（二）慢性腹泻

常有原发性疾病史，起病缓慢或急性起病而转为慢性，病程多较长，可呈持续性或间歇性。大多每天排便数次，伴有或不伴有肠绞痛，或腹泻与便秘交替。长期腹泻导致营养障碍、维生素缺乏、体重减轻，甚至发生营养不良性水肿。

（三）便秘

1. 便秘伴剧烈腹痛、腹胀及呕吐等症状　常提示为急性便秘，应考虑有肠梗阻的可能。肠梗阻时，腹部听诊多可闻及肠鸣音亢进，晚期可发生肠麻痹。

2. 便秘伴腹部包块　可能为结肠肿瘤、腹腔内肿瘤压迫结肠、肠结核、克罗恩病或肿大的淋巴结等。

3. 便秘与腹泻交替并有脐周或中、下腹部隐痛　多提示为肠结核或腹腔内结核、克罗恩病、慢性溃疡性结肠炎或肠道易激综合征等病变。

4. 下腹部或直肠、肛门内胀痛不适　用力解出坚硬而粗大的粪团后胀痛减轻，多提示为直肠性便秘；左下腹隐痛不适，解出呈栗子状的坚硬粪团后，隐痛缓解，多提示结肠痉挛或肠道易激综合征。

评估要点

（一）健康史

注意了解大便的次数、性状、颜色、量和气味；有无脓血，是否伴有腹痛、里急后重、恶心、呕吐、发热等。了解腹泻或便秘发生的时间、起病的缓急、起病原因或诱因、病程长短。询问病人的饮食、用药情况；

有无慢性胰腺炎、甲状腺功能亢进症、肝硬化等疾病。

（二）伴随症状

1. 腹泻伴里急后重　病变在乙状结肠下端、直肠。伴脐周绞痛、肠鸣音亢进,病变多在小肠,小肠性腹泻粪便量多,呈水样或稀薄,便后腹痛不缓解。结肠腹泻多伴有下腹部痛,便后缓解。

2. 腹泻伴消瘦　见于甲状腺功能亢进症、肠道恶性肿瘤、吸收不良综合征等。

3. 腹泻伴发热　高热者见于急性细菌性菌痢、伤寒、副伤寒等,伴低热见于局限性肠炎、溃疡性结肠炎、肠结核等。

（三）身心反应

腹泻时有否伴有其他消化系统症状,如恶心、呕吐、食欲不振、腹胀、腹痛、里急后重等;有无口渴、皮肤干燥、眼眶凹陷、尿少、四肢无力等水电解质、酸碱失衡或周围循环衰竭等全身情况。便秘时可有腹胀、腹痛、下坠感及心绪不宁、失眠、烦躁等。腹部体检时了解有无腹部压痛、肿块、肠鸣音情况。对活动有障碍者要注意其控制排便的能力、如厕能力、排便的体位及排便习惯等。

相关护理诊断

1. 腹泻　与肠道疾病或全身性疾病有关。

2. 有体液不足的危险　与大量腹泻和(或)液体输入量不足有关。

3. 营养失调　低于机体需要量:与慢性腹泻导致营养吸收障碍有关。

4. 有皮肤完整性受损的危险　与频繁腹泻、炎性粪质刺激肛周皮肤或便秘时引起肛裂有关。

5. 便秘　与结肠运动能力减弱、药物等引起的排便减少有关。

6. 潜在并发症　电解质紊乱、代谢性酸中毒、肠麻痹等。

知识链接 ••

正常人每 24 小时有大量液体和电解质进入小肠,来自饮食的约 2 L,来自唾液腺、胃、肠、肝、胰分泌的约 7 L,总计在 9 L 以上,主要由小肠吸收。每日通过回盲瓣进入结肠的液体约 2 L,其中 90% 被结肠吸收,而随粪便排出体外的水分不到 200 ml,这是水在胃肠道分泌和吸收过程中发生动态平衡的结果。如平衡失调,每日肠道内只要增加数百毫升水分就足以引起腹泻。

食物在空、回肠经消化吸收后,余下的不能再度吸收的食糜残渣随肠蠕动由小肠排至结肠,结肠黏膜再进一步吸收水分及电解质,粪便一般在横结肠内逐步形成,最后运送达乙状结肠、直肠。直肠黏膜受到粪便充盈扩张的机械性刺激,产生感觉冲动,冲动经盆腔神经、腰骶脊髓传入大脑皮质,再经传出神经将冲动传至直肠,使直肠肌发生收缩,肛门括约肌松弛,紧接着腹肌与膈肌同时收缩使粪便从肛门排出体外。以上即是正常的排便反射过程。如果这一排便反射过程的任何一个环节出现障碍均可导致便秘。

情景反馈 ••

1. 思考情景一中病人可能出现的临床表现及相关护理诊断。

2. 思考情景二中病人便秘的原因及相关护理诊断。

（杨玉琴）

第十节　黄　疸

临床情景 ••

情景一:某男性病人,40 岁,4 年前曾患急性肝炎,肝功能一直不稳定。最近 3 周来,右上腹胀痛明显。身体评估:肝病面容,右上腹压痛,巩膜及皮肤黄染。

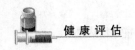

情景二:某男性病人,60余岁,因"眼黄、尿黄、粪便颜色变淡4月余"来院就诊。10余年前因胆石症行胆道手术。身体评估:巩膜中度发黄,腹部除手术瘢痕无阳性体征。

情景分析 ···

黄疸是高胆红素血症的临床表现,即血中胆红素浓度增高,渗入皮肤、黏膜和巩膜并将其染成黄色的现象。正常血清胆红素的浓度相对稳定在 1.7 ~ 17.1 μmol/L,当胆红素浓度增高在 17.1 ~ 34.2 μmol/L 之间,黄疸不易察觉,称为隐性黄疸。胆红素浓度超过 34.2 μmol/L 时出现黄疸,称为显性黄疸。

理论讲述

一、病因

临床上按黄疸的病因和发生机制不同,分为以下三类。

(一) 溶血性黄疸

1. 先天性或与遗传因素有关的溶血性贫血　如珠蛋白生成障碍性贫血、遗传性球形红细胞增多症、蚕豆病、伯胺喹啉等药物所致溶血性贫血。

2. 获得性免疫性溶血性贫血　自身免疫性溶血性贫血、同种免疫性溶血性贫血(如血型不合输血反应、新生儿 Rh 溶血病)、恶性淋巴瘤等。

3. 非免疫性溶血性贫血　如败血症、毒蕈中毒、阵发性睡眠性血红蛋白尿、疟疾、毒蛇咬伤、大面积烧伤、感染性心内膜炎等。

由于以上疾病造成大量红细胞破坏,形成大量非结合胆红素,超过肝细胞的摄取、结合与排泄能力,另一方面由于溶血性贫血造成的贫血、缺氧和红细胞破坏产物的毒性作用,削弱了肝细胞对胆红素的代谢功能,使非结合胆红素在血中潴留,超过正常水平而出现黄疸。

(二) 肝细胞性黄疸

常见于病毒性肝炎、中毒性肝炎、肝硬化、肝癌、脂肪肝、钩端螺旋体病等。由于肝细胞的损伤致肝细胞对胆红素的摄取、结合及排泄功能降低,因而血中的非结合胆红素增加。未受损的肝细胞仍能将非结合胆红素转变为结合胆红素。此时形成的结合胆红素一部分仍经毛细胆管从胆道排泄,一部分经已损害或坏死的肝细胞返流血中;亦可因肝细胞肿胀、汇管区渗出性病变与水肿以及小胆管内的胆栓形成,使胆汁排泄受阻而返流进入血循环中,致血中结合胆红素增加而出现黄疸。

(三) 阻塞性黄疸

1. 肝内阻塞　由淤胆型病毒性肝炎、原发性胆汁性肝硬化、药物性黄疸所致。

2. 肝外阻塞　由肝外胆管的炎症水肿、瘢痕形成、蛔虫、结石、肿瘤等所致。

由于胆管阻塞,阻塞上方的压力升高,胆管扩张,最后导致胆小管与毛细胆管破裂,胆汁中的胆红素返流入血中。

二、临床表现

(一) 溶血性黄疸

1. 黄疸颜色　一般黄疸为轻度,呈浅柠檬色。

2. 急性溶血　症状常严重,表现为寒战、高热、头痛、呕吐等,并有不同程度的贫血貌和血红蛋白尿(尿呈酱油色或浓茶色),严重者可有急性肾功能衰竭。

3. 慢性溶血　多为先天性,多呈轻度黄疸,常有脾肿大与不同程度的贫血。

（二）肝细胞性黄疸

1. 黄疸颜色　皮肤、黏膜浅黄至深黄色。

2. 肝病本身表现　急性肝炎所致者,常有乏力、倦怠、食欲不振、肝区疼痛等症状,肝脏肿大,有明显压痛;慢性肝炎的肝脏质地中等硬,压痛多不明显;肝硬化患者多较瘦,皮肤黝黑,可有蜘蛛痣,肝脏可不大,但质偏硬,且常无压痛,脾也肿大,晚期常有腹水;肝癌引起者,肝区疼痛明显,肝脏肿大,质硬,表面凹凸不平,可有蜘蛛痣,消瘦,晚期可呈恶病质。

（三）阻塞性黄疸

1. 黄疸情况　皮肤呈暗黄色,如完全阻塞者颜色更深,甚至呈黄绿色。结石性黄疸常呈波动性;癌性梗阻呈进行性黄疸,但壶腹癌则可因癌肿溃疡而使黄疸有短暂的减轻。

2. 胆盐血症的表现　因血中胆酸盐增高刺激皮肤感觉神经末梢,引起皮肤瘙痒。刺激迷走神经,可使心率减慢。

3. 粪便特点　梗阻越完全,粪色越淡,完全梗阻时可呈白陶土色。

评估要点

主要通过对黄疸的观察和询问与黄疸有关的疾病史,结合实验室检查资料进行评估,对黄疸的病因及类型做出判断。

（一）健康史

了解有无溶血性疾病、肝脏疾病、胆道疾病等病史;有无与肝炎患者的密切接触史;近期有无使用血制品及某些药物、有无与毒物接触史;有无食用蚕豆史。注意询问发病的缓急、持续时间、是否进行性加重(黄疸持续性时间短且反复出现多为胆石症,进行性加重提示肝癌、胰头癌,病程长持续不退者见于胆汁性肝硬化)、有无皮肤瘙痒、尿及粪便颜色、伴随症状,过去有无类似发作史。

（二）身体评估

1. 皮肤　注意黄染的部位及程度,有无肝掌、蜘蛛痣、出血点、腹壁静脉曲张等。

2. 腹部检查　有无腹水,有无包块,肝脏大小、质地,有无压痛、反跳痛、腹肌紧张等。

知识链接1 ···

真性黄疸与假性黄疸的鉴别:假性黄疸即血清胆红素浓度正常而出现的皮肤黄染者。常由于:①服用大量阿的平引起皮肤黄染。多累及身体暴露部位的皮肤,一般巩膜不黄,停药后逐渐消退。②进食过多含胡萝卜素之食物如胡萝卜、南瓜、橘子等,是皮肤黄染。黄染常累及手掌、足底、前额及鼻根皮肤。以上黄染与血清胆红素增加引起的皮肤、巩膜黄染(即真性黄疸)不同,故称为假性黄疸。"肤黄眼不黄"是其与真性黄疸的鉴别要点。

（三）伴随症状

寒战、高热、酱油色尿警惕急性溶血;食欲不振、恶心、呕吐、乏力、倦怠、肝区疼痛等症状,考虑病毒性肝炎;体重减轻和恶液质多见于癌症;皮肤瘙痒、心率减慢、白陶土样便见于阻塞性黄疸;黄疸伴胆囊肿大,见于急性胆囊炎、胰头癌、壶腹部癌;伴脾脏肿大见于肝硬化、先天性溶血性黄疸。

（四）辅助检查

血清胆红素值及尿胆红素、尿胆原检查见表3-10-1;血清转氨酶测定;影像学等检查。

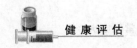

表3-10-1　黄疸实验室检查

黄疸类型	总胆红素	血清		尿	
		结合胆红素	非结合胆红素	尿胆红素	尿胆原
溶血性黄疸	增高	正常	明显增高	（－）	＋＋
肝细胞性黄疸	增高	增高	增高	＋	＋
阻塞性黄疸	增高	明显增高	正常	＋＋	（－）

相关护理诊断

有皮肤完整性受损的危险　与皮肤瘙痒有关。

知识链接2 ···

1. 胆红素的来源　体内的胆红素主要来源于血红蛋白。正常人每日由衰老的红细胞破坏生成的胆红素占总胆红素的80%～85%。另外的胆红素来源于骨髓幼稚红细胞的血红蛋白和肝中含有亚铁血红素的蛋白质（如过氧化氢酶、过氧化物酶及细胞色素酶与肌红蛋白等），占总胆红素的15%～20%。

2. 胆红素在血液中的运输　上述形成的胆红素称为游离胆红素或非结合胆红素。非结合胆红素与血清白蛋白结合，不能溶于水，不能从肾小球滤出，故尿液中不出现非结合胆红素。

3. 胆红素的摄取　非结合胆红素通过血循环运至肝脏后，与白蛋白分离并被肝细胞摄取，由胞浆载体蛋白所携带，并转运到光面内质网内的微粒体部分。

4. 胆红素的结合　非结合胆红素在肝细胞内通过丙酸羧基的酯化转变为单葡萄糖醛酸酯和双葡萄糖醛酸酯，其中双酯占85%。因非结合胆红素在酯化过程中已与葡萄糖醛酸结合，故又称结合胆红素。结合胆红素为水溶性，可通过肾小球滤过从尿中排出。

5. 胆红素的排泄　结合胆红素从肝细胞排出，经高尔基复合体运至毛细血管微突、胆管而排入肠道。在肠道，由肠道细菌的脱氢作用还原为尿胆原，尿胆原大部分氧化为尿胆素从粪便排出称粪胆素；小部分在肠内被吸收，经肝门静脉回到肝内，回到肝内的大部分尿胆原再转变为结合胆红素，又随胆汁排入肠内，形成所谓"胆红素的肠肝循环"。被吸收回肝的小部分尿胆原，经体循环由肾脏排出体外即尿胆素。

情景反馈 ··

1. 思考情景一中病人可能出现的临床表现及相关护理诊断。
2. 思考情景二中病人黄疸的原因、类型及相关护理诊断。

（杨玉琴）

第十一节　意识障碍

临床情景 ··

情景一：某女性病人，13岁，在路边行走时突然尖叫一声跌倒在地，意识丧失，全身抽搐，眼球上翻，瞳孔散大，牙关紧闭。如此反复发作性意识丧失已3年。

情景二：某男性病人，62岁，突然出现剧烈头痛、呕吐、右侧肢体无力，继之意识障碍，呼之不醒，角膜反射存在。有高血压病史30余年。入院诊断为脑出血。

情景分析 ··

正常人意识清晰，即思维合理，反应敏锐精确，语言表达能力正常。意识障碍是多种原因引起的一种严重的脑功能紊乱，是人对自身状态和周围环境的识别和觉察能力出现障碍。任何原因造成的大脑皮质、皮质下结构、脑干网状上行激活系统等部位的损害或功能抑制,均可出现意识障碍。

理论讲述

一、病因

引起意识障碍的常见病因可分为颅内疾病和全身性疾病(颅外疾病)两大类。

(一)颅内疾病

1. 脑血管疾病　脑出血、脑梗死、暂时性脑缺血发作等。
2. 颅内占位性病变　原发性或转移性颅内肿瘤、脑脓肿、脑肉芽肿、脑寄生虫等。
3. 颅脑外伤　颅骨骨折、硬膜外血肿、脑震荡、脑挫裂伤等。
4. 癫痫　原发性癫痫、继发性癫痫。
5. 颅内感染性疾病　各种脑炎、脑膜炎、颅内静脉窦感染等。

(二)全身性疾病

1. 全身严重感染　败血症、中毒性肺炎、中毒性痢疾、伤寒等。
2. 心血管疾病　严重休克、高血压脑病、高血压危象、重度主动脉瓣狭窄、阿-斯综合征等。
3. 内分泌与代谢障碍　肝性脑病、尿毒症脑病、糖尿病高渗性昏迷、低血糖昏迷、酮症酸中毒、甲状腺危象等。
4. 中毒性疾病　一氧化碳、安眠药、有机磷农药、酒精等中毒。
5. 物理性因素　电击、淹溺、中暑等。

知识链接 1 ···

意识的内容包括"觉醒状态"及"意识内容与行为"。觉醒状态有赖于所谓"开关"系统—脑干网状结构上行激活系统的完整,意识内容与行为有赖于大脑皮质的高级神经活动的完整。当脑干网状结构上行激活系统抑制或两侧大脑皮质广泛性损害时,使觉醒状态减弱,意识内容减少或改变,即可造成意识障碍。

颅内病变可直接或间接损害大脑皮质及网状结构上行激活系统,如大脑广泛急性炎症、幕上占位性病变造成钩回疝压迫脑干和脑干出血等,均可造成严重意识障碍。

颅外疾病主要通过影响神经递质和脑的能量代谢而影响意识。如颅外病变所引起的缺血缺氧,可致脑水肿、脑疝形成,或使兴奋性神经介质去甲肾上腺素合成减少或停止,均可间接影响脑干网状结构上行激活系统或大脑皮质;肝脏疾病时的肝功能不全,代谢过程中的苯乙胺等不能完全被解毒,形成假神经介质(苯乙醇胺),取代了去甲肾上腺素(竞争性抑制),从而发生肝昏迷;各种酸中毒情况下,突触后膜敏感性极度降低,亦可致不同程度的意识障碍;低血糖时由于脑部能量供应降低及干扰了能量代谢,可致低血糖性昏迷等。

二、临床表现

(一)以觉醒度改变为主的意识障碍

意识障碍因程度不同分为以下几类:

1. 嗜睡　是最轻的意识障碍。病理性嗜睡患者陷入持续的睡眠状态,但能被轻刺激或言语所唤醒,醒后能正确回答和做出各种反应,但回答缓慢,反应迟钝,对自己及周围环境漠不关心,当刺激去除后很快又入睡。

2. 意识模糊　是较嗜睡为深的一种意识障碍。患者能保持简单的精神活动,但对时间、地点、人物的定向能力发生障碍,思维和语言不连贯,不能完成简单的计算,记忆力下降。还有一种以兴奋为主的意识模糊,称为谵妄,表现为定向力丧失,感觉错乱,躁动不安、胡言乱语,可伴有错觉和幻觉,常发生于急性感

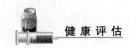

染性疾病的发热极期、酒精中毒、代谢障碍（如肝性脑病）等。

3. 昏睡 是接近于人事不省的意识状态。患者处于沉睡状态,不易唤醒。在强烈刺激下（如压迫眶上神经、摇动身体等）虽可被唤醒,但很快又入睡。醒时无表情,答话含糊不清或答非所问。

4. 昏迷 是严重的意识障碍,为大脑皮层和皮层下网状结构处于高度抑制的一种状态。表现为意识丧失,运动、感觉和反射等功能障碍,给予任何刺激均不能使病人觉醒。按其程度可区分 3 个阶段。

（1）轻度昏迷:意识大部分丧失,无自主运动,对声、光刺激无反应,对疼痛刺激尚可出现痛苦的表情或肢体退缩等防御反应。角膜反射、瞳孔对光反射、眼球运动、吞咽反射等生理反射尚存在。

（2）中度昏迷:对周围事物及各种刺激均无反应,对剧烈刺激可出现防御反射。角膜反射减弱,瞳孔对光反射迟钝。眼球无转动。

（3）深度昏迷:全身肌肉松弛,对各种刺激全无反应。深、浅反射均消失。

（二）特殊类型的意识障碍

1. 去大脑皮质状态 是大脑皮质受到严重的广泛损害,功能丧失,而大脑皮质下及脑干功能仍然保存在一种特殊状态。有觉醒和睡眠周期。觉醒时睁开眼睛,各种生理反射如瞳孔对光反射、角膜反射、吞咽反射、咳嗽反射存在,喂之能吃,貌似清醒,但缺乏意识活动,故有"瞪目昏迷"、"醒状昏迷"之称。

2. 无动性缄默症 病人能注视检查者及周围的人,貌似觉醒,但不能言语,四肢不能活动,大、小便失禁,肌肉松弛,出现不典型去脑强直姿势,对外界刺激无反应。主要见于脑干上部或丘脑的网状激活系统受损,而大脑半球及其传出通路无病变。

评估要点

通过询问有关病史、意识障碍发生经过和护理体检进行评估。

（一）健康史

对昏迷病人的病史常需要向其同事、邻居及亲属或其他知情者询问。

应着重了解过去的健康状况,有无高血压、心脏病、肝脏疾病、肾脏疾病、糖尿病、癫痫等疾病史,有无畏寒、发热等感染性疾病,有无毒物、药物等接触史;了解病人意识障碍发生时所处的环境、精神状态等及有无类似发作状况;意识障碍发生的缓急（突然发生多为急性感染、脑血管疾病,某些意外如电击、中毒、颅脑外伤;逐渐发生见于尿毒症、肝性脑病等）。

（二）身体评估

除一般评估外,应注意:

1. 生命体征 呼吸减慢、不规则或出现潮式呼吸,可能是见于颅内压增高或脑部疾病所致。呼吸过慢常为吗啡、巴比妥药物中毒;发热伴呼吸急促多为急性感染性疾病;深而稍微加快的呼吸见于糖尿病或尿毒症等所致的代谢性酸中毒;鼾声呼吸伴瘫痪侧面肌如风帆状随呼吸而起落,提示脑出血。

2. 瞳孔 注意大小、对光反应、是否两侧等大等圆。双眼向病灶侧注视,见于脑出血、额叶肿瘤等;两侧瞳孔呈"针尖样"缩小并有交叉性瘫痪,中枢性高热,见于脑桥出血。

3. 皮肤、黏膜 黄疸可能是肝脏疾病,发绀要考虑心、肺功能不全,樱桃红色是一氧化碳中毒特征性表现,细菌性感染皮肤可有出血点。

4. 心血管 注意心率、节律、杂音、心脏大小、心音强弱等。

5. 神经系统 有无瘫痪、病理征及脑膜刺激征。

6. 对刺激的反应性 以判断意识障碍的程度。

（三）伴随症状

1. 意识障碍伴发热 先发热后有意识改变,见于急性感染性疾病,如病毒性脑炎、流行性脑脊髓膜炎、伤寒、中毒性肺炎、中毒性痢疾等。先有意识障碍后出现发热,见于脑出血、蛛网膜下隙出血等。

2. 意识障碍伴瞳孔改变 瞳孔散大见于癫痫、低血糖昏迷、颠茄类药物及酒精中毒等。瞳孔缩小见于吗啡、有机磷、巴比妥类药物中毒。双侧瞳孔不等大,一侧散大,见于蛛网膜下隙出血、颅内血肿、脑水肿等。

3. 意识障碍伴血压改变 血压增高见于脑出血、高血压脑病、肾炎、颅内压增高等,血压降低见于休克。

4. 意识障碍伴心动过缓 见于颅内压增高、缓慢性心律失常。

5. 意识障碍伴脑膜刺激征 见于脑膜炎、蛛网膜下隙出血。

6. 意识障碍伴有锥体束征 见于脑出血、脑疝等。

(四)辅助检查

血常规、血生化、脑脊液、心电图、脑 CT、磁共振等检查。

相关护理诊断

1. 急性意识障碍 与脑功能障碍有关。

2. 有皮肤完整性受损的危险 与意识丧失导致活动障碍有关。

3. 有感染的危险 与昏迷有关。

4. 有受伤的危险 与意识障碍有关。

5. 潜在并发症 脑疝。

知识链接 2 ··

脑疝是颅内压增高的晚期并发症。颅内压不断增高,其自动调节机制失代偿,部分脑组织从压力较高向压力低的地方移位,通过正常生理孔道而疝出,压迫脑干和相邻的重要血管和神经,出现特有的临床表现并危及生命。

情景反馈 ··

1. 思考情景一中病人可能出现的临床表现及相关护理诊断。

2. 思考情景二中病人意识障碍程度及相关护理诊断。

(杨玉琴)

第四章 心理评估及社会评估

◉学习目标
  1. 掌握心理评估、社会评估的评估要点和方法。
  2. 熟悉心理评估、社会评估的主要内容。

第一节 心理评估

临床情景 ···
情景一:某男性病人,25岁,工作3个月,工作压力大,最近容易紧张和着急,难以入睡,常做噩梦。

情景二:某女性病人,21岁,因失恋而常常哭泣,情绪低迷,感到生活没有意义。

情景分析 ···
人具有生物和社会双重属性,不但有生理健康的需求,而且有心理、社会、文化等方面的需求。1989年,世界卫生组织(WHO)提出的四维健康观,使健康概念已由过去的单纯生理方面转变到包括生理、心理、社会和道德4个方面。

心理评估指采用各种方法收集个体信息,全面、系统、客观地描述某一心理现象的过程。

其目的是解释人存在某种行为或现象的原因,识别病人的心理危机,为制订心理干预措施提供依据。

理论讲述

一、心理评估方法

心理评估方法很多,常用的有以下几种。

(一)观察法

指有目的、有计划地对被评估对象进行系统考察、记录,获取资料,并做出评定和判断的方法。包括自然观察和实验观察。

1. 自然观察　指在自然条件下,对个体表现出的心理现象的外部活动进行观察的方法。其特点是可观察的范围广、内容多,信息量大。但观察者要具备较深刻的洞察力、判断力,能正确进行信息筛选和分析。

2. 实验观察　指在特殊的实验环境下,观察受试者对某种特定刺激的反应。其特点是需预先设计,所获取的结果具有较高的可比性和科学性。但其客观性可能在一定程度上受人为因素影响。自然观察比实验观察更适合护理心理评估。

(二)交谈法

分为正式交谈和非正式交谈。

1. 正式交谈 指依照事先通知对方预定的问题,有目的、有计划、有步骤地交谈为正式交谈法。

2. 非正式交谈 日常生活或工作中两人间的自然交谈为非正式交谈法。

（三）心理测试法

是常用的心理评估手段之一,包括心理测量和评定量表。

1. 心理测量 指在标准情形下,用统一的测量手段测试个体对测量项目所做出的反应。

2. 评定量表 是运用一套预先标准化的测试量表来测量个体的某种心理品质的方法。

（四）医学检测法

包括体格检查和实验室检查,目的是为心理评估提供辅助的客观资料,以验证已获取信息的真实性和准确性。

二、心理评估内容

评估要点

评估个体疾病发展中的心理过程,包括自我观念、认知、情绪、情感等;评估个体的个性心理特征,包括能力、性格等;评估个体的压力源、压力反应及其应对方式;评估个体心理因素对疾病的影响,包括心理因素对健康的保护与损害作用。

一、个体疾病发展中的心理过程评估

（一）自我概念评估

1. 定义 自我概念又称自我意识,是个体通过对自身的内在、外在特征和他人对自己反应的感知与体验,而形成的对自我的认识与评价。包括自我认识、自我体验、自我调控。

2. 内容 自我概念包括身体自我（即外表）、社会自我（社会认同）、精神自我（自我认同）、自尊四方面内容。

（1）身体自我:是个体对自己身体外形及身体功能的认识与评价,是自我概念主要组成部分,如高、矮、胖、瘦、强壮、柔弱等。

（2）社会自我:是个体对自己的社会人口特征的认识与评价,如性别、年龄、职业及社会地位等。

（3）精神自我:是个体对自己的能力、性格、道德水平等的认识与判断,如我很能干、我很敬业等。

（4）自尊:是指人们尊重自己、维护自己的尊严和人格,重视自己,不容他人任意歧视、侮辱的一种心理意识和情感体验。

3. 方法

（1）会谈法:适用于身体自我、社会自我、精神自我、自尊的评估。是评估者和被评估者面对面的语言交流。通过会谈获取被评估者的基础资料,如姓名、年龄、职业、文化程度、家庭状况等;被评估者对自己处理工作和日常生活问题能力的认识等。

（2）观察法:通过观察受试者外表是否整洁、穿着打扮是否得体,身体有无明显缺陷,面部表情如何,与他人交谈时有无目光交流、言行是否一致,手势、身体姿势的变化,语调、语速、声音的变化,获取受试者的客观资料。

（3）投射法:是指被评估者在无戒心和顾虑的情况下,不自觉地表露或展示其从内心深处透射出来的心理活动。通过专业分析了解被评估者的真实动机和态度。投射法克服了交谈与观察法的缺点。

（4）量表法:对被评估者自尊的更深入评估。常用的量表有 Sear 自我概念 48 项目量表、Rosenberg 自尊量表等。每个量表有其特定的范围,应酌情选用。如 Rosenberg 自尊量表（表4-1-1）,该量表 10 个条目,有非常同意、同意（A）、不同意（D）、很不同意（SD）。凡选有 * 号的答案表示自尊低下。

表 4-1-1　Rosenberg 自尊量表

1. 总的来说,我对自己很满意	非常同意	A	D *	SD *
2. 有时,我觉得自己一点都不好	非常同意 *	A *	D	SD
3. 我觉得我有不少优点	非常同意	A	D *	SD *
4. 我和绝大多数人一样能干	非常同意	A	D *	SD *
5. 我觉得我没有什么值得骄傲的	非常同意 *	A *	D	SD
6. 有时,我真觉得自己没用	非常同意 *	A *	D	SD
7. 我觉得我是个有价值的人	非常同意	A	D *	SD *
8. 我能多点自尊就好了	非常同意 *	A *	D	SD
9. 无论如何我都觉得自己是个失败者	非常同意 *	A *	D	SD
10. 我总以积极的态度看待自己	非常同意	A	D *	SD *

（二）认知评估

1. 定义　认知是对作用于人的感觉器官的外界事物进行信息加工的过程,是在过去经验和对有关线索分析的基础上形成的对信息的认识、理解、分析、判断、归纳、演绎的过程。

2. 内容　认知活动包括思维、语言和定向 3 个方面。

（1）思维能力评估:思维是人脑对客观事物间接的概括的反映。思维能力评估包括抽象思维能力、洞察力、判断力 3 方面的评估。

（2）语言能力评估:语言和思维密切相关,共同反映人的认知水平。临床上通过让被评估者陈述病史、读报纸、书写、命名等,检测其语言表达能力和对文字符号的理解能力。可作为护士选择护患沟通方式的依据。语言障碍的类型分失语、构音障碍两类。① 失语:由于脑部损伤使原有的语言能力受损或丧失的一种语言障碍综合征,表现为语言的表达和理解能力障碍。② 构音障碍:由于发音的肌肉麻痹、肌张力异常以及运动不协调等,产生发音、发声、共鸣、韵律等言语的控制障碍。其特点是发音不清但用词正确。

（3）定向能力评估:是个体对现实的感觉,对过去、现在、将来的洞察及对自我存在的意识。包括时间、地点、空间和人物定向。失去定向力的人不能将自己与时间、地点联系起来。一般首先丧失的是时间定向力,而后是地点、空间和人物定向力。

（三）情绪和情感评估

1. 定义　个体对客观事物的态度体验,人的需求是否得到满足的反映称为情绪和情感,分为积极和消极两种。需求获得满足就会产生积极的情绪和情感,反之,则产生消极的情绪和情感。

2. 内容　情绪和情感包括基本情绪情感,与他人、接近事物、自我评价等有关的情绪和情感。

（1）基本情绪和情感:包括焦虑、恐惧、抑郁、愤怒、悲哀、喜悦、紧张、痛苦、绝望等。

（2）与他人、接近事物、自我评价等有关的情绪和情感:① 与他人有关的情感体验:分为肯定和否定两种,爱和恨是肯定和否定情感的极端。② 与接近事物有关的情绪和情感:包括惊奇、兴趣、轻视、厌恶。如兴趣和厌恶分别是有接近事物倾向或远离事物倾向的情绪体验。③ 与自我评价有关的情绪和情感:包括犹豫、自卑和自信。对这 3 种情绪进行评价时易产生自我不太肯定、自我否定、自我肯定的情绪,具有较强的社会性。

（3）情绪和情感的区别与联系:① 两者的区别:情感是人们特有的与社会性需求满足与否相联系的稳定而持久的人类心理活动,常以内在体验的形式存在。而情绪是不稳定的和暂时性的与生理性需求满足与否有关的心理活动过程,有明显的冲动性和外在表现。情绪发展在先、情感体验产生在后。② 两者的联系:情感是在情绪稳定的基础上建立发展起来的,情绪发生过程中常含有情感的因素。情感的尺度决定着情绪表现的力度,情感的性质决定在一定情境下情绪的表现形式。

3. 方法

(1) 交谈法:通过交谈收集有关情绪、情感的主观资料。

(2) 观察法:通过观察和测量病人血压、体温、呼吸、脉搏,了解其病情、食欲及睡眠状态等的变化。

(3) 量表评定法:选用情绪和情感形容词量表、抑郁状态自评量表、焦虑状态自评量表等。情绪和情感形容词量表(表 4-1-2)列出了意思相反的 12 对形容词,被测试者可从表内每一组形容词中选出符合其目前情绪与情感的词,并给予相应得分。总分在 84 分以上,提示情绪和情感积极;反之,提示情绪和情感消极。本表是评估情绪和情感较为客观的方法,适合不能用语言表达自己情绪和情感者或对自己的情绪和情感定位不明者。

表 4-1-2　情绪和情感形容词量表

	1	2	3	4	5	6	7	
变化的								稳定的
举棋不定的								自信的
沮丧的								高兴的
孤立的								合群的
混乱的								有条理的
漠不关心的								关切的
冷淡的								热情的
被动的								主动的
淡漠的								有兴趣的
孤僻的								友好的
不适的								适应的
神经质的								冷静的

抑郁情绪可用抑郁状态自评量表(表 4-1-3)进行测量评估,表中每个项目评分方法按 1、2、3、4(负性陈述)或 4、3、2、1(正性陈述)4 级评分。评定完后将 20 项评分相加,得总分,然后乘以 1.25,取其整数部分,即得到标准总分。正常标准总分值 50 分以下,50~59 分为轻度抑郁,60~69 分为中度抑郁,70~79 分为重度抑郁。

表 4-1-3　抑郁状态自评量表

	偶尔	有时	经常	持续
	1	2	3	4
1. 你感到情绪沮丧、郁闷吗				
2. 你要哭或想哭吗				
3. 你早晨醒来心情好吗				
4. 你入睡困难吗? 经常早醒吗				

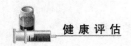

	偶尔	有时	经常	持续
	1	2	3	4
5. 你最近饭量减少了吗				
6. 你最近体重减轻了吗				
7. 你是否对异性感兴趣				
8. 你的排便习惯有何改变？常为便秘烦恼吗				
9. 你感到心跳很厉害吗				
10. 你容易感到疲劳吗				
11. 你是不是总感到无法平静				
12. 你是否感到你做事的动作越来越慢了				
13. 你是否感到思路混乱无法思考				
14. 你是否感到内心空荡荡的				
15. 你对未来充满希望吗				
16. 你是否感到难以做出决定				
17. 你容易发脾气吗				
18. 你对以往感兴趣的事还感兴趣吗				
19. 你是否感到自己仍是有用之才				
20. 你是否有轻生厌世的念头				

焦虑情绪可用焦虑状态自评量表进行评估(表4-1-4)。表中每个项目评分方法按1、2、3、4(负性陈述)或4、3、2、1(正性陈述)4级评分。评定完后将20项评分相加,得总分,然后乘以1.25,取其整数部分,即得到标准总分。正常标准总分值50分以下,50~59分为轻度焦虑,60~69分为中度焦虑,70~79分为重度焦虑。

表4-1-4　焦虑状态自评量表

	偶尔	有时	经常	持续
	1	2	3	4
1. 你觉得最近比平常容易紧张、着急吗				
2. 你无缘无故地感到害怕吗				
3. 你是否感到心烦意乱或觉得惊慌				
4. 你是否有将要发疯的感觉				
5. 你是否感到不如意或觉得其他糟糕的事将发生在你身上				
6. 你是否感到自己发抖				

续　表

	偶尔	有时	经常	持续
	1	2	3	4

7. 你是否常感头痛、胃疼

8. 你是否常感到疲乏无力

9. 你是否发现自己无法静坐

10. 你是否常感到心跳得很厉害

11. 你是否常感到头晕

12. 你是否有过晕厥或觉得要晕倒似的

13. 你是否感到气不够用

14. 你是否四肢或唇周麻木

15. 你是否感到心里难受、想吐

16. 你是否常常要小便

17. 你手心是否容易出汗

18. 你是否感到脸红发烫

19. 你是否感到无法入睡

20. 你是否常做噩梦

二、个体的个性心理特征评估

人们的个性心理特征包括能力、性格两个方面。

（一）能力

1. 定义　是指人们成功完成某种活动所必需的个性心理特征,包括个体的实际能力和个体的潜在能力。

2. 内容　能力分为一般能力和特殊能力,前者指个体从事各种活动所必备的基本能力,即智力,如观察力、注意力、记忆力、想象力等;后者指个体从事某种专业活动应具备的能力,如绘画能力、写作能力。

（二）性格

1. 定义　是指个体对客观现实的态度和在习惯化了的行为方式中表现出来的较稳定的、有核心意义的个性心理特征。

2. 内容　现代心理学家将性格分为功能类型、内外倾向型、独立型和依存型等。

3. 方法　个性的评估应着重于被评估者的一般能力,尤其是认知能力的评估,性格为个性评估的重点,应鉴定出被评估者属哪种性格类型。可用以下方法:① 交谈法。② 观察法。③ 作品分析法。

三、压力与压力应对评估

（一）压力

是指内外环境中的各种刺激作用于机体时产生的非特异性反应。

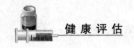

（二）压力源

是指使机体产生压力反应的来源。根据来源不同可分为生理性的、心理性的、环境的、社会文化的。

（三）压力反应

是指压力源作用于机体而产生的非特异性反应，包括生理、情绪、认知和行为等方面的反应。

（四）压力应对

1. 定义　是指当个体面临应激环境或遭遇生活事件时，为平衡自身状态所做出的认知和行为努力的过程。

2. 内容

（1）心理防御机制：是个体在应对心理压力、挫折或适应环境时潜意识采用的一种心理策略。恰当的使用有一定的精神保护作用。常见有合理化机制、转移机制、否认机制、抑制机制、投射机制、退行机制、升华机制、幻想机制、反向机制、选择性忽视机制等。

（2）常用的应对方式：有情感和问题两大方式。压力所致的情感问题用情感式应对方式，问题式应对方式常用于处理导致压力的情景本身，压力应对方式见表4-1-5。

表 4-1-5　压力应对方式表

情感式应对方式	问题式应对方式
希望事情会变好	努力控制局面
进食，吸烟，嚼口香糖	进一步分析研究所面临的问题
祈祷	寻求处理问题的其他办法
紧张	客观地看待问题
担心	尝试并寻求解决问题的最后方法
向朋友或家人寻求安慰或帮助	回想以往解决问题的办法
独处	试图从情境中发现新的意义
一笑了之	将问题解决
置之不理	设立解决问题的具体目标
幻想	接受现实
做最坏的打算	与相同处境的人商议解决问题的方法
疯狂，大喊大叫	努力改变当前情形
睡一觉，认为第二天事情就会变好	能做什么就做些什么
不担心，任何事情到头来终会有好结果	让他人处理这件事
回避	
干些体力活	
将注意力转移至他人或他处	
饮酒	
认为事情已经无望而听之任之	
认为自己命该如此而顺从	
埋怨他人	
沉思	
用药	

（五）评估方法

1. 压力源的评估　交谈法、评定量表测验法。

2. 压力反应评估　观察和判断被评估者的生理反应、认知反应、情绪反应。

3. 应对方式的评估　交谈法、评定量表测验法。以下罗列了人们常用的 40 种压力应对方式(表 4-1-6)。

表 4-1-6　应对方式量表

应对方式	从不	偶尔	有时	经常	总是
1. 担心					
2. 哭泣					
3. 干体力活					
4. 相信事情会变好					
5. 一笑了之					
6. 寻求其他解决问题的办法					
7. 从事情中学会更多东西					
8. 祈祷					
9. 努力控制局面					
10. 紧张,有些神经质					
11. 客观、全面地看待问题					
12. 寻求解决问题的最佳办法					
13. 向家人、朋友寻求安慰或帮助					
14. 独处					
15. 回想以往解决问题的办法并分析是否仍有用					
16. 吃食物,如瓜子、口香糖					
17. 努力从事情中发现新的含义					
18. 将问题暂时放一边					
19. 将问题化解					
20. 幻想					
21. 设立解决问题的具体目标					
22. 做最坏的打算					
23. 接受事实					
24. 疯狂,大喊大叫					
25. 与相同处境的人商讨解决问题的办法					
26. 睡一觉,相信第二天事情就会变好					
27. 不担心,凡事终会有好结果					
28. 主动寻求改变处境的方式					

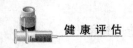

应对方式	从不	偶尔	有时	经常	总是
29. 回避					
30. 能做什么就做些什么,即使并无效果					
31. 让其他人来处理这件事					
32. 将注意力转移至他人或他处					
33. 饮酒					
34. 认为事情无望而听之任之					
35. 认为自己命该如此而顺从					
36. 埋怨他人使你陷入此困境					
37. 静思					
38. 服用药物					
39. 绝望,放弃					
40. 吸烟					

相关护理诊断

1. 焦虑　与工作压力过大有关。
2. 自尊紊乱　与社会支持障碍有关。
3. 睡眠型态紊乱　与情绪低落有关等。

知识链接 ....

思维能力评估包括抽象思维能力、洞察力、判断力三方面的评估。① 抽象思维能力:抽象思维是以记忆、注意、概念、理解、判断和推理的形式反映事物的本质特征和内部联系的精神现象。记忆是所经历过的事在人脑中的反映,分短时和长时记忆;注意是心理活动对一定对象的指向和集中,分无意注意和有意注意,前者是没有预定目的、不需做意志努力的注意,后者需做一定努力并受意识的调节与支配,是人们生活、学习、工作中不可或缺的认知能力之一;概念是人脑反映客观事物本质特性的思维形式,通过抽象、概括地把握事物的本质特征,将一类事物相联系就形成了事物的概念;理解是观察被评估者能否正确理解和执行指令;推理是由已知判断推出新判断的思维过程,包括归纳和推理两种形式。归纳是由个别现象到一般原理的推理,而演绎则相反。② 洞察力:是识别与理解客观事物真实性的能力。可让被评估者对周围环境描述,观察其洞察力。③ 判断力:是指个体比较和客观评价事物及其相互关系并做出判断的能力。判断力受个体的情绪、智力、受教育水平、社会经济状况、文化背景等影响。

情景反馈 ....

1. 思考情景一中病人可能出现的临床表现及相关护理诊断。
2. 思考情景二中病人可能出现的临床表现及相关护理诊断。

第二节　社会评估

临床情景 ....

情景一:某女性病人,45 岁,因乳房肿块入院手术,儿子即将高考,最近难以入睡,要求及早回家。

情景二:某男性病人,73 岁,因孩子都在外地工作,自己生病住院,老伴身体健康状况不佳,老人感到力不从心,焦急。

情景分析 ··

社会评估是医学模式转变后新增的护理评估内容,包括角色适应评估、文化评估、家庭评估、环境评估等。

社会评估方法很多,常用的有观察法、交谈法、量表评定法、实地观察和抽查检查法。

理论讲述

角色与角色适应不良的社会评估内容如下。

1. 定义

(1)角色:是指社会对处于某种特定社会位置的个体所规定的行为标准和行为期望。

(2)角色适应不良:当个体的角色表现与角色期望不够协调或无法达到角色期望的要求时,可出现角色适应不良。

2. 内容　角色的形成包括角色认知和角色表现两个阶段。① 角色认知:个体认识自己和他人的身份、地位的过程。② 角色表现:个体为达到自己所认识的角色要求而采取行动的过程。

3. 方法　角色功能的评估可以通过观察法、交谈法进行收集资料。

评估要点

(一)角色适应评估

1. 角色模糊　当人体对角色期望不明确;不知道该如何承担此角色而造成不适应的反应时称为角色模糊。

2. 角色冲突　人们突然来到新的环境,难以适应环境变化而发生的心理反应与行为矛盾称为角色冲突。

3. 角色负荷过重　对个体的角色期望过高称角色负荷过重。

4. 角色负荷不足　对个体的角色朗望过低而不能发挥其能力时为角色负荷不足。

5. 角色匹配不当　当个体的自我概念、自我价值观或自我能力与其角色不符合时称为角色匹配不当。

(二)文化评估

1. 定义　文化是一个社会及其成员所特有的物质和精神文明的总和。包括知识、艺术、思想意识、宗教信仰、道德规范、信念、习俗、法律等。

2. 内容

(1)文化要素:文化的核心因素包括习俗、信念和信仰、价值观。① 习俗:是历代传承、久积而成的风尚。是人们在物质文化生活上的共同喜好、习尚和禁忌。② 信念和信仰:信念是自己认可、确信的看法。信仰是人们对某种事物或主义、思想的极度尊崇与信服,并把它作为自己的精神寄托和行为准则。个体对健康和疾病所持的信念可直接影响健康方式和就医行为。信仰不同,精神健康表现方式不同。③ 价值观:人们在长期社会化过程中通过后天学习而形成的共同的观点、看法与准则,是信念、态度和行为的基础。

(2)文化休克:文化休克是指人们生活在陌生文化环境中所产生的迷惑与失落的经历。文化休克分为迷茫期、清醒期和适应期。① 迷茫期:当患者刚入院时,面对医院新的环境和陌生的医护人员以及检查、治疗、医学术语等感到迷茫。② 清醒期:患者开始对自身疾病的治疗转为担忧,出现焦虑、恐惧、沮丧、失眠、食欲下降、绝望等反应。③ 适应期:经过调整,患者开始从生理、心理、精神上适应医院环境。

3. 方法　文化评估可以通过观察法、交谈法进行收集资料。

(三)家庭评估

1. 定义　家庭是基于婚姻、血缘或收养关系而形成的社会共同体。家庭至少应有两个及两个以上的成员,组成家庭的成员应该共同生活,有较密切的经济和情感交往。

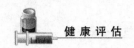

2. 内容 家庭评估包括家庭成员基本资料、家庭类型、家庭生活周期、家庭结构和功能、家庭资源以及家庭压力等方面的评估。① 家庭成员基本资料:包括家庭成员的姓名、性别、年龄、教育、职业、健康史,尤其是家族遗传病史等。② 家庭类型:分为核心家庭、主干家庭、联合家庭等。③ 家庭生活周期:指从新婚到有婴幼儿、有学龄前儿童、有学龄儿童、有青少年、有孩子离家创业、空巢期、老年期。④ 家庭结构和功能:指家庭成员间相互关系和相互作用的性质,包括权利结构、角色结构、沟通方式和世界观4个方面。⑤ 家庭资源:是家庭为维持其基本功能,应付各种生活事件所需的财力、物力、精神与信息等方面的支持。⑥ 家庭压力:指引起家庭生活发生重大改变,造成家庭功能失衡的各种因素,如失业、疾病、残疾、离异,丧偶、赌博、吸毒等。

3. 方法 常用交谈法和量表评定法。

(四) 环境评估

1. 定义 是指人类赖以生存、发展的社会与物质条件的综合体,包括人体的内环境和外环境。人的内心世界和人体的各个组织系统构成了人体的内环境,人的外部环境分为物理环境和社会环境。

2. 内容

(1) 物理环境评估:评估自然环境中的物理、化学、生物因素对机体健康的影响。如大气污染,水污染和各种物理性、化学性、生物性,医源性损伤因素等。只有消除和控制各种环境的有害因素,才能保护人类健康,预防疾病的发生。

(2) 社会环境评估:社会环境评估涉及政治、经济、文化、教育、法律,以及社会关系和社会支持、生活方式等多方面内容。如通过交谈和观察,了解被评估者的经济状况、受教育水乎,是否有吸烟、酗酒等不良生活方式以及人际关系信息等,可以发现病人有无角色适应不良,是否具备卫生健康知识,习惯和爱好以及行为生活方式是否合理,人际关系是否融洽等。

环境评估在健康评估中具有重要的作用,通过环境评估了解现存的或潜在的环境危险因素,制订干预措施消除不利的因素,促进健康。

3. 方法 常用交谈法和观察法、实地考察、取样检测等方法。

相关护理诊断

1. 照顾者角色障碍 与年纪大、身体状况不佳有关。

2. 角色紊乱 与家庭具体情况有关。

3. 娱乐活动缺乏 与长期发热、代谢率增高、摄入不足、生病卧床有关。

知识链接 ···

角色可分为基本角色(第一角色)、一般角色(第二角色)和独立角色(第三角色)三类。

1. 基本角色 基本角色决定个体的主体行为,是由年龄、性别所赋予的角色,如儿童、妇女、老人等。

2. 一般角色 一般角色是人们在所处的社会环境中为完成特定任务,由所处的社会情形和职业所确定的角色,如父母角色、教育者角色等。

3. 独立角色 为完成某些暂时性任务而临时承担的角色称独立角色。独立角色可自由选择,如护理学会会员。有时独立角色不能自由选择,如患者角色。

情景反馈 ···

1. 思考情景一中病人可能出现的心理问题及相关护理诊断。

2. 思考情景二中病人可能出现的社会问题及相关护理诊断。

(田建丽)

第五章 身体评估

◎学习目标

◎学习目标
　　1. 熟悉身体评估的目的及注意事项。
　　2. 掌握身体评估中的视、触、叩、听技能,并进行规范操作。
　　3. 掌握身体评估的基本内容与临床意义。
　　4. 学会结合临床病例、理论知识、评估结果,进行逻辑分析。
　　5. 在评估过程中,具有关心、体贴病人和认真负责的态度。

第一节　身体评估的基本方法

临床情景

　　某男性病人,25 岁,诉昨日上午起突发寒战、高热,今晨起又出现咳嗽、气急。前天曾淋过雨。身体评估:体温 39.6 ℃,呼吸 108 次/分,脉搏 32 次/分,血压 100/60 mmHg。意识清楚、急性病面容,鼻翼扇动,口唇微绀。右下胸呼吸运动减弱,语颤增强,叩诊音较浊,可听到细湿啰音,以肺炎收入住院。

情景分析

　　身体评估(即护理体检)是护士运用自己的感官(眼、耳、鼻、手)或借助简单的辅助工具(如体温表、听诊器、叩诊锤等),对评估对象做细致的观察和检查,以了解机体健康状况的最基本的评估方法。通过身体评估,全面了解患者的健康状况,以结合健康史等资料,及时发现需要护士解决的病人现存的健康问题和潜在的健康问题,确定护理诊断,为制订护理计划提供依据。

理论讲述

一、身体评估的目的

　　身体评估与医疗体检的方法虽然一样,但是由于医生和护士所负职责的不同,目的也有所区别。医疗体检的目的在于结合病史做出医疗诊断,而身体评估的目的是:① 进一步验证健康史采集中所获得的有临床意义的主观资料。② 通过身体评估,发现患者存在的体征,为确定护理诊断提供客观依据。③ 借助于身体评估,可以对护理效果做出比较客观的评价。

二、身体评估的注意事项

　　在进行身体评估时,应注意以下几点。

　　1. 护士要关心体贴、尊重患者　态度和蔼、衣帽整洁、举止端庄,具有高度的责任感和良好的医德风尚。

　　2. 身体评估一般于采集健康史后开始　评估前向患者做自我介绍,说明来意、评估的目的与要求,争取患者的充分配合。

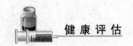

3. 评估时的环境　诊室要安静,室内温暖,光线适当,被评估的部位要充分暴露。

4. 评估应按照一定顺序进行　先做一般状态评估,然后评估皮肤、黏膜、淋巴结、头、颈、胸、腹、脊柱、四肢、肛门、生殖器及神经系统,以免遗漏。

5. 抢救优先　若患者病情危重,在做重点必要的检查后,先配合医生积极抢救,待病情好转后,再做补充检查。

6. 随时复查　患者的病情是不断变化的,护士应随时复查以发现新的体征,以利于修改或补充评估结果。

评估要点

身体评估的基本方法有 5 种,即视诊、触诊、叩诊、听诊、嗅诊。

1. 视诊　是运用视觉观察被评估者全身或局部状态的评估方法,也是护士观察病情的一种基本和重要的方法。

(1) 视诊内容:① 全身一般状态观察,如年龄、发育与营养、意识状态、面容与表情、体位、步态与姿势等。② 局部视诊,可了解病人身体各部分的改变,如皮肤、黏膜、舌苔、头颈、胸廓、腹形、四肢、肌肉、骨骼、关节外形等。但对特殊部位(如眼底、呼吸道、消化道等)则需用某些仪器(如眼底镜、内镜等)帮助检查。

(2) 注意事项:① 被观察部位一定要充分暴露。② 最好是在间接自然光线下进行,因在灯光下不易辨认出黄疸或轻度的紫绀、皮疹及出血点。③ 观察包块、心尖搏动时用侧面光线观察比较清晰。

2. 触诊　是护士用手触摸或轻压被评估者身体可被触及的部位,通过手的感觉进行判断的一种诊法。触诊在临床上使用的范围很广,尤以腹部触诊最常用。触诊除进一步验证视诊所见,尚能补充视觉检查所不能确定或不能发现的体征,如温度、湿度、摩擦感、震颤,以及包块的位置、大小、表面性质、硬度、压痛等。手的感觉以指腹和掌指关节部掌面的皮肤最为敏感,因此触诊时多用这两个部位。临床上可分为浅部触诊法与深部触诊法。

(1) 浅部触诊法:用一手轻轻放在被检查的部位,利用掌指关节和腕关节的协同动作,轻柔地进行滑动触摸。浅部触诊适用于体表浅在病变、关节、软组织,浅部的动脉、静脉、神经,阴囊和精索等。浅部触诊一般不应引起病人的痛苦,也不致引起肌肉紧张,因此更有利于评估腹部有无压痛、抵抗感、搏动、包块和某些肿大脏器等。

(2) 深部触诊法:评估时用一手或两手重叠,由浅入深,逐渐加压以达深部。深部触诊主要用以察觉腹腔病变和脏器情况,根据评估目的和手法的不同又可分为以下几种:① 深部滑行触诊法:评估时嘱病人张口平静呼吸,或与病人谈话以转移其注意力,尽量使腹肌松弛。护士同时以并拢的二、三、四指末端逐渐触向腹腔的脏器或包块,在被触及的脏器或包块上做上、下、左、右的滑动触摸。如为肠管或索条状包块,则需做与长轴相垂直方向的滑动触诊。这种触诊法常用于腹腔深部包块和胃肠病变的评估。② 双手触诊法:评估者将左手置于被评估脏器或包块的后部,并将被评估部位推向右手方向,这样除可起固定作用外,同时又可使被评估脏器或包块更接近体表以利于右手触诊。此法多用于肝、脾、肾和腹腔肿物的评估。③ 深压触诊法:以一、二个手指逐渐深压,用以探测腹腔深在病变的部位或确定腹腔压痛点,如阑尾压痛点、胆囊压痛点等。在评估反跳痛时,即在深压的基础上迅速将手抬起,若患者感觉疼痛加重或面部出现痛苦表情,即反跳痛。④ 冲击触诊法:又称浮沉触诊法。评估时以三、四个并拢的手指,取 70°～90°角,置放于腹壁相应的部位,做数次急速而较有力的冲击动作,在冲击时即会出现腹腔内脏器在指端浮沉的感觉。这种方法一般只用于大量腹水时肝、脾难以触及者。因急速冲击可使腹水在脏器表面暂时移去,脏器随之浮起,故指端易于触及肿大的肝、脾或腹腔包块。冲击触诊会使患者感到不适,操作时应避免用力过猛。

（3）注意事项：① 帮助患者采取合适的体位。一般采用仰卧位，患者两腿屈曲，双臂置于体侧，腹肌放松，让患者做腹式呼吸，易于评估肝脾、肾脏，也可采取左或右侧卧位。腹腔内肿物评估时有时采取肘膝位。② 手的不同部位触觉的敏感性不同，以手指指尖和掌指关节的掌面最为敏感，触诊时多用这两个部位。对于温度的分辨则以手背较为敏感。③ 触诊时护士站在患者的右侧，面向患者。剪短指甲。手要温暖、轻柔，避免引起患者精神和肌肉紧张，致使不能很好配合而影响评估效果。④ 一般多自下而上，先浅后深，由轻到重，先健侧后患侧。做下腹部触诊时，可根据需要嘱患者排除大小便，以免将充盈的膀胱误认为腹腔包块。⑤ 触诊过程中，边触边注意手下感觉，随时观察其面部表情有无痛苦，结合解剖部位，易于辨别病变性质。

3. 叩诊　是用手指叩击或以手掌拍击身体体表某部，使之震动而产生声响，根据震动和声响的特点来判断被评估部位的脏器状态有无异常。主要用于胸部和腹部评估。

（1）叩诊方法：因叩诊的部位不同，病人须采取相应的体位。如叩诊胸部时取坐位或卧位；叩诊腹部时常取仰卧位；如腹水量很少或确定是否存在时，可嘱病人取肘膝位。由于叩诊的手法与目的不同，又分间接与直接叩诊两种。

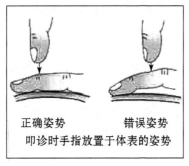
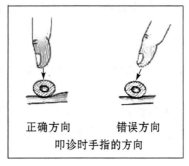

正确姿势　错误姿势
叩诊时手指放置于体表的姿势

正确方向　错误方向
叩诊时手指的方向

图 5-1-1　间接叩诊手指姿势

1）间接叩诊法：是临床上主要的叩诊方法。护士左手中指第二指节紧贴平放于叩诊部位，勿加重压，以免影响被叩组织的振动，其他手指稍抬起，勿与体表接触；右手指自然弯曲，以中指指端叩击左手中指第二指骨的前端，叩击方向应与叩诊部位的体表垂直（图 5-1-1）。叩诊时应以腕关节与指掌关节的活动为主，避免肘关节及肩关节参加运动。叩击动作要灵活、短促、富有弹性。叩击后右手应立即抬起，以免影响音响的振幅与频率。叩击力量要均匀一致，间隔相等，要有节律性，使产生的声响一致。一个部位每次只需连续叩击2～3下，如未能获得明确印象，可再连续叩击2～3下，不间断地连续叩击反而不利于对叩诊音的分辨。

2）直接叩诊法：用右手中间三指的掌面直接拍击被评估部位，借拍击的反响和指下的震动感来判断病变情况。此法主要适用于胸部或腹部面积较广泛的病变，如大量胸水、腹水、气胸及大面积肺实变等。

（2）叩诊音：被叩击部位产生的音响。因被叩击部位组织器官的密度、弹性、含气量以及与体表的距离不同可产生不同的音响。根据音响的强弱、频率等将正常和病理性叩诊音分为清音、浊音、实音、鼓音和过清音5种。

1）清音：是一种音调较低、音响较强、振动持续时间较长、音响不甚一致的非乐性音，是正常肺部的叩诊音。提示肺组织的弹性、含气量、致密度正常。

2）浊音：是一种音调较高、音响较弱、振动持续时间较短的非乐性叩诊音。当叩击被少量含气组织覆盖的实质脏器时产生。除音响外，扳指所感到的振动亦弱。如叩击心或肝被肺的边缘所覆盖的部分，或在病理状态下如肺炎（肺组织含气量减少）所表现的叩诊音。

3）实音：亦称重浊音或绝对浊音。音调较浊音更高、音响更弱、振动持续时间更短的非乐音，当叩击肌肉、实质脏器如心或肝时即为实音。在病理状态下，见于大量胸腔积液或肺实变等。

4）鼓音：是一种和谐的乐音，如同击鼓声，与清音相比音响更强，振动持续时间也较长，在叩击含有大量气体的空腔器官时出现。正常见于左下胸的胃泡区及腹部。病理情况下见于肺内空洞、气胸、气腹等。

5）过清音：是属于鼓音范畴的一种变音，介于鼓音与清音之间。与清音相比音调较低，音响较强。临床上常见于肺组织含气量增多、弹性减弱时，如肺气肿。

（3）注意事项：

1）叩诊时护士的手要温暖，并嘱患者充分暴露评估部位，肌肉放松。环境要安静。

2）根据病变的性质，可采取坐位或仰卧位。叩诊时要注意左右、上下及前后对比。注意对称部位音响的异同。

3）叩诊时防止肘关节和肩关节参加活动，叩诊力度适中、均匀。

4. 听诊　是护士直接用耳或借助于听诊器听取体内脏器所产生的声音是否正常的一种评估方法。听诊是心、肺评估的重要方法。常用以听取肺部的正常与病理呼吸音，心脏的心音、杂音及心律失常等。

（1）听诊方法：

1）直接听诊法：护士用耳廓直接贴在被评估者的体表上进行听诊，目前只有在某些紧急情况下无听诊器时才采用。

2）间接听诊法：借用听诊器进行听诊的方法。此法方便，使用范围广，对脏器运动的声音可起放大作用，除能对心、肺、腹部进行听诊外，还可听取血管音、皮下气肿音、肌束颤动音、关节活动音、骨折面摩擦音等。

（2）听诊器：通常应用的听诊器由耳件、体件及软管三部分组成（图5-1-2）。体件有两种类型：一是钟型，适用于听取低调声音，如二尖瓣狭窄的隆隆样舒张期杂音。一种是膜型，这种类型的听诊器适于听高调的声音，如主动脉瓣关闭不全的杂音等。

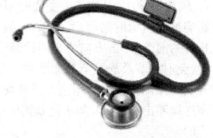

（3）注意事项：

1）听诊时环境要安静、温暖、避风。寒冷季节应先将听诊器的体件温暖后再接触患者体表。寒冷可引起病人肌束颤动，出现附加音，影响听诊效果。

2）评估时采取适当的体位，评估部位应充分暴露，以利听诊。

图5-1-2　听诊器模式图

3）选择合适的听诊器。听诊前应注意耳件方向是否正确，管腔是否通畅；体件要紧贴于被评估部位，避免与皮肤摩擦而产生附加音。

4）听诊时注意力要集中，听诊心脏时要摒除呼吸音的干扰，听诊肺部时也要排除心音的干扰。

5. 嗅诊　以嗅觉辨别发自患者体表、呼吸道、胃肠道或呕吐物、排泄物等的异常气味来判断疾病性质和变化的一种评估方法。

（1）嗅诊方法：护士评估时可用手将气味扇向自己的鼻部，然后仔细判断气味的特点与性质。

（2）临床上常见的异常气味：

1）汗液：酸性汗液多见于长期服用解热镇痛药者；脚臭味见于多汗或脚癣合并感染者。

2）脓液：一般脓液有腥臭味，如恶臭味考虑有气性坏疽或厌氧菌感染可能。

3）呼吸气味：烂苹果味见于糖尿病酮症酸中毒；肝腥味见于肝性脑病；呼刺激性大蒜味见于有机磷农

药中毒;尿臭味见于尿毒症。

　　4）痰液:恶臭味提示可能为厌氧菌感染,多见于支气管扩张、肺脓肿;血腥味见于大量咯血。

　　5）呕吐物:强烈的酸味或有腐败食物气味,见于幽门梗阻;呈粪臭味者见于肠梗阻。

　　6）尿液:有浓烈的氨味见于膀胱炎;大蒜味见于大量吃蒜者或有机磷农药中毒。

　　7）粪便:细菌性痢疾大便有腥臭味;阿米巴痢疾大便有肝腥味;消化不良或胰腺功能障碍者的大便有腐败性臭味。

情景反馈

1. 思考情景中病人出现的临床表现及相关护理诊断。
2. 思考情景中对病人身体评估所运用的评估方法。

（杨玉琴）

第二节　一般状态评估

临床情景

情景:某女性病人,60 岁,有胃溃疡病史 10 余年。两小时前突然呕血 900 ml 左右,即急诊入院。身体评估:神志清楚、面色苍白,体温 36.8 ℃,脉搏 118 次/分,呼吸 25 次/分,血压 75/50 mmHg,四肢湿冷。

情景分析

生命体征是用来判断病人病情轻重和危急程度的指征,主要有体温、脉搏、呼吸、血压、心率、瞳孔和角膜反射等。生命四大体征包括体温、脉搏、呼吸、血压,医学上称为四大体征。它们是维持机体正常活动的支柱,缺一不可,不论哪项异常都会导致严重或致命的疾病。同时某些疾病也可引起这四大体征的变化。因此,如何判断它们的正常和异常,已成为每个护士的必备知识和技术。

理论讲述

一般状态评估是对被评估者全身状况的概括性的观察,以视诊为主,配合触诊或借助体温表、血压计等进行评估。评估内容包括性别、年龄、生命征、发育与体形、营养状态、意识状态、面容与表情、体位、步态等。

一、性别

生殖器和第二性征的发育情况是判断性别的主要依据。正常人的性征很明显,性别不难判断。正常男性受雄激素影响出现睾丸、阴茎发育,腋毛多、阴毛呈菱形分布,声音低而洪亮,皮脂腺分泌增多。女性受雌激素和雄激素的影响,如受雌激素的影响出现乳房、阴道、子宫及卵巢的发育;受雄激素影响而出现大阴唇与阴蒂的发育,腋毛与阴毛生长。

当患有某些疾病或性染色体异常时,会使性征发生改变。疾病的发生与性别有一定的关系,某些疾病可引起性征改变。

1. 性别与某些疾病的发生率有关　如甲状腺疾病与系统性红斑狼疮以女性多见,而甲型血友病仅见于男性。

2. 某些疾病对性征的影响　如肾上腺皮质肿瘤或长期使用肾上腺皮质激素者,可出现女性患者男性化;而肝硬化、肾上腺皮质肿瘤及某些支气管肺癌患者,可出现男性乳房女性化和第二性征的改变,如皮肤、毛发、脂肪的分布及声音等改变。

3. 性染色体异常对性别和性征的影响　性染色体数目和结构异常可致两性畸形。

二、年龄

随着年龄的增长,机体将经历生长发育、成熟、衰老等一系列改变。年龄与疾病的发生及预后有密切

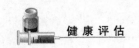

关系。如佝偻病、麻疹、百日咳、白喉等多发生于幼儿与儿童;结核病、风湿热多发生于青少年;高血压病、冠心病等见于中、老年人。

年龄大小一般通过问诊得知,如患者昏迷、死亡或有意隐瞒年龄,则需通过评估皮肤的弹性与光泽、肌肉的状态、毛发的色泽与分布、皮肤皱纹、牙齿状态等进行大致判断。

三、生命征

生命征是评价生命活动存在与否及其质量的重要征象,包括体温、脉搏、呼吸、血压。

(一)体温

体温异常变化是很多疾病常见的表现。测量体温客观地反映患者体温高低和变化规律,对某些疾病的观察和判断有重要的参考价值。

1. 测量方法

(1)口腔测量法:适用于成人,清醒、合作状态下,无口鼻疾患者。将消毒过的体温计放于患者舌下(舌系带两侧),嘱患者紧闭口唇,勿用牙咬,5分钟后取出,用消毒纱布擦净,看明度数并记录结果。将体温计甩至35℃以下,放回容器内。

(2)腋下测温法:解开上衣,擦干腋窝汗液,将体温计水银端放在腋窝深处并紧贴皮肤,嘱患者屈臂过胸夹紧体温计,10分钟后取出用消毒纱布擦净,看清度数并做好记录。

(3)直肠测量法:患者侧卧、俯卧或屈膝仰卧位,露出臀部,将肛表水银端涂润滑油,轻轻插入肛门3~4 cm。3分钟后取出,擦净并看明度数并做好记录。用卫生纸为患者擦净肛门,协助采取舒适的卧位。

2. 正常值 正常人24小时内体温稍有波动,一般相差不超过1℃。生理情况下,早晨略低,下午稍高;运动或进食后稍高;老年人体温略低;妇女在月经期前或妊娠早期体温略高。正常参考范围:口测法36.3~37.2℃,肛测法36.5~37.7℃,腋测法36~37℃。

3. 临床意义 体温超过正常为发热,体温低于正常为体温过低。临床意义详见本书第三章第一节内容。

(二)脉搏

1. 测量方法 评估脉搏时,主要触诊浅表动脉,最常用桡动脉。评估时协助患者采取舒适的姿势,手臂轻松置于床上或者桌面。护士以食、中、无名指(三指并拢),指端轻于桡动脉处,力度适中,以清楚触到搏动为宜,一般患者可以测量30秒,并将所测得数值乘2即为每分钟的脉搏数。异常脉搏(如心血管疾病、危重病人等)应测1分钟。当脉搏细弱而触不清时,可用听诊器听心率1分钟代替触诊。测后记录结果。

2. 正常值 正常成人脉率为60~100次/分。

3. 临床意义 临床意义详见本书第五章第五节内容。

(三)呼吸

1. 测量方法 观察患者的胸腹部,一起一伏为一次呼吸。测量30秒,并将所测得数值乘2即为每分钟的呼吸次数。危重患者呼吸不易观察时,用少许棉絮置于患者鼻孔前,观察棉花吹动情况,计数1分钟。

2. 正常参考值 静息状态下,正常成人呼吸频率为16~18次/分,呼吸与脉搏之比为1:4。

3. 临床意义

(1)呼吸频率异常:

1)呼吸过速:成人呼吸超过20次/分,见于发热、哮喘、心力衰竭、贫血、疼痛等。一般情况下体温每升高 1 ℃,呼吸频率约增加 4 次/分。

2)呼吸过缓:成人呼吸低于 12 次/分,见于颅内压增高、镇静剂或麻醉剂过量等。

（2）呼吸深度异常:

1）呼吸深快:见于剧烈运动、情绪激动、过度紧张,糖尿病酮症酸中毒和尿毒症酸中毒可出现深长而快的呼吸,又称 Kussmaul 呼吸(库什摩呼吸)。

2）呼吸浅快:见于肥胖、呼吸肌麻痹、严重腹胀、大量腹水、肺炎、胸膜炎、胸腔积液、气胸等。

（3）呼吸节律异常:

1）潮式呼吸,又称 Cheyne-Stokes 呼吸(陈-施呼吸):呼吸由浅慢逐渐变为深快,再由深快变为浅慢,甚至停 5～30 秒钟,然后再由浅慢加强,如此反复。提示中枢性呼吸衰竭,偶见于脑动脉硬化的老年人深睡时。

2）间停呼吸,又称 Biots 呼吸(毕奥呼吸):表现为呼吸几次后,突然停止,间隔一段短的时间后,又开始呼吸,周而复始地间断呼吸。可见于颅内压增高、药物所致的呼吸抑制,脑损伤(延髓水平)常于临终前发生。

（四）血压

1. 测量方法　参阅《护理学基础》相关内容。

2. 正常范围　参阅《护理学基础》相关内容。

3. 血压异常的临床意义

（1）高血压:在安静、清醒的条件下用标准测量方法,至少 3 次非同日血压的收缩压达到或超过 140 mmHg 和(或)舒张压达到或超过 90 mmHg 者,方为高血压。高血压绝大多数原因不明,称原发性高血压;继发性的血压增高称为高血压症,常见于肾血管疾病、肾炎、肾上腺皮质或髓质肿瘤、颅内压增高等。

（2）低血压:舒张压低于 60 mmHg,收缩压低于 90 mmHg。常见于休克、心肌梗死、心功能不全、肾上腺皮质功能减退等情况。

（3）脉压差异常:正常成人脉压为 30～40 mmHg。脉压超过 40 mmHg 为脉压增大,见于主动脉瓣关闭不全、原发性高血压、主动脉粥样硬化、甲状腺功能亢进、严重贫血等;脉压低于 30 mmHg 为脉压减小,见于低血压、心包积液、缩窄性心包炎、严重二尖瓣狭窄、主动脉瓣狭窄、重度心功能不全等。

四、发育与体形

（一）发育

发育是否正常,应以年龄、智力、体格成长变化状态(包括身高、体重、肌肉和脂肪量、肢体长短、头颈和躯干形态及第二性征)及其相互间的关系来综合判断。一般判断成人发育正常的指标为:① 头长约为身高的 1/7。② 两上肢水平展开的指间距离约等于身高。③ 坐高等于下肢的长度。④ 胸围约等于身高的一半。⑤ 坐高等于下肢的长度。

临床上发育异常主要见于内分泌疾病与营养不良等。常见的异常体形有以下几种。

1. 巨人症　在发育成熟前,腺垂体功能亢进,导致体格异常高大,称为巨人症。

2. 垂体性侏儒症　在发育成熟前,若腺垂体功能减退时,可导致体格异常矮小,称为垂体性侏儒症。

3. 呆小症　甲状腺和性腺对生长发育均有明显关系,如患有先天性甲状腺功能低下,则表现身材矮小,智力低下,称为呆小症。

4. 佝偻病　幼年时期长期营养不良可影响发育,如维生素 D 缺乏时,可致佝偻病。

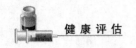

维生素D对人体血清钙的维持至关重要。其主要作用在于：① 促进肠道对钙的吸收。② 促进钙在骨内的沉积、钙与蛋白结合。③ 减少肾脏钙的排泄。一般来说，正常人维生素D是不会缺乏的，因为皮下的7-脱氢胆固醇在紫外线的照射下，可直接变为维生素 D_3，随后在肝脏中储存，在25-羟化酶的作用下，生成25-羟胆固化醇。25-羟胆固化醇与一种特殊的转运球蛋白结合，到肾脏进一步羟化，变成1,25-二羟化胆固化醇，发挥其生理作用。钙对维生素D的代谢也有影响。低血钙时，1,25-二羟胆固化醇合成加速；高血钙时，1,25-二羟化胆固醇合成减慢，以维持血钙的平衡。

（二）体形

体形是身体各部发育的外观表现，包括骨骼、肌肉的成长与脂肪分布状态等。临床上成人体形有3种。

1. 无力型（瘦长型）：体高肌瘦，颈、躯干、四肢细长，肩窄下垂，胸廓扁平，腹上角小于90度。可见于正常人，也可见于结核病、恶性肿瘤等慢性消耗性疾病。

2. 超力型（矮胖型）：体格粗壮，颈、四肢粗短，肌肉发达，肩宽平，胸廓宽阔，腹上角大于90度。除见于正常人外，还见于某些高血压病。

3. 正力型（匀称型）：身高与体重比例适中，躯干、四肢及身体各部分匀称。正常人多为此型。

五、营养状态

营养状态是根据皮肤、毛发、皮下脂肪、肌肉的发育情况进行评估的。最简便、迅速的方法是观察皮下脂肪充实的程度，最适宜的部位为前臂内侧或上臂背侧下1/3处。

（一）营养状态分级

通常分良好、不良、中等三个等级。

1. 良好　精神饱满，皮肤黏膜红润，皮下脂肪丰满有弹性，肌肉结实，毛发、指甲润泽，肋间隙及锁骨上窝平坦，肩胛部和臀部肌肉丰满。

2. 不良　表情疲惫，毛发稀少易脱落，皮肤干燥无光泽，弹性减低，皮下脂肪菲薄，肌肉松弛无力。

3. 中等　介于两者之间。

（二）常见的营养状态异常

1. 营养不良　体重低于标准体重的10%为消瘦，极度消瘦者称为恶病质（图5-2-1）。

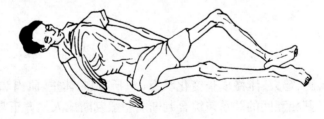

图5-2-1　恶病质

2. 营养过度　体重超过标准体重的20%为肥胖。

六、意识状态

意识是大脑功能活动的综合表现。正常人神志清楚，反应敏锐，思维合理，有表达能力。凡是影响大脑功能活动的疾病都会引起不同程度的意识改变，称为意识障碍。

根据意识障碍程度可分为嗜睡、意识模糊、昏睡及昏迷。临床表现及临床意义详见本书第三章第十一节内容。

七、面容与表情

健康人表情自然,神态舒展。疾病发展到一定程度可以引起人的面容与表情改变,临床常见的典型面容有(图5-2-2):

1. 急性病容　面色潮红,兴奋不安,鼻翼扇动,口唇疱疹,表情痛苦。见于急性感染性疾病,如大叶性肺炎、疟疾、流行性脑脊髓膜炎等。

2. 慢性病容　面容憔悴,面色灰暗或苍白,目光暗淡。见于慢性消耗性疾病,如恶性肿瘤、肝硬化、严重结核病等。

3. 病危面容　面肌瘦削,面色苍白或铅灰,表情淡漠,目光暗晦,眼眶凹陷,鼻骨峭耸。见于大出血、严重休克、脱水、急性腹膜炎等。

4. 肝病面容　面颊瘦削,面色灰褐,额部、鼻背、双颊有褐色色素沉着。见于慢性肝病。

5. 甲状腺功能亢进面容　面容惊愕,眼裂增大,眼球凸出,目光闪烁,表情兴奋。见于甲状腺功能亢进症。

6. 黏液性水肿面容　面色苍黄,颜面浮肿,睑厚面宽,目光呆滞,反应迟钝,眉毛、头发稀疏,舌色淡、肥大。见于甲状腺功能减退症。

7. 二尖瓣面容　面色晦暗,双颊紫红,口唇轻度发绀。见于风湿性心脏病二尖瓣狭窄。

8. 肢端肥大症面容　头颅增大,面部变长,下颌增大,向前突出,眉弓及两颧隆起,唇舌肥厚,耳鼻增大。见于肢端肥大症。

9. 满月面容　面如满月,皮肤发红,常伴痤疮和小须。见于Cushing综合征及长期应用糖皮质激素者。

10. 苦笑面容　发作时牙关紧闭,面肌痉挛,呈苦笑状。见于破伤风。

11. 面具面容　面部呆板,无表情,似面具样,为面部表情肌活动受抑制之故。见于震颤性麻痹、脑炎、脑血管疾病、脑萎缩等。

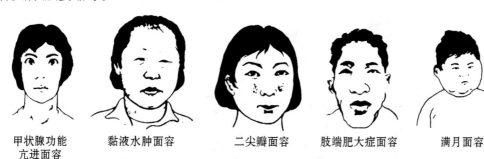

| 甲状腺功能亢进面容 | 黏液水肿面容 | 二尖瓣面容 | 肢端肥大症面容 | 满月面容 |

图5-2-2　常见异常面容

八、体位

体位是指人身体所处的状态。有些疾病可使患者采取不同体位,常见的体位有:

1. 自主体位　身体活动自如,不受限制。见于正常人、轻病或疾病早期患者。

2. 被动体位　患者自己不能随意调整或变换肢体的位置。见于极度衰弱、瘫痪或意识丧失者。

3. 强迫体位　为了减轻痛苦而被迫采取的某种特殊体位。临床上常见的强迫体位有:

(1)强迫仰卧位:常伴有双腿屈曲,以减轻腹部肌肉紧张,见于急性腹膜炎。

(2)强迫侧卧位:胸膜疾病的患者多采取患侧卧位,可限制患侧胸廓活动而减轻疼痛和有利于健侧代偿呼吸。见于一侧胸膜炎和大量胸腔积液的患者。

(3)强迫坐位:又称端坐呼吸,患者坐于床沿,两手撑在膝部或床边(图5-2-3)。这种体位可使膈位置下降,有助于胸廓及辅助呼吸肌运动,使肺通气量增加;使回心血量减少,减轻心脏负担。见于急性左心衰竭、哮喘急性发作及 COPD 急性加重等。

（4）强迫蹲位:患者在走路或其他活动过程中,为了缓解呼吸困难和心悸而采取的蹲踞体位或膝胸位。见于发绀型先天性心脏病。

（5）强迫停立位:在活动时,由于心前区疼痛突然发作,患者立即原位停立,并常用手按抚心前部位,待疼痛缓解、好转后,才离开原位。见于心绞痛。

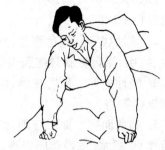

图 5-2-3　端坐呼吸

（6）辗转体位:腹痛发作时,病人坐卧不安,辗转反侧,见于胆石症、胆道蛔虫症、肾绞痛等。

（7）角弓反张位:由于颈及脊背肌肉强直,致使病人头向后仰、背过伸、胸腹前凸,躯干呈弓形。见于破伤风、脑炎及小儿脑膜炎等。

九、步态

步态指人行走时的姿态。健康人躯干端正,动作自如,步态稳健。患某些疾病时,可引起异常的步态。临床上常见的异常步态有:

1. 蹒跚步态　走路时身体左右摇摆似鸭状步态。见于佝偻病、大骨节病、进行性肌营养不良及双侧先天性髋关节脱位等。

2. 醉酒步态　行走时躯干重心不稳,步态紊乱呈醉酒状。见于小脑疾病、酒精及巴比妥中毒。

3. 慌张步态　起步后小步急速趋行,身体前倾,有难以止步之势(图 5-2-4)。见于帕金森病。

4. 共济失调步态　起步时一脚高抬,骤然垂落,双目向下注视,两脚间距较宽,闭目时摇晃不稳,见于脊髓、小脑疾病。

5. 跨阈步态　起步时必须抬高下肢才能行走(图 5-2-4)。见于腓总神经麻痹。

6. 剪刀步态　移步时下肢内收过度,两脚交叉呈剪刀状(图 5-2-4)。见于脑性瘫痪与截瘫患者。

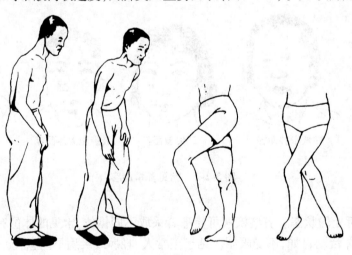

图 5-2-4　慌张、跨阈、剪刀步态

情景反馈 ···

1. 思考临床情景中病人出现的临床表现及相关护理诊断。
2. 思考临床情景中对病人一般状态评估的内容与方法。

（杨玉琴）

第三节 皮肤、淋巴结评估

临床情景 ···

情景一:某男性患儿,8个月,生后人工喂养,未加辅食。身体评估:营养不良,口唇、皮肤苍白,肝、脾、浅表淋巴结增大。患儿活动较少。入院后诊断为营养性缺铁性贫血。

情景二:某女性病人,35岁,因月经量增多、食欲减退4个月伴发热、咽痛1周入院。身体评估:神志清楚,面色苍白,全身多处皮肤淤点、淤斑,肝、脾及全身浅表淋巴结肿大,肿大的淋巴结无压痛、质地中等、可移动。入院后诊断为急性淋巴细胞白血病。

情景分析 ···

营养性缺铁性贫血是由于铁缺乏导致血红蛋白减少而引起的一种贫血。6个月至2岁的婴幼儿多见。铁摄入不足是导致婴儿缺铁的主要原因,其他原因包括铁的储存不足,生长发育快、铁吸收及利用障碍、铁丢失过多等。贫血一般表现为皮肤、黏膜苍白,以口唇、甲床最明显,易疲乏,年长儿可诉无力、头昏等,贫血严重时可有随外造血表现,如肝、脾、淋巴结肿大。

白血病是造血干细胞恶性克隆性疾病,其克隆中的白血病细胞失去进一步分化成熟的能力而停滞在细胞发育的不同阶段。在骨髓和其他造血组织中白血病细胞大量增生积聚并浸润其他器官和组织,同时使正常造血受抑制,临床表现为贫血、出血、感染,以及肝、脾、淋巴结等各器官浸润表现。

理论讲述

一、皮肤

皮肤本身的疾病很多,许多全身性疾病在病程中也可出现皮肤病变。皮肤评估的主要方法为视诊,有时需配合触诊。评估内容主要有颜色、湿度、弹性、皮疹、皮下出血、蜘蛛痣与肝掌、水肿等。

1. 颜色 皮肤的颜色与色素量、毛细血管分布、血液充盈度、皮下脂肪的厚薄等有关。

(1)苍白:由于血红蛋白量减少、末梢毛细血管痉挛或充盈不足所致。以口唇、眼结膜部位较为明显。常见于贫血、寒冷、惊恐、虚脱或休克、主动脉瓣关闭不全等。

(2)发红:由于毛细血管扩张充血、血流加速或红细胞量增多所致。生理情况下见于运动、饮酒、情绪激动;病理情况下见于发热性疾病,如肺炎、肺结核、猩红热等,亦可见于阿托品及一氧化碳中毒等;持久性发红见于肾上腺皮质激素增多及真性红细胞增多症。

(3)发绀:指皮肤、黏膜出现青紫色,主要是由于血液中还原血红蛋白的绝对量超过50 g/L而致,少数因血液中含有异常血红蛋白衍化物而引起,如伯安喹啉、亚硝酸盐中毒引起的高铁血红蛋白血症。较易观察的部位是口唇、舌、耳垂、面颊、肢端及甲床等。严重贫血患者如血红蛋白量少于50 g/L时,即使全部血红蛋白处于还原状态,也不出现发绀。

(4)黄染:表现为皮肤、黏膜呈黄色。详见本书第三章第十节内容。

(5)色素沉着:指全身或部分皮肤色泽加深,是由于表皮基底层的黑色素增多所致。生理情况下,身体外露部位、乳头、生殖器、肛门周围等处皮肤色素较深。如这些部位色泽明显加深或其他部位出现色素沉着时,才有临床意义。见于肾上腺皮质功能减退、肝硬化、肝癌、肢端肥大症、黑热病及某些药物应用等。

(6)色素脱失:表现为全身或部分皮肤色素脱失,色泽变浅。全身皮肤色素脱失见于白化病;部分皮肤色素脱失见于白癜风和可能成为癌前病变的白斑。

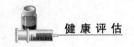

2. 湿度　皮肤的湿度与汗腺分泌功能有关。出汗少者皮肤较干燥,出汗多者皮肤较湿润。常见的湿度异常有:

(1) 多汗:见于甲状腺功能亢进症、佝偻病、风湿病、结核病、布氏杆菌病等。

(2) 少汗及无汗:见于脱水、维生素 A 缺乏症、黏液性水肿、硬皮病、尿毒症等。

(3) 冷汗:见于休克和虚脱者。

(4) 盗汗:表现为夜间睡眠中出汗而醒后汗止者为盗汗,是活动性结核的特征。

3. 弹性　皮肤弹性与年龄、营养状态、皮下脂肪及组织间隙内所含液体量的多少有关。评估皮肤弹性时护士用食指和拇指将皮肤捏起,然后松开。皮肤弹性良好时在手捏过后很快恢复常态,弹性减退时皱褶持久不消,后者常见于消耗性疾病、严重脱水者。

4. 皮疹　除皮肤病外,皮疹亦是全身疾病的一种皮肤表现。评估时应注意其形态色泽、分布部位、发展顺序、表面情况、存在时间及有无自觉症状等。常见皮疹如下:

(1) 斑疹:只有局部皮肤颜色改变而不隆起的皮疹。见于丹毒、多形性红斑、色素斑、白斑,出血斑压之不褪色称紫癜。玫瑰疹是鲜红色圆形斑疹,直径 2~3 cm,压之褪色,多见于上腹部,是伤寒特征性皮疹。

(2) 丘疹:局部发红,为较小实质性隆起皮肤。见于麻疹、猩红热及药疹。

(3) 斑丘疹:在丘疹周围有皮肤发红的底盘为斑丘疹。见于风疹、药疹、猩红热。

(4) 荨麻疹:又称风疹团,高出皮肤,形态不一,大小不等,常伴瘙痒和烧灼感。见于食物或药物过敏。

5. 皮下出血　病理状态下可出现皮肤下出血,常见于外伤、血液系统疾病、重症感染、某些血管损害性疾病、毒物或药物中毒等。根据其直径大小分为以下几种:小于 2 mm 称为出血点;3~5 mm 者称为紫癜;大于 5 mm 称为淤斑;片状出血并伴有皮肤显著隆起称为血肿。

6. 蜘蛛痣与肝掌　蜘蛛痣是皮肤小动脉末端分支扩张所形成的血管痣,形如蜘蛛。评估时可用火柴棒一端压迫中央的红点,其周围辐射状的小血管网随之褪色,去除压迫后又出现。多出现在上腔静脉分布的区域内,如面、颈、前胸、上臂、手背等处。小鱼际、指腹处手指根部皮肤发红,压之褪色称为肝掌。蜘蛛痣与肝掌的出现与肝脏对雌激素的灭活作用减弱有关,见于慢性肝炎及肝硬化。此外,女性在生育年龄或妊娠期间偶见少数蜘蛛痣。

7. 水肿　皮下组织细胞及组织间隙内液体积聚过多时称水肿。一般多观察眼睑、小腿胫骨前、踝部,卧位病人应注意枕部与腰骶部。水肿的类型及程度的判断详见本书第三章第三节内容。

二、浅表淋巴结

淋巴结分布于全身,一般评估只能发现身体各部位浅表淋巴结的变化。正常情况下,浅表淋巴结很小,直径多为 0.2~0.5 cm,质地柔软,表面光滑。无压痛,与毗邻组织无粘连,常呈链状与组群分布,通常不易触及。

1. 评估内容　评估淋巴结时应注意部位、大小与形状、数目与排列、表面特性、质地、有无压痛、活动度、界限是否清楚及局部皮肤有无红肿、瘢痕、瘘管等。

2. 评估方法与顺序　评估方法以触诊为主,辅以视诊。应按一定的顺序进行,以免发生遗漏。一般顺序为耳前、耳后、乳突区、枕骨下区、颌下、颏下、颈前区、颈后三角、锁骨上窝、腋窝、滑车上、腹股沟、腘窝等(图5-3-1)。评估时护士将示、中、环三指并拢,其指腹平放于被评估部位的皮肤上进行滑动触诊。

3. 浅表淋巴结肿大的临床意义

(1) 局部淋巴结肿大常见于:

1) 非特异性淋巴结炎:某些部位的急、慢性炎症,如化脓性扁桃体炎、牙龈炎引起的淋巴结肿大。急性炎症引起的淋巴结肿大常有压痛,表面光滑,无粘连,发病初期质地较软,慢性炎症所致者常疼痛较轻、质地较硬。

2）淋巴结结核:常见颈部淋巴结结核。肿大的淋巴结常发生在颈部血管周围,多发性,质地较硬,大小不等,可互相粘连,或与周围组织粘连。若发生干酪样坏死,可触到波动,破溃可形成瘘管,愈合后形成瘢痕。

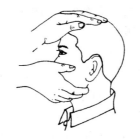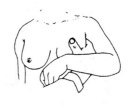

3）转移性淋巴肿结大:恶性肿瘤转移所致的淋巴结肿大,质硬或有橡皮样感,一般无压痛,表面光滑或有突起,与周围组织粘连而不易推动。左锁骨上窝淋巴

图 5-3-1 颌下及腋窝淋巴结评估方法

结肿大,多为腹腔脏器癌肿(胃癌、肝癌、结肠癌等)转移;右锁骨上窝淋巴结肿大,多为胸腔脏器癌肿(肺癌、食管癌等)转移;鼻咽癌易转移到颈部淋巴结;乳腺癌常引起腋下淋巴结肿大。

（2）全身淋巴结肿大:一般认为有两组以上的淋巴结同时肿大为全身性淋巴结肿大。常见于急、慢性淋巴结炎,传染性单核细胞增多症,淋巴瘤,急、慢性白血病等。

情景反馈

1. 思考情景一中病人出现的临床表现及相关护理诊断。
2. 思考情景二中病人淋巴结肿大的特点。

（杨玉琴）

第四节 头、面、颈部评估

临床情景

某女性病人,6 岁,因天气变冷未能及时加衣服,出现畏寒,继之发热。身体评估:神志清楚,急性病面容,体温 40 ℃,呼吸 130 次/分,咽红,扁桃体Ⅱ度肿大,颌下淋巴结肿大,压痛明显,肺部无异常体征。医疗诊断为化脓性扁桃体炎。

情景分析

扁桃体炎是咽部扁桃体发生急性或慢性炎症的一种病症。为儿童时期常见病。扁桃体一般于 4～5 岁后逐渐增大,到 12 岁以后开始逐渐萎缩。正常情况下扁桃体能抵抗进入鼻和咽腔里的细菌,对人体起到保护作用,但是,小儿由于身体抵抗力低,加上受凉感冒,就会使扁桃体抵抗细菌的能力减弱,从而导致口腔、咽部、鼻腔以及外界的细菌侵入扁桃体,并迅速生长繁殖,发生炎症。严重者扁桃体红肿化脓,形成化脓性扁桃体炎。若久治不愈可转成慢性扁桃体炎,甚至引起肾炎、心脏病等。

理论讲述

一、头部评估

（一）头颅

头颅评估主要靠视诊和触诊。评估时应注意大小、外形变化和运动情况。头颅大小以头围来衡量,测量时以软尺自眉间绕到颅后通过枕骨粗隆。正常头围在不同发育时期数值不同。新生儿约为 34 cm,出生后前半年增加 8 cm,后半年增加 3 cm,第二年增加 2 cm,第三、四年内约增加 1.5 cm,到 18 岁时可达 53 cm 或以上,以后即无变化。

1. 头颅畸形 头颅的形状、大小改变可为某些疾病的特征。

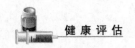

（1）小颅：小儿囟门多在 12~18 个月闭合，如过早闭合呈现小头畸形，常伴智力发育障碍。

（2）巨颅：额、顶、颞、枕部突出膨大呈球形，头皮静脉怒张，颈部静脉充盈，对比之下颜面很小（图 5-4-1）。因颅内压增高，压迫眼球，形成双目下视，巩膜外露的特殊表情，称落日现象，见于脑积水。此外，颅内压增高使颅缝裂开，囟门隆起，触之有波动感。

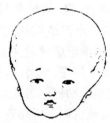

图 5-4-1 巨颅

（3）方颅：前额左右突出，头顶平坦呈方形，前囟门闭合延迟，见于小儿佝偻病或先天性梅毒。

（4）尖颅：又称塔颅，是由于矢状缝与冠状缝过早闭合所致，其特征为头顶部尖突高起似塔状，与颜面比例失常（图 5-4-2）。见于先天性疾患尖颅并指（趾）畸形。

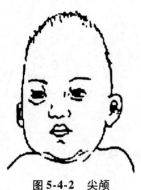

图 5-4-2 尖颅

2. 头部运动异常　头部不随意震动见于震颤麻痹；头部运动受限见于颈椎病；与颈动脉搏动一致的点头运动，见于主动脉瓣关闭不全。

（二）头部器官

头部器官主要包括眼、耳、鼻、口。

1. 眼

（1）眉毛：眉毛和小片头发同时脱落见于梅毒；眉毛外 1/3 脱落或异常稀疏，可见黏液性水肿或麻风病。

（2）眼睑：评估眼睑有无红肿、水肿、淤血、硬结、瘢痕，睑缘有无内、外翻，睫毛生长方向如何，根部有无脓痂、溃疡，双侧睑裂是否对称，闭合功能是否正常等。

1）眼睑水肿：常见于肾炎、肝炎、贫血、血管神经性水肿。

2）眼睑闭合障碍：见于面神经麻痹、严重睑外伤、甲状腺功能亢进、昏迷的病人。

3）眼睑下垂：双侧眼睑下垂见于重症肌无力、先天性眼睑下垂；单侧上眼睑下垂，提示动眼神经麻痹性；如一侧上眼睑下垂，眼球凹陷，瞳孔缩小及同侧面部无汗，称为霍纳（Horner）综合征，是该侧颈部及胸部交感神经节麻痹所致。

（3）结膜：结膜充血发红且伴血管充盈，见于结膜炎、角膜炎；结膜苍白见于贫血。

（4）眼球：正常时两眼直视前方，角膜位于睑裂中央，高低相同。评估时注意眼球的位置、外形、运动、压力等。常见的异常表现有：

1）眼球突起：见于甲状腺功能亢进或眼内占位性病变。

2）眼球内陷：见于严重脱水、眼内压降低。

3）眼球震颤：见于小脑疾病、前庭神经核病变、中耳、内耳疾病。

4）斜视：多由脑炎、脑血管病变、脑肿瘤引起。

5）眼压升高：多见于青光眼。

（5）巩膜：正常呈瓷白色，黄疸时巩膜黄染最明显。中年以后于内眦部可出现不均匀黄色斑块，为脂肪沉着所致。

（6）瞳孔：在一般光线下，正常瞳孔直径在 3~4 mm，等大等圆，对光反射灵敏。病理情况下，瞳孔缩小，见于虹膜炎症、有机磷类农药中毒、药物反应（毛果芸香碱、吗啡、氯丙嗪）等；瞳孔扩大见于外伤、颈交感神经刺激、青光眼绝对期、视神经萎缩、药物影响（阿托品、可卡因）等；双侧瞳孔大小不等，提示有颅内病变，如脑外伤、脑肿瘤、脑疝等；双侧瞳孔散大并伴有对光反射消失为濒死状态的表现。

（7）视力：视力检查包括远视力和近视力。

1）远距离视力表：在距视力表 5 m 处，能看清"1.0"行视标者为正常视力。达不到的，通过凹透镜可矫正者为近视;凸透镜可矫正者为远视。

2)近距离视力表:在距视力表33 cm处,能看清"1.0"行视标者为正常视力。

2. 耳

评估时应注意外耳有无畸形,外耳道是否通畅,有无分泌物、耵聍或堵塞,乳突有无压痛。在耳轮上发现小而硬的白色结节为痛风结节。外耳道如有脓性分泌物伴全身症状见于化脓性中耳炎;有血液或脑脊液,提示颅底骨折;外耳道内局部红肿热痛并有耳廓牵拉痛则为疖肿。若化脓性中耳炎引流不畅时,可蔓延至乳突为乳突炎,严重时可继发耳源性脑膜炎。

3. 鼻

评估时应注意鼻有无畸形及鼻翼扇动,有无脓血分泌物,鼻中隔有否偏曲,副鼻窦有无压痛等。若鼻梁部出现红色斑块,呈蝴蝶状分布见于系统性红斑狼疮。若鼻尖和鼻翼两侧发红并有毛细血管扩张及组织增厚者称为酒糟鼻。鼻梁塌陷者称马鞍鼻,见于外伤或先天性梅毒。鼻翼扇动见于重度呼吸困难,如小儿肺炎。

知识链接 ·······

酒糟鼻又名玫瑰痤疮,英文名 Rosacea,俗称红鼻子或红鼻头。是一种发生于面部中央的慢性皮肤炎症。早期表现为在颜面中部发生弥漫性暗红色斑片,伴发丘疹、脓疱和毛细血管扩张,晚期出现鼻赘。本病常并发脂溢性皮炎。目前大多数学者认为毛囊虫感染是发病的重要因素,但不是唯一的因素,嗜酒、辛辣食物、高温及寒冷刺激、消化功能障碍或内分泌功能失调等也可促发本病。

4. 口部

评估从外往里按顺序是唇、口腔黏膜、齿和齿龈、舌、咽部及扁桃体、喉、口腔气味、腮腺等。

(1)唇:注意唇的颜色,有无疱疹、口角糜烂及歪斜。唇苍白见于贫血、休克;缺氧时唇发绀,见于心肺功能不全;口唇疱疹常见于急性感染性疾病,如大叶性肺炎、感冒、流脑等;口角糜烂见于核黄素缺乏;口角歪斜见于面神经麻痹;唇裂为先天性发育畸形。

(2)咽部及扁桃体:应评估扁桃体的大小、有无红肿及分泌物等。发"啊"音时,压舌后可见软腭、腭垂、扁桃体、咽后壁。

1)扁桃体肿大分三度(图5-4-3):不超过咽腭弓者为Ⅰ度;超过咽腭弓者为Ⅱ度;达到或超过咽后壁中线者为Ⅲ度。

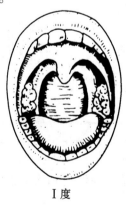 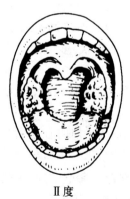 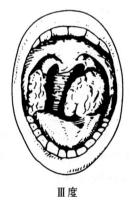

Ⅰ度　　　　　　　　　Ⅱ度　　　　　　　　　Ⅲ度

图5-4-3 扁桃体肿大分度

2)临床意义:咽部黏膜充血、红肿、黏膜腺分泌增多,多为急性咽炎;咽部黏膜充血、表面粗糙,并伴淋巴滤泡,为慢性咽炎。急性扁桃体炎时,尖腺体增大、红肿,在扁桃体隐窝内可见黄白色分泌物。

二、颈部评估

评估应在平静、自然的状态下进行。嘱患者取坐位或仰卧位,解开衣服将整个颈部和肩部暴露。评

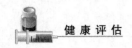

估时手法应轻柔,疑有颈椎疾患时更应注意。

评估内容包括颈部外形、姿势、运动、血管、甲状腺及气管。

1. 颈部外形与运动　正常人颈部直立、两侧对称,颈部伸屈、转动自如。男性甲状软骨较突出。颈部运动受限伴疼痛,见于颈肌扭伤、软组织炎症等;颈强直为脑膜受刺激导致,见于脑膜炎、蛛网膜下隙出血等。

2. 颈部血管

(1) 颈静脉怒张:正常人立位或坐位时不显露颈外静脉,平卧时稍见充盈,但仅限于锁骨上缘至下颌角距离的下 2/3 以内。若取 30°～45° 的半卧位,静脉充盈超过正常,或坐位、立位时可见颈静脉充盈,称颈静脉怒张,提示体循环静脉压增高,见于右心衰竭、缩窄性心包炎、心包积液、上腔静脉阻塞综合征等。

(2) 颈动脉搏动:在静息状态下颈动脉明显搏动,见于高血压、主动脉瓣关闭不全、甲亢、严重贫血等。

(3) 甲状腺:甲状腺在甲状软骨下方及环状软骨两侧,正常时看不到且不易触及(图5-4-4)。甲状腺肿大可分三度:不能看出肿大但能触及者为Ⅰ度;能看到肿大又能触及,但在胸锁乳突肌以内者为Ⅱ度;超过胸锁乳突肌外缘者为Ⅲ度。

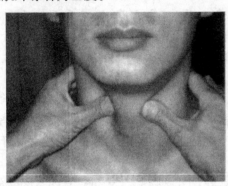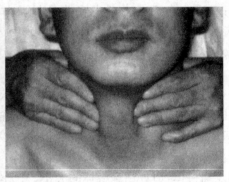

图 5-4-4　甲状腺触诊示意图

甲状腺肿大的常见疾病如下:

1) 甲状腺功能亢进症:肿大的甲状腺质地柔软,触诊时可有震颤,可能听到"嗡鸣"样血管杂音,是血管增多、增粗、血流增速的结果。

2) 单纯性甲状腺肿:呈对称性肿大,质地柔软,多为弥漫性,不伴有甲状腺功能亢进体征。

3) 甲状腺癌:触诊时包块可有结节感,不规则、质硬,多为单发,无压痛。

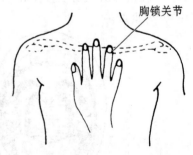

胸锁关节

图 5-4-5　气管触诊示意图

(4) 气管:正常人气管位于颈前正中部。评估时让患者取舒适坐位或仰卧位,使颈部处于自然直立状态。护士面对患者以示指及无名指分别放在左右胸锁关节上,将中指置于胸骨上窝正中处,观察中指是否在示指和无名指中间,以判断气管是否移位(图5-4-5)。若两侧距离不等则提示有气管移位。

根据气管的偏移方向可以判断病变的性质。如大量胸腔积液、积气纵隔肿瘤以及单侧甲状腺肿大可将气管推向健侧,而肺不张、胸膜粘连等可将气管拉向患侧。

情景反馈 ···

1. 思考临床情景中病人出现的临床表现及相关护理诊断。

2. 思考临床情景中病人咽、扁桃体评估方法及扁桃体肿大程度的判断。

(杨玉琴)

第五节 胸 部 评 估

临床情景 ··

情景一：某男性病人，58岁，因反复咳嗽、咳痰20余年，加重伴喘憋5天入院。入院前5天受凉后出现寒战、发冷，伴有咳嗽、黄痰量多，偶有痰中带血丝，无大咯血，测体温最高达37.8℃，逐渐出现喘憋，进行性加重。身体评估：体温36.1℃，脉搏98次/分，呼吸24次/分，血压100/65 mmHg，神志清楚，精神差，端坐位，口唇、甲床发绀，咽充血，双眼睑水肿。双肺呼吸音粗，可闻及广泛干、湿性啰音、痰鸣音。心率98次/分，律齐，各瓣膜听诊区未闻病理性杂音。

情景二：某女性病人，53岁，患风湿性心脏病数年，心悸气短，头晕目眩，活动后症状加重。近2日来发热咳嗽，心悸，气促，不能平卧，下肢水肿而来急诊。身体评估：体温38.7℃，血压95/65 mmHg，神志昏愦，面唇及指端发绀，两肺底湿性啰音，心尖部可听到3级双期杂音，心率128次/分，心律不齐，下肢凹陷性水肿。

情景分析 ··

胸部评估是通过运用视、触、叩、听基本方法对胸部进行细致的观察和检查，发现异常的胸部体征，结合被评估者的临床症状、病史等资料，及时发现患者现存的健康问题和潜在的健康问题，确定护理诊断，为制订护理计划提供依据。

理论讲述

胸部评估的目的是判断胸内脏器的生理、病理状态。评估胸部时，宜在安静、温暖、光线充足的环境中进行，被评估者依据具体情况取坐位或卧位，自上而下，先检查前胸部和侧胸部，再检查背部；按视、触、叩、听的顺序对胸部进行全面而系统的检查。

一、胸部体表标志

胸部的体表标志可以协助检查看确定内部结构的正确位置和发生病变的部位及范围，便于正确描述与记载。胸部体表标志包括骨性标志、人为画线、自然窝陷与分区。熟知胸部的自然标志和人为标志具有十分重要的意义。

（一）骨性标志

1. 胸骨角　由胸骨柄与胸骨体连接处向外突起所形成，又称Louis角。其两端与第二肋软骨相连，可由此开始计数肋骨和肋间隙（图5-5-1）。

2. 剑突　为胸骨体下端的突出部分，呈三角形，其底部与胸骨体相连接（图5-5-1）。

3. 胸骨下角　为前胸下缘由第7~10肋软骨依次相依附而形成肋弓，两侧肋弓与胸骨下端相交之夹角为肋骨下角，又称腹上角。正常70°~110°，因体形不同而有差异，瘦长型较锐，矮胖型者较钝，深吸气时可增宽。其后为肝脏左叶、胃及胰腺的所在区域（图5-5-1）。

4. 肋骨　12对肋骨在背部均与相应胸椎相连，肋骨由后上方向前下方倾斜，其倾斜度上方略小，下方稍大。第1~7对肋骨以软骨直接与胸骨连接，第8~10对肋骨则分别依附在前一对肋骨的软骨上，间接地与胸骨衔接，构成胸廓的骨性支架。第11、12对肋骨的前端游离于腹壁的肌组织内，呈悬浮状态，称浮肋（图5-5-1）。

5. 肋间隙　为两肋骨之间的间隙，第1~2肋骨之间隙称第1肋间隙，第2~3肋骨之间隙称第2肋间隙，依次类推。第1前肋骨被锁骨遮盖，常不能触及（图5-5-1）。

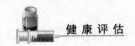

6. 脊柱棘突　是背部正中线的标志。第7颈椎棘突是颈胸交界部的骨性标志,低头时较易见到和触到,其下成为计数胸椎的起点(图5-5-2)。

7. 肩胛骨　为后胸壁上部活动较大的骨性标志,于两上肢自然下垂时占第2~7后肋范围。肩胛骨最下段称肩胛下角,相当于第7或第8后肋水平(图5-5-2)。

8. 肋脊角　由第12肋骨与脊柱构成的夹角称肋脊角,其前方为肾脏、上输尿管所在区域(图5-5-2)。

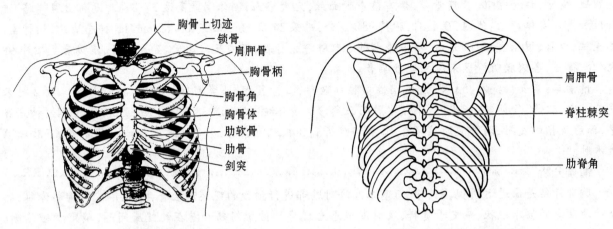

图5-5-1　前胸壁骨骼标志　　　　　　　　图5-5-2　后胸壁骨骼标志

(二) 人工线性标志

1. 前正中线　为通过胸骨正中(上缘通过胸骨上缘中点,下缘通过剑突正中)的垂线(图5-5-3)。
2. 锁骨中线　为通过锁骨胸骨端和肩峰端中点的垂线(图5-5-3)。
3. 胸骨线　为通过胸骨边缘的垂线(图5-5-3)。
4. 腋前线　为通过腋窝前皱襞向下的垂线(图5-5-4)。
5. 腋后线　为通过腋窝后皱襞向下的垂线(图5-5-4)。
6. 腋中线　为位于腋前线和腋后线中间自腋窝顶端向下的垂线(图5-5-4)。

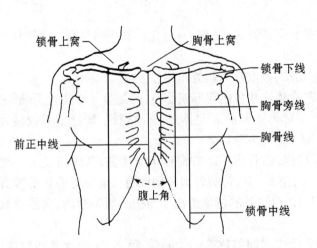 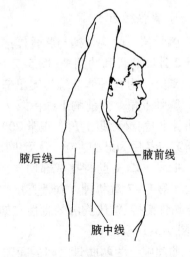

图5-5-3　前胸壁自然陷窝和人工标志线　　　　图5-5-4　侧胸壁人工标志线

7. 肩胛线　为双臂自然下垂时通过肩胛下角向下的垂线(图5-5-5)。
8. 后正中线　为通过脊柱棘突,沿脊柱正中向下的垂线(图5-5-5)。

（三）自然陷窝与分区

1. 腋窝　上肢内侧与胸壁相连的凹陷部。

2. 胸骨上窝　胸骨柄上方的凹陷部,正常气管位于其后(图5-5-3)。

3. 锁骨上窝　锁骨上方的凹陷部(图5-5-3)。

4. 锁骨下窝　为锁骨下方的凹陷部,下界为第3肋骨下缘。为两肺上叶肺尖的下部所在部位(图5-5-3)。

5. 肩胛上区　肩胛冈以上的区域,斜方肌的上缘为其外上界(图5-5-5)。

6. 肩胛下区　两肩胛下角的连线与第12胸椎水平线之间的区域,后正中线将其分为左右两部(图5-5-5)。

7. 肩胛间区　为两肩胛骨内缘之间的区域,以后正中线为界,分为左右两部(图5-5-5)。

二、胸壁、胸廓与乳房

（一）胸壁

胸壁主要通过视诊和触诊检查。检查时除应注意病人的营养状态、皮肤、淋巴结和骨骼肌发育情况外,还应注意:

1. 静脉　正常胸壁无明显静脉的显露。若上腔静脉或下腔静脉阻塞时由于血流受阻可见胸壁静脉充盈或曲张。血流方向自上而下为上腔静脉阻塞,反之为下腔静脉阻塞。

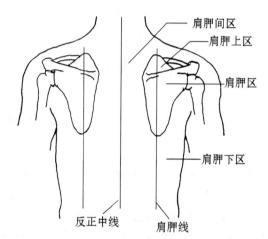

图5-5-5　后胸壁分区和人工标志线

2. 皮下气肿　正常皮下无气体。当肺、气管、胸膜受伤或病变后,气体自病变部位逸出,存积于皮下,成为皮下气肿。以手按之会出现握雪感和捻发音。

3. 胸壁压痛　正常情况下胸壁无压痛。白血病病人骨髓异常增生,胸骨下端常有明显压痛和叩击痛;肋骨骨折、肋软骨炎、肋间神经炎、胸壁软组织炎等病变的局部也常有压痛。

（二）胸廓

正常胸廓两侧大致对称,额面呈椭圆形。成人的胸廓前后径与左右径的比例约为1:1.5;小儿和老年人胸廓前后径略小于左右径或等于左右径,故其胸廓呈圆柱形。常见胸廓外形改变有:

1. 扁平胸　胸廓前后径小于左右径一半,呈扁平状。常见于体形瘦长者,也可见于慢性消耗性疾病如肿瘤晚期、肺结核等。

2. 桶状胸　胸廓前后径约等于左右径,呈圆柱状,常伴有肋骨斜度减小,肋间隙饱满,腹上角增大。见于严重肺气肿病人,亦可见于老年人和矮胖体形者。

3. 佝偻病胸　佝偻病所致的胸廓外形改变,多见于儿童。① 鸡胸:胸廓上下距离较短,胸骨下端前突,胸廓前侧壁肋骨凹陷。② 漏斗胸:胸骨剑突处向内凹陷使胸廓呈漏斗状。③ 佝偻病串珠:病变引起胸骨两侧各肋骨和肋软骨交界处隆起呈串珠状。④ 肋膈沟:病变致下胸部前面的肋骨常外翻,膈肌附着部位的胸壁内陷形成的沟状带。

4. 胸廓局部隆起　常见于主动脉瘤、心脏明显增大、心包大量积液及胸壁炎症、肿瘤等。

5. 胸廓一侧变形　大量胸腔积液、积气或一侧严重代偿性肺气肿常致胸廓一侧膨隆。肺纤维化、肺不张、广泛胸膜增厚或粘连常致胸廓一侧平坦或凹陷。

6. 脊柱畸形引起的胸廓变形　常见于外伤、脊柱结核等。脊柱前凸、后凸或侧凸畸形会致胸廓两侧不对称,肋间隙增宽或变窄,胸腔内脏器与胸部的体表标志关系发生改变(图5-5-6)。严重畸形会导致呼吸、循环功能障碍。

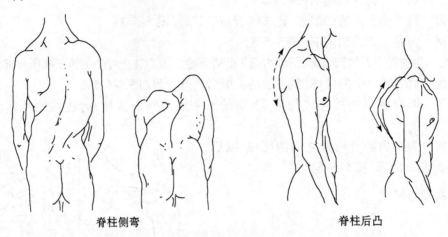

脊柱侧弯　　　　　　　　　　脊柱后凸

图5-5-6　脊柱畸形引起的胸廓变形

(三) 乳房

乳房评估时病人应取坐位或仰卧位,光线充足,胸部充分暴露。正常乳房的外观是两侧大小对称、形状相似。乳晕是围绕乳头色素沉着的部分,其颜色可因人而不同,由粉红色到咖啡色,大小也有差异。乳晕表面可见到小的圆形凸起的皮脂腺,外表粗糙。乳头是乳房中央突起的圆形组织,无毛发。其大小、形状因人而异。通常乳头双侧对称,其方向指向前方并略向外下,少数为内陷。通常将乳房分为4个象限。

1. 视诊　病人取坐位,注意双侧乳房的大小、对称性、外表、乳头状态、有无溢液等。正常人双侧乳房基本对称,如一侧明显增大见于先天畸形、囊肿、炎症或肿瘤;如一侧明显减小多见于发育不全。正常男性及儿童乳房不明显,女性乳房在青春期逐渐增大,乳头较大呈圆柱状,男性乳头大约在锁骨中线第4肋间隙。乳腺癌时可出现乳房皮肤橘皮样外观、乳头内陷伴乳头血性溢液。

2. 触诊　注意乳房组织的质地、弹性、有无压痛、肿块等。病人坐位,双臂自然下垂后高举过头顶或采用双手叉腰的方式,也可以平卧位,肩下垫一小枕。通常以乳头为中心做一垂直线和水平线,将乳房分为4个象限(图5-5-7)。检查时一般由外上象限开始,左侧沿顺时针,右侧沿逆时针方向进行,最后触诊乳头。要先健侧,后患侧。正常乳房触诊时有弹性颗粒感和柔韧感,青年人乳房柔软,中年人可触及乳腺小叶,老年人触诊时则有纤维结节感。在月经期乳房有紧张感,妊娠期有柔韧感,哺乳期呈结节感。炎症时有压痛,乳腺癌时可触及无痛肿块。

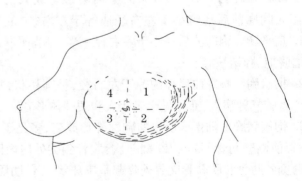

图5-5-7　乳房分区

三、肺和胸膜

检查时室内环境应舒适温暖,有良好的照明。评估对象一般取坐位或卧位并充分暴露胸部。肺和胸膜的检查按视、触、叩、听的顺序进行。

（一）视诊

1. 呼吸运动　呼吸运动是通过膈和肋间肌的收缩和松弛来完成的,胸廓随呼吸运动的扩大和缩小,从而带动肺的扩张和收缩。正常情况下吸气为主动运动,此时胸廓增大,胸膜腔内负压增高,肺扩张,空气经上呼吸道进入肺内。呼气为被动运动,此时肺脏弹力回缩,胸廓缩小,胸膜腔内负压降低,肺内气体随之呼出。吸气时可见胸廓前部肋骨向上外方移动,膈肌收缩使腹部向外隆起,而呼气时则前部肋骨向下内方移动,膈肌松弛,腹部回缩。

正常人静息状态下呼吸两侧基本对称,节律均匀而整齐,成人每分钟 16～20 次,新生儿为每分钟 44 次,呼吸与脉搏之比约为 1:4。男性及儿童呼吸时,以腹式呼吸为主;女性呼吸时,以胸式呼吸为主。

2. 呼吸运动的变化

（1）呼吸运动类型的变化:胸式呼吸增强、腹式呼吸减弱,可见于大量腹水、肝脾极度肿大、妊娠晚期、腹腔巨大肿瘤等;胸式呼吸减弱、腹式呼吸增强,可见于肺、胸膜或胸壁疾病如肺炎、重症肺结核、肋间神经痛、肋骨骨折等。

（2）呼吸频率的变化:呼吸过速是指呼吸频率超过 24 次/分,常见于发热、甲状腺功能亢进、疼痛、贫血、心力衰竭等。呼吸过缓是指呼吸频率低于 12 次/分,常见于颅内压增高、吗啡等药物引发的呼吸抑制等。

（3）呼吸深度的变化:呼吸浅快,常见于肺炎、胸膜炎、胸腔积液和气胸以及严重鼓肠、腹水及肥胖者。呼吸深快,常见于运动、严重代谢性酸中毒、焦虑等。

（4）呼吸节律的变化:① 潮氏呼吸（Cheyne-Stokes 呼吸）是由浅慢呼吸变为深快呼吸再变为浅慢呼吸,随之出现一段呼吸暂停,如此周而复始的呼吸型态,见于脑炎、脑膜炎、巴比妥中毒等。② 间停呼吸（Biots 呼吸）表现为有规律的呼吸几次后,突然呼吸停止一段时间,然后又开始呼吸,如此周而复始的呼吸型态。潮氏呼吸与间停呼吸发生的机制,都是由于呼吸中枢兴奋性降低,使调节呼吸的反馈系统失常所致。间停呼吸较潮氏呼吸严重。③ 叹息样呼吸:呼吸中常出现叹息。常属功能性改变,见于神经质等。

（二）触诊

1. 胸廓扩张度　指呼吸时两侧胸部的运动度。当测量前胸胸廓扩张度时,检查者左右拇指指向剑突,手掌和其余手指置于前侧胸壁。当测量后胸廓扩张度时,检查者左右拇指与后正中线平行,手掌和其余手指平置于背部约第 10 肋水平的位置,并将两侧皮肤向中线轻推,同时让评估对象做深呼吸运动,观察比较两手动度是否一致（图 5-5-8）。一侧胸腔大量积液、气胸、胸膜增厚、肺不张、肺纤维化等常可导致患侧胸廓扩张受限。

2. 语音震颤　评估对象说话时语音的声波,经气管、支气管传导至胸壁,由检查者的手触及的振动,所以也称触觉语颤。检查者双手尺侧轻放于评估对象胸廓两侧,同时嘱评估对象重复发"1"长音,自上而下、从内到外比

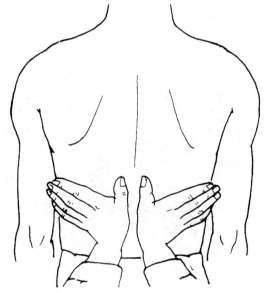

图 5-5-8　胸廓扩张度的评估方法

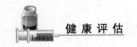

较两侧相应部位震颤的异同。

（1）正常语音震颤：触觉震颤强弱会受声音强度、胸壁的厚度、支气管与胸壁的距离等因素影响，还与评估对象的年龄、性别、体形及检查部位有关。一般男性较女性为强，成人较儿童为强，瘦者较胖者为强。同一胸廓的不同部位，语颤的强弱亦有所不同。前胸右上部较左上部略强，前胸上部较下部略强，后胸下部较上部为强，肩胛间区的语颤较强。但这些差别很小，常常无临床意义。

（2）语音震颤增强主要见于：① 炎症浸润使肺组织实变。② 肺内有巨大空腔且空腔位置接近胸壁，尤其当空腔周围有炎症浸润时，空腔内声波会产生共鸣，炎症致实变组织则有利于声波传导。如空洞型肺结核、肺脓肿等。

（3）语音震颤减弱主要见于：① 肺内含气过多，如肺气肿。② 支气管阻塞，如阻塞性肺不张。③ 大量的胸腔积液或气胸。④ 胸膜广泛增厚。⑤ 胸壁皮下气肿。

3. 胸膜摩擦感　指当急性胸膜炎时，因纤维蛋白沉着于两层胸膜，使其表面变为粗糙，呼吸时脏层和壁层胸膜相互摩擦，可由评估者的手感觉到，称为胸膜摩擦感。操作手法同胸廓触诊，部位常于胸廓的前下侧部，当被评估者吸气和呼气时均可触及，可用手掌平放腋窝及前胸下部，嘱被评估者深呼吸，以触知有无摩擦感。

（三）叩诊

1. 叩诊方法

胸部叩诊时被检查者取坐位或仰卧位，两臂自然下垂，肌肉放松，均匀呼吸。先检查前胸，胸部稍向前挺；再检查侧胸壁，嘱评估对象举起上臂置于头部，自腋窝开始向下叩诊至肋缘；最后检查背部，评估对象身体前倾，双手交叉抱肘，头略低，尽量使肩胛骨移向外侧。评估者可采用直接叩诊法和间接叩诊法，一般以后者常用，以左手中指平置于肋间隙，与肋骨平行，叩诊肩胛间区时，中指与脊柱平行。自肺尖开始，自上而下，由内向外，两侧对称部位对比，逐个肋间隙进行叩诊。

2. 正常叩诊音

正常肺部叩诊呈清音。其音调的高低，音响的强弱受肺内含气量多少、胸壁的厚薄及邻近器官的影响。前胸上部较下部叩诊音稍浊，右肺上部较左肺上部叩诊音稍浊，背部叩诊音较前胸部稍浊，右侧腋下部受肝脏影响叩诊呈浊音，左侧腋前线受胃影响叩诊音呈鼓音（图5-5-9）。

3. 肺界的叩诊

（1）肺上界与肺前界：肺上界即肺尖的上界，其内侧为颈肌，外界为肩胛带，宽度为 4～6 cm，右侧较左侧稍窄（图5-5-10）；右肺前界相当于胸骨右缘，左肺前界相当于心脏的绝对浊音界。

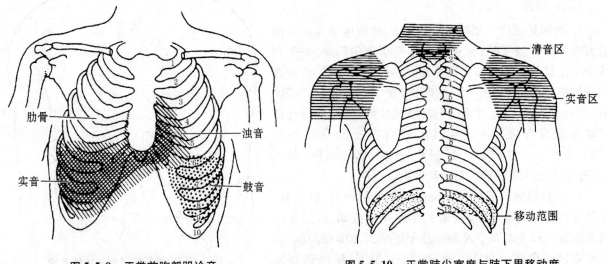

图5-5-9　正常前胸部叩诊音　　　　　　图5-5-10　正常肺尖宽度与肺下界移动度

（2）肺下界：两肺下界在平静呼吸时约位于锁骨中线第 6 肋间隙，腋中线第 8 肋间隙，肩胛线第 10 肋间隙。正常人肺下界的位置可受体形、发育情况等影响，瘦长体形者肺下界可下移，矮胖者肺下界可上移。病理情况下，肺下界下移见于：肺气肿、腹腔内脏器下垂等；肺下界上移见于鼓肠、腹水、肝脾肿大、腹腔内巨大肿瘤、气腹等。

（3）肺下界的移动范围：相当于膈肌的移动范围。叩诊方法为：平静呼吸时，沿肩胛线叩出肺下界的位置并做一标记，再嘱评估对象深吸气后屏住呼吸，沿肩胛线向下叩出此时肺下界，做一标记，此为肺下界最低点。在评估对象恢复平静呼吸后，再嘱其深呼气后屏住呼吸，沿肩胛线向下叩出此时的肺下界，做一标记，此为肺下界最高点。肺下界最低点与最高点距离即肺下界的移动范围，正常为 6～8 cm（图 5-5-10）。肺下界移动范围变小见于肺气肿、肺不张、肺纤维化、肺组织炎症和水肿等。当大量胸腔积液或积气、广泛的胸膜增厚粘连、膈神经麻痹时，肺下界移动范围将无法叩出。

4. 胸部异常叩诊音

正常肺脏的清音区出现浊音、实音、过清音或鼓音，则为异常胸部叩诊音。

（1）浊音或实音：见于肺内含气量大面积减少或肺内不含气的占位病变，如肺炎、肺结核、肺梗塞、肺肿瘤、胸腔内积液、胸膜增厚等。

（2）过清音或鼓音：肺张力减弱或含气量增多时，如肺气肿，叩诊呈过清音；肺内空腔病变（空腔直径大于 3～4 cm 且空腔靠近胸壁），如空洞型肺结核、液化的肺脓肿等，叩诊呈鼓音；大量胸腔积气时，叩诊亦呈鼓音。

（四）听诊

听诊肺部时，被评估者采取坐位或卧位、肌肉放松，做均匀的微张口呼吸。必要时做深呼吸或咳嗽几声后听诊，以利于察觉听诊音的改变。听诊顺序由肺尖部开始，自上而下，分别检查前胸到两侧及背部，左右对比听诊。听诊时要注意排除杂音的干扰，如衣服、听诊器与皮肤的摩擦音及寒冷引起的肌肉震颤声等。

1. 正常呼吸音

（1）支气管呼吸音：为吸入的空气在声门、气管、主支气管形成的湍流所发出的声音。颇似抬舌后经口腔呼气所发出的"ha"音。该呼吸音强而高调，吸气相较呼气相短。正常人于喉部、胸骨上窝、背部的第 6、7 颈椎及第 1、2 胸椎附近可闻及。

（2）支气管肺泡呼吸音：为混合性呼吸音，兼有支气管呼吸音和肺泡呼吸音的特点。吸气音的性质与正常的肺泡呼吸音相似，但音调较高且较响亮。呼气音的性质与支气管呼吸音相似，但强度稍弱。吸气相与呼气相大致相等。正常人于胸骨两侧第 1、2 肋间隙，肩胛间区第 3、4 胸椎水平以及肺尖前后可闻及。

（3）肺泡呼吸音：是由于空气进出细支气管和肺泡产生的声音。类似柔和的吹风样的"fu-fu"声。吸气相较呼气相长，音响也较强。在大部分肺野均可闻及。肺泡呼吸音的强弱与性别、年龄、呼吸深浅、肺组织的弹性及胸壁组织的厚薄有关：男性的肺泡呼吸音较女性强，儿童的较老年人的强，矮胖者较瘦长者弱。乳房下部、肩胛下部较强，肺尖及肺下缘较弱。

2. 异常呼吸音

（1）异常的肺泡呼吸音

1）肺泡呼吸音减弱或消失：由于肺泡内空气流量减少，进入肺内的空气流速减慢，呼吸音传导障碍等原因引起。常见原因有：① 胸廓活动受限，如胸痛、肋间神经痛、肋骨骨折等。② 呼吸肌疾病，如重症肌无力、膈肌麻痹等。③ 支气管阻塞，如慢性支气管炎、支气管狭窄等。④ 压迫性肺膨胀不全，如胸腔积液、

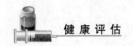

积气等。⑤ 腹部疾病,如大量的腹水,腹腔巨大肿瘤等。

2)肺泡呼吸音增强:双侧肺泡呼吸音增强多由于呼吸运动或通气功能增强,使进入肺内的空气流量增多或流速增快引起。发生的原因有:① 机体需氧量增加,如运动、发热、代谢功能亢进等。② 缺氧、血液中酸度增高等刺激呼吸中枢,使呼吸运动增强,如贫血、酸中毒等。

3)呼气音延长:多由于下呼吸道部分阻塞、痉挛或狭窄所致。如支气管炎、支气管哮喘等。亦见于肺组织弹性减退,如慢性阻塞性肺气肿等。

4)呼吸音粗糙:由于支气管黏膜轻度水肿或炎症浸润造成支气管壁不光滑或狭窄,致使气流进出不畅引起。常见于支气管或肺部炎症早期。

(2)异常支气管呼吸音:在正常的肺泡呼吸音部位闻及支气管呼吸音,即为异常的支气管呼吸音,也称管样呼吸音。常见于:

1)肺组织实变:使支气管呼吸音易于传至体表,如大叶性肺炎的实变期。

2)肺内有大空腔:当大空腔与支气管相通,且空腔周围有实变组织时,音响在空腔内共鸣,通过实变组织传至体表,如空洞型肺结核和肺脓肿。

3)压迫性肺不张:胸腔积液时,肺组织被压迫而变得致密,有利于支气管音的传导,在积液区的上方可闻及支气管呼吸音,但声音较弱且遥远。

(3)异常的支气管肺泡呼吸音:在正常的肺泡呼吸音部位能闻及的支气管肺泡呼吸音,称异常支气管肺泡呼吸音。为肺实变范围较小且与含气组织混合存在,或实变的部位较深为含气肺组织覆盖所致。常见于支气管肺炎、大叶性肺炎早期、肺结核或胸腔积液上方肺膨胀不全的区域。

3. 啰音 是呼吸音以外的附加音。有干啰音和湿啰音两种。

(1)湿啰音:

1)产生机制:是由于吸气时气流通过气道内稀薄分泌物使形成的水泡破裂所产生的声音,也称水泡音;或者是由于小支气管壁因分泌物黏着而陷闭,当吸气时,气流使其突然张开而产生的爆裂音。

2)特点:一次常连续多个出现,断续而短暂,于吸气时较明显,也可出现于呼气早期,部位较恒定,性质不易变化,中小水泡音常同时存在,咳嗽后可减轻或消失。

3)湿啰音的分类:① 粗湿啰音:也称大水泡音,多发生在气管、主支气管或空洞部位,多出现于吸气早期。常见于支气管扩张、肺脓肿、肺结核空洞。昏迷或濒死的病人因痰液等呼吸道分泌物积聚于气管处,产生的大水泡音称痰鸣音,有时不用听诊器亦可闻及。② 中湿啰音:也称中水泡音,发生在中等大小的支气管,多出现在吸气中期。见于支气管炎、支气管肺炎等。③ 细湿啰音:也称小水泡音,发生在小支气管,多在吸气后期出现。见于细支气管炎、支气管肺炎、肺梗塞等(图 5-5-11)。④ 捻发音:是一种极细且均匀的湿啰音,多出现在吸气末期,

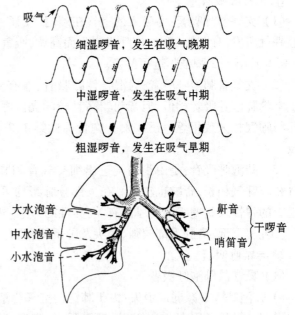

图 5-5-11 啰音发生部位

颇似用手指在耳边捻动一束头发发出的声音。常发生在细支气管和肺泡炎症或充血时,如肺淤血和肺炎早期。正常老年人和长期卧床者也可于肺底闻及捻发音,但在数次深呼吸和咳嗽后可消失,一般无临床意义。

4)临床意义:局限性湿啰音仅见于局部肺组织有病变;两侧肺底部的湿啰音,多见于心力衰竭所致的肺淤血及支气管肺炎等;若两肺野布满湿啰音,则见于急性肺水肿或严重的支气管肺炎。

（2）干啰音

1)产生机制:是由于气管、支气管或细支气管狭窄或部分阻塞,导致呼吸时气流进出产生湍流所发出的声音。常见于气管、支气管炎症使气道壁黏膜水肿和分泌物增加;支气管平滑肌痉挛;管内肿瘤、异物或分泌物部分阻塞;管壁外肿大淋巴结或纵隔肿瘤压迫气道引起的管腔狭窄（图5-5-12）。

2)特点:持续时间较长,音调较高,吸气时和呼气时均可闻及,但以呼气时明显,强度和性质容易改变,部位容易变换,在瞬间内数量可明显增减。

3)分类:根据音调高低可分为高调干啰音和低调干啰音。① 高调干啰音也称哮鸣音,多发生在较小的支气管或细支气管。音调较高,类似飞箭、鸟鸣发出的"丝丝"声。② 低调干啰音也称鼾音,多发生在气管或主支气管,类似呻吟、打鼾音。

4)临床意义:发生于双侧的干啰音常见于支气管哮喘,慢性阻塞性肺疾病等;局限性干啰音常见于局部支气管狭窄,如支气管内膜结核或肿瘤等。

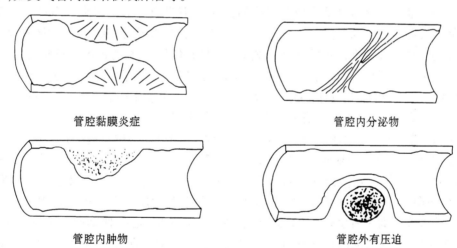

管腔黏膜炎症　　　　　　　　　　　　　管腔内分泌物

管腔内肿物　　　　　　　　　　　　　　管腔外有压迫

图5-5-12　干啰音产生机制

4. 语音共振

与语音震颤产生的机制相同,让评估对象发"1"长音时用听诊器放在胸壁上听诊。正常可听到柔而模糊的声音,音节不能分辨。其临床意义同语音震颤。

5. 胸膜摩擦音

胸膜有炎症时,胸膜表面粗糙,颇似以一手掩耳时用指腹摩擦手听到的声音。在吸气和呼气时均可闻及,但以吸气末和呼气初最为明显,屏气时消失,深呼吸时增强。最常听到的部位是前下侧胸壁,常发生于纤维素性胸膜炎、肺梗塞、胸膜肿瘤及尿毒症等患者。

呼吸系统常见疾病胸部特征见表5-5-1。

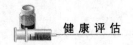

表 5-5-1　呼吸系统常见疾病的胸部体征

病变	视诊		触诊		叩诊	听诊		
	胸廓	呼吸动度	气管位置	语音震颤	音响	呼吸音	啰音	语音共振
肺实变	对称	患侧减弱	居中	患侧增强	浊音或实音	异常支气管呼吸音	湿啰音	患侧增强
肺气肿	桶状	两侧减弱	居中	两侧减弱	过清音	减弱	一般无	减弱
肺不张	患侧平坦	患侧减弱	移向患侧	减弱或消失	浊音	减弱或消失	无	减弱或消失
胸腔积液	患侧饱满	患侧减弱或消失	移向健侧	减弱或消失	实音	减弱或消失	无	减弱或消失
气胸	患侧饱满	患侧减弱或消失	移向健侧	减弱或消失	鼓音	减弱或消失	无	减弱或消失

四、心脏

心脏检查时,应根据病情,让病人采取平位、半位或坐位。病人两肢自然平放或下垂于躯干的两侧,身体勿左右倾斜以免影响心脏的位置。检查时按视诊、触诊、叩诊、听诊的顺序进行。

（一）视诊

1. 心前区隆起　正常人胸部两侧大致是对称的,无心前区隆起。心前区隆起多见于儿童期即已患心脏病且心脏显著增大者(常为右心室肥厚),如先天性心脏病或风湿性心脏病。由于此时胸壁骨骼尚在发育阶段,受增大心脏的影响,可使心前区隆起。成人有大量心包积液时,心前区可显饱满。

2. 心尖搏动　心脏收缩时,心尖向胸壁冲击可引起局部肋间组织向外搏动,称为心尖搏动。正常成人心尖搏动一般位于第 5 肋间,左锁骨中线内 0.5 ~ 1.0 cm 处,距前正中线 7.0 ~ 9.0 cm。搏动范围直径为 2.0 ~ 2.5 cm。观察心尖搏动时应注意其位置、范围、强弱、节律及频率有无异常。

（1）心尖搏动位置的改变:生理条件下,体位及体形对心尖搏动的位置有一定影响,如卧位时心尖搏动位置可稍上移;左侧卧位时,心尖搏动可向左移 2.0 ~ 3.0 cm;右侧卧位时可向右移 1.0 ~ 2.5 cm。小儿、矮胖体形者心脏常呈横位,心尖搏动可向外上方移位;瘦长体形者心脏常呈垂位,心尖搏动可向下移;深吸气时,因膈肌下降,心尖搏动可下移至第 6 肋间。深呼气时,膈肌上升,心尖搏动则向上移。

引起心尖搏动移位的病理因素有:① 心脏疾病,左心室增大时,心尖搏动向左下方移位;右心室增大时,左心室被推向左后,心尖搏动向左移位;先天性右位心时,心尖搏动位于胸部右侧相应部位。② 胸部疾病,凡能使纵隔及气管移位的疾病均可引起心脏及心尖搏动移位。如右侧气胸或大量胸腔积液可使心尖搏动向左侧移位。严重肺及胸膜纤维化,或有阻塞性肺不张时,均可使心脏向患侧移位。脊柱或胸廓畸形也可影响心尖搏动的移位。③ 腹部疾病,腹腔内大量腹水、巨大肿瘤、妊娠或气腹治疗时,因腹压增加可使横膈上移,心尖搏动向左上方移位。

（2）心尖搏动强弱的改变:心尖搏动范围小,可见于胸壁厚或肋间隙窄者;心尖搏动弱而弥散,见于心肌炎、心力衰竭时;心尖搏动减弱甚或消失,见于心包积液、左侧胸腔积液或肺气肿时;心尖搏动强且范围大,见于胸壁薄或肋间隙宽者,或左心室肥大者,明显者心尖搏动显示强而有力;心尖搏动增强,可见于剧烈运动或精神紧张时,或甲状腺功能亢进及发热时。

（3）负性心尖搏动:正常心脏收缩时,心尖向胸壁冲击可引起局部胸壁的向外凸起。心脏收缩时心尖反而内陷者,称为负性心尖搏动,见于粘连性心包炎与周围组织有广泛粘连时,右心室明显肥大时亦可出现负性心尖搏动。

（4）心前区其他部位的搏动:除心尖搏动外,心前区其他部位有时尚可见到其他异常搏动,如右侧第2肋间及胸骨上窝的搏动,多为升主动脉或主动脉的搏动,可见于主动脉扩张或主动脉瘤。右心室增大时,在胸骨左缘第3、4肋间可见有较明显的搏动。

（二）触诊

心脏触诊检查,除可证实视诊的结果外,还可发现视诊未发现的体征。触诊时,被评估者最好采取平卧位,以免体位影响心尖搏动的位置。评估者通常以全手掌、手掌尺侧或指腹触诊。心脏触诊的部位,除心尖部外,应依次检查心前区、胸骨两旁及上腹部。

1. 心前区搏动　可进一步证实视诊所发现的心尖搏动及其他搏动情况。心尖搏动冲击手指的时间标志着心室收缩期的开始,因此临床上常用以确定心动周期的收缩期或舒张期,以判断心音、心脏杂音及震颤出现的时期。通过触诊,还可以确定被评估者有无抬举性心尖搏动,即将手指尖端稍用力地按在心尖处,心脏收缩时冲击手指端向外抬起,称为抬举性心尖搏动,此被认为是左心室肥厚的一个特征性体征。

2. 震颤　也称猫喘。是由手触知的一种微细的颤动感,为器质性心血管疾病的特征性体征之一。触诊所发现的震颤,相当于听诊所发现的杂音。它是血液经狭窄的瓣膜口或异常通道流至宽广的部位所产生的湍流场(旋涡),使瓣膜、心壁或血管壁产生振动传至胸壁所致。震颤的强度与瓣膜狭窄程度、血流速度及心脏两腔室之间压力差的大小有关。一般情况下,瓣膜狭窄程度越重,血流速度越快,压力差越大,则震颤越强;但过度狭窄,则震颤反而消失。临床上触诊有震颤的部位常能听到杂音,但听到杂音不一定能触到震颤。

3. 心包摩擦感　是在心前区触及的一种连续性摩擦振动感,多见于心包膜发生炎症时。由于心包膜表面粗糙,在心脏跳动时两层粗糙的心包膜互相摩擦产生振动,传至胸壁所致。心包摩擦感在胸骨左缘第4肋间处较易触及,因心脏在此处不被肺所覆盖,且接近胸壁。心包摩擦感于心脏收缩期及舒张期均能触及,但以收缩期较明显,坐位前倾时或在深呼气的末期更易触及。但当心包膜腔内渗出较多时,则摩擦感消失。

（三）叩诊

叩诊的目的在于确定心脏及大血管的大小、形状及其在胸腔内的位置。心脏及大血管为不含气器官,叩诊时呈绝对浊音(实音),而心脏被肺覆盖部分则叩诊呈相对浊音。因相对浊音反映心脏的实际大小和形状,所以叩诊相对浊音界较绝对浊音界更有临床意义。

1. 叩诊方法　被评估者采取仰卧或坐位,姿势端正以避免因体位而影响心脏叩诊的准确性。一般采用间接叩诊法,中指与肋间隙平行(仰卧位),也可与心缘平行(坐位)。先叩左界,再叩右界,自下而上,由外向内。叩左界时,在心尖搏动外2~3 cm处,由外向内沿肋间进行叩诊。叩诊每一肋间的清音变浊音并做记号,直至第2肋间。连接各肋间的记号,即为心浊音界的左界。叩右界时,从肝浊音界的上一肋间开始自外而内,依次按肋间上移至第2肋间,叩出每个肋间由清音变浊音处,并做上记号,连接各肋间的记号,即为心浊音界的右界。再用硬尺平放于胸骨上(不能用软尺斜放或随胸壁的曲度而屈转测量),测出各肋间的浊音界距前正中线的距离,并记录之。

2. 正常心脏相对浊音界　心脏的相对浊音界以叩诊每一肋间出现的位置与前正中线之间的距离表示。正常心脏的相对浊音界见表5-5-2。正常成人前正中线至左锁骨中线的距离为8~10 cm。

表5-5-2　正常成人心脏相对浊音界

右界(cm)	肋间	左界(cm)
2~3	Ⅱ	2~3
2~3	Ⅲ	3.5~4.5
3~4	Ⅳ	5~6
	Ⅴ	7~9

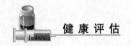
3. 心浊音界各部分的组成　心脏左界第2肋间处相当于肺动脉段,第3肋间为左心耳,第4、5肋间为左心室,其中血管与左心室交接处向内凹陷称为心腰。右界第2肋间相当于升主动脉和上腔静脉,第3肋间以下为右心房(图5-5-13)。

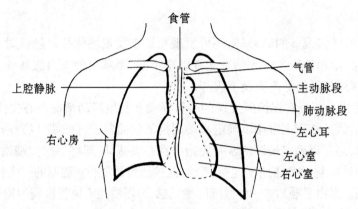

图5-5-13　心浊音界各部分的组成

4. 心浊音界改变及其临床意义　心浊音界的大小、形态、位置可受多种因素的影响而改变。

(1)心脏移位:大量胸水或气胸使心浊音界移向健侧,肺不张与胸膜增厚使心浊音界移向患侧,大量腹水使膈肌抬高,心脏横位,心界向左增大。

(2)心脏本身病变:① 左室增大:心浊音界左下增大,心腰加深,似靴形。常见于主动脉瓣病变或高血压性心脏病(图5-5-14)。② 右室增大:轻度增大时,相对浊音界无明显改变,显著增大时,心界向左扩大。常见于肺心病或单纯二尖瓣狭窄。③ 双室增大:心浊音界向两侧增大,且左界向左下增大,称普大心。常见于扩张型心肌病。④ 左房增大合并肺动脉段扩大:心腰丰满或膨出,心界如梨形。常见于二尖瓣狭窄,又称为二尖瓣型心(图5-5-15)。

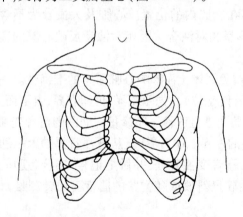

图5-5-14　主动脉瓣关闭不全的心浊音界(靴形心)

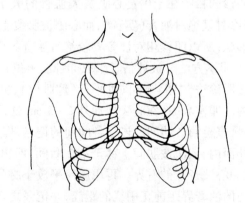

图5-5-15　二尖瓣狭窄的心浊音界(梨形心)

(3)心外因素:心脏以外的因素也对心脏浊音界有明显影响。如大量胸腔积液和气胸时,心界在患侧叩不出,在健侧则移向外侧;肺浸润和肺实变,肺部肿瘤或纵隔淋巴结肿大时,因心脏浊音区与胸部病变的浊音区可连在一起,这时真正的心浊音区则无法叩出;肺气肿时,心浊音区变小或叩不出。腹腔大量积液或巨大肿瘤等可使膈肌上升致心脏呈横位,心脏的左、右界均扩大,然而实际心脏大小是正常的。

(四)听诊

听诊的目的在于听取心脏正常的、病理的音响。听诊时,环境宜安静,被评估者可取坐位或仰卧位。根据需要还可嘱被评估者变换体位,如左侧卧位、立位、蹲位等。必要时还需采用药物试验辅助听诊,或在无心功能不全的情况下嘱被评估者进行适量运动后再听诊,或于深呼气末屏住呼吸进行听诊。

1. 心脏瓣膜听诊区 心脏各瓣膜所产生的声音,常沿血流方向传导到前胸壁的不同部位。听诊时在此处最清楚,称为该瓣膜的听诊区。心脏各瓣膜听诊区与其瓣膜口在胸壁上投影的位置并不完全一致(图 5-5-16),临床上各瓣膜听诊区为:

(1)二尖瓣听诊区:正常在心尖部,即左锁骨中线内侧第五肋间处。心脏扩大时,则以心尖搏动最强点为二尖瓣听诊区。该处所听到的杂音常反映二尖瓣的病变。

(2)主动脉瓣听诊区:有两个听诊区,即胸骨右缘第2肋间隙及胸骨左缘第3、4肋间处,后者通常称为主动脉瓣第二听诊区。主动脉瓣关闭不全的早期舒张期杂音常在主动脉第二听诊区最响亮。

(3)肺动脉瓣听诊区:在胸骨左缘第2肋间,由肺动脉瓣病变所产生的杂音在该处听得最清楚。

(4)三尖瓣听诊区:在胸骨下靠近剑突,稍偏右或稍偏左处。

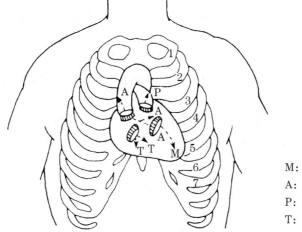

M:二尖瓣区
A:主动瓣区
P:肺动脉瓣区
T:二尖瓣区

图 5-5-16 心脏瓣膜解剖部位及瓣膜听诊区

(5)听诊顺序:听诊顺序一般常开始于二尖瓣听诊区,因该瓣是后天性瓣膜病的最好发部位。随之沿逆时钟方向依次检查肺动脉瓣听诊区、主动脉瓣区、主动脉瓣第二听诊区、三尖瓣听诊区,以养成一定的听诊顺序,避免遗漏。对疑有心脏病的病人除在上述各个瓣膜听诊区进行听诊外,还应在心前区、颈部、腋下等处进行听诊,以便及时发现心血管疾病的异常体征。

2. 听诊内容 包括心率、心律、心音、杂音及心包摩擦音等。

(1)心率:即每分钟心跳的次数,以第一心音为准。正常成人心率为每分钟 60~100 次,大多数为每分钟 60~80 次。女性稍快;3 岁以下的小儿每分钟常在 100 次以上;老年人偏慢。成人窦性心律的频率每分钟超过 100 次或婴幼儿每分钟超过 150 次者,称为窦性心动过速。成人窦性心律的频率每分钟低于60 次者,称为窦性心动过缓。

(2)心律:正常成人心跳的节律是规则的。但在健康老人或儿童可有窦性心律不齐,表现为吸气时心率增快,呼气时心率减慢。临床上最常见的心律失常有期前收缩、心房颤动。

期前收缩亦称早搏动,是异位节律和不规则心律中最常见的一种。听诊时可听到在规则的心律中出现提前的心跳,其后有一较长的间隙(代偿间隙)。期前收缩的第一心音增强、第二心音减弱,可伴有该次脉搏的减弱或消失。若期前收缩有规律地出现,如每一个正常搏动后出现一个过早搏动,在过早搏动后

有一较长间歇,为二联律;若每个正常心搏后连续出现两个过早搏动,或每两个正常心搏后出现一个过早搏动,形成三次心搏后有一较长间歇,为三联律。期前收缩偶然出现者多无重要性,但若发作频繁或形成二联律、三联律则应进一步检查有无器质性病因。此可见于冠状动脉硬化性心脏病、风湿性心脏病、心肌炎等。

心房颤动,简称房颤,临床上常见的心律失常,乃由心房内异位节律点发出极高频率的冲动,或异位冲动产生环形运动所致。临床特点:① 心律完全不规则,心率快、慢不等。② 心音强弱不等。③ 心跳与脉搏次数不等,由于弱的心室搏动不能传到周围血管,听诊时虽能听到一个弱的心音,触诊时脉搏触不到,故脉率少于心率,这种现象称为脉搏短绌(简称短绌脉)。心房颤动常见于风湿性心脏病、冠状动脉硬化性心脏病、甲状腺功能亢进等。少数阵发性房颤也可见于正常人。

(3)心音:正常生理情况下,每一心动周期有 4 个心音,按其出现的先后顺序称为第一、第二、第三和第四心音。通常听诊听到的是第一心音(S1)、第二心音(S2)。在部分健康儿童及青少年中可听到第三心音。而第四心音一般则听不到。因此,临床上常听到的是两个性质不同的声音交替出现。

1)心音的发生机制及其特点:① 第一心音的发生标志着心脏收缩的开始。主要由二尖瓣、三尖瓣在关闭时,瓣叶紧张度突然增强所产生。第一心音听诊的特点为音响低钝,在心前区各部均可听到,而以心尖部为最强,持续时间较长,占 0.14 ~ 0.16 秒。② 第二心音发生于心室收缩末期和等容舒张期。它标志着心室舒张的开始。主要与半月瓣的关闭、大血管内血流加速度、大血管本身的振动有关。第二心音听诊的特点为音调较高而清脆,心前区各部均可听到,但以心底部为最强,持续时间较短,约为第一心音之半(0.08 秒)。

2)第一、二心音的区别:正确区别第一心音和第二心音,是心脏听诊首要的一环。因为只有将第一心音与第二心音严格地区分开来,才能正确地判定心室的收缩期和舒张期,从而确定异常心音或杂音出现在收缩期还是舒张期,以及与第一心音或第二心音之间的时间关系。两者的区别见表 5-5-3。第一心音与第二心音之间所占时限为心脏的收缩期,第二心音与下一心动周期的第一心音之间距为舒张期。

表 5-5-3　第一心音与第二心音的区别

	第一心音	第二心音
音调	较低	较高
强度	较响	较 S1 弱
性质	较钝	较清脆
所占时间	较长,约 0.1 秒	较短,约 0.08 秒
与心尖搏动的关系	同时出现	之后出现
最响听诊部位	心尖部	心底部

3)心音改变:影响心音的因素有心外与心内因素。心外因素如胸壁的厚薄,心脏与胸壁之间的病变(皮下水肿、心包积液、左侧胸腔积液、严重的肺气肿等),均可使两个心音同时减弱。劳动、情绪激动、贫血时心脏活动增强,两个心音亦同时增强。一个心音强度的明显改变,则多为心脏本身疾病所致。① 第一心音强度改变:S1 的强度取决于心室肌收缩力的强弱、心室的充盈程度及瓣膜的弹性与位置情况。S1 增强可见于高热、甲状腺功能亢进、心室肥大、二尖瓣狭窄;S1 减弱可见于心肌炎、心肌病、心肌梗死及左心功能不全、二尖瓣关闭不全;在心律失常时,心尖部

第一心音可强弱不等。② 第一心音性质改变：当心肌有严重病变时，心肌收缩无力，使第一心音的低钝性音调发生改变而极似第二心音，心室收缩与舒张时间几乎相等，心率增快，听诊时如钟摆"嘀哒"声，故称钟摆律或胎心律。常见于重症心肌炎、急性心肌梗死等。③ 第二心音强度改变：第二心音有主动脉成分（A2）和肺动脉成分（P2），通常 P2 在肺动脉瓣区最清晰，A2 在主动脉瓣区最清晰。P2 增强见于肺动脉压力增高时，如二尖瓣狭窄，肺源性心脏病，某些先天性心脏病伴有肺动脉高压；A2 增强表示主动脉内压力增高，主要见于高血压病，主动脉硬化等；P2 减弱见于严重的肺动脉瓣狭窄，肺动脉内压力减低等；A2 减弱见于左心室排血量减少，如低血压、主动脉瓣狭窄及主动脉瓣关闭不全等。

（4）额外心音：额外心音是指在正常心音之外听到的附加心音，多属病理性。额外心音大部分出现在舒张期即 S2 后，与原有 S1、S2 构成三音律；也可出现在收缩期即 S1 之后。少数病例 S1、S2 后均出现附加心音，构成四音律。舒张早期奔马律又称舒张期奔马律，实为病理性第三音，为一短促而低调的音响。出现的时间在舒张中期。左心室舒张期奔马律可在心尖部或其右上方听到，呼气末最响，右心室舒张期奔马律较少见，在胸骨左缘第 3、4 肋间或胸骨下端左侧听到，吸气末最响。发生机理多数认为血液从压力升高的心房腔急速流入心室，冲击顺应性减低的心室壁，使其发生振动所产生。奔马律的发生往往提示有心肌的高度衰竭或急性心室扩大。故临床上有较重要的意义。常见于心肌炎、心肌病、急性心肌梗死、心力衰竭（尤其左心室衰竭）等。收缩期的额外心音也可出现于收缩早期、中期、晚期，临床意义相对较小。

（5）心脏杂音：心脏杂音出现在心音与额外心音之外，由于血流在心脏或血管内发生湍流，使心壁、瓣膜或血管壁发生振动而产生的声音（图 5-5-17）。当听到心脏杂音时，应注意杂音发生的时间，最响的部位，杂音的性质、强度、传导方向，杂音与呼吸、运动及体位的关系等，从而判断其临床意义。

1）最响部位：杂音在某瓣膜听诊区最响，往往提示该区瓣膜有病变。如二尖瓣的病变，杂音往往在心尖区最响；主动脉瓣的病变，杂音在主动脉瓣听诊区最响。

2）杂音出现的时间：不同时期的杂音反映不同病变。一般认为舒张期和连续性杂音为器质性杂音，收缩期杂音则为器质性也有可能为功能性。

3）杂音的性质：临床上常将杂音按其音色不同描述为吹风样、隆隆样、机器样、叹气样、乐音样，按其音调高低描述为柔和、粗糙。功能性杂音较柔和，器质性杂音较粗糙。根据杂音的性质常

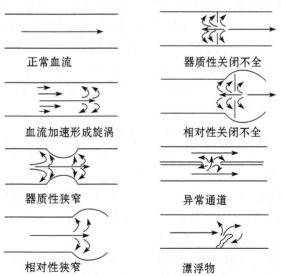

正常血流

血流加速形成旋涡

器质性狭窄

相对性狭窄

器质性关闭不全

相对性关闭不全

异常通道

漂浮物

图 5-5-17 心脏杂音产生机制示意图

可推断不同的病变：主动脉瓣区舒张期叹气样杂音为主动脉关闭不全；心尖部舒张期隆隆样杂音为二尖瓣狭窄；心尖部粗糙的全收缩期杂音为二尖瓣关闭不全。

4）杂音的强度：亦即杂音的响度。一般杂音的强度与瓣膜口的狭窄程度、血流速度、狭窄口两侧的压力差成正比。在二尖瓣狭窄的程度极其严重时，通过的血流极少，杂音反而可消失。杂音的强度一般用 Levine6 级分级法，主要用于收缩期杂音（表 5-5-4）。记录杂音强度时，以杂音响度为分子，以 6 为分母，如杂音响度为 1 级，记录为 1/6 级杂音。3/6 级及其以上的收缩期杂音多为病理性。

表 5-5-4　杂音强度分级

级别	响度	听诊特点	震颤
1	最轻	很弱,安静环境下仔细听才能听到	无
2	轻度	较易听到,不太响亮	无
3	中度	明显的杂音,较响亮	无或可有
4	中度	杂音响亮	有
5	响亮	杂音很响亮,但听诊器离开胸壁即听不到	明显
6	最响	杂音震耳,听诊器离开胸壁也能听到	明显

5）杂音的传导:杂音常沿着产生杂音的血流方向传导,并可借周围的组织向四周扩散。由于杂音的来源不同,杂音的最响部位和传导方向也不同,根据杂音最响部位和传导方向可判断杂音的来源及其病理性质。例如二尖瓣关闭不全,收缩期杂音在心尖区最响,并向左腋下及左肩胛下角处传导;主动脉瓣狭窄的收缩期杂音,以主动脉瓣区最响,并向上传导至颈部;主动脉瓣关闭不全的舒张期杂音以主动脉瓣第二听诊区最响,并向胸骨下端甚至向心尖区传导。

6）杂音与呼吸、体位及运动的关系:临床上遇有杂音不典型或较弱时,可通过改变呼吸、变换体位、运动等方法使杂音响亮增强易于听诊,有助诊断。当深吸气时,肺循环血容量增多,左心排血量相应稍少,右心回心血量增多,因而深吸气时三尖瓣与肺动脉瓣区杂音较强;而深呼气时肺循环血容量减少,左心排血量稍多,则二尖瓣与主动脉瓣区的杂音较响,且深呼气时,心脏被肺掩盖的部分减少,因而杂音增强。体位变换体位有助杂音的检出,例如二尖瓣狭窄时,左侧卧位杂音最响,主动脉瓣关闭不全的舒张期杂音在坐位稍前倾时较易听到,深呼气末屏止呼吸时尤为清晰。另外,在运动时血流加速心脏收缩功能则杂音增强,听诊可更加清楚。

7）收缩期杂音:① 二尖瓣区:生理性收缩期杂音可见于运动后、发热、甲状腺功能亢进等,杂音强度多在 2/6 级,性质柔和、吹风样;相对性杂音可因左心增大引起相对性二尖瓣关闭不全所引起;器质性杂音主要见于风湿性二尖瓣关闭不全,杂音为吹风样,较粗糙,多在 3/6 级以上,常为全收缩期,遮盖第一心音,且向左腋下传导。② 主动脉瓣区:多为病理性。如主动脉狭窄可在此区听到响亮粗糙的收缩期杂音,沿大血管向颈部传导,常伴有细微震颤及主动脉瓣区第二心音减弱。③ 三尖瓣区:大多数是由于右心室扩大所致的相对性三尖瓣关闭不全引起的,为吹风样,强度在 3/6 级以下,吸气时增强。仅极少数为器质性。④ 肺动脉瓣区:以生理性杂音较为常见,多见于部分健康儿童及青年。病理性杂音可见于先天性肺动脉瓣狭窄、肺动脉高压(二尖瓣狭窄、房间隔缺损)致肺动脉瓣口相对狭窄。

8）舒张期杂音:① 二尖瓣区:相对性的二尖瓣狭窄和器质性二尖瓣狭窄均可引起二尖瓣区舒张期杂音。相对性可见于重度的主动脉瓣关闭不全导致二尖瓣呈相对狭窄状态,而产生的杂音(也称 Austin-Flint 杂音),不伴震颤和开瓣音。器质性杂音主要见于风湿性二尖瓣狭窄,杂音呈隆隆样常伴有震颤。② 主动脉瓣区:常见于各种原因引起的主动脉瓣关闭不全。杂音呈柔和叹气样,于前倾位、主动脉瓣第二听诊区最清楚。③ 三尖瓣区:器质性极少见,偶见于三尖瓣狭窄。④ 肺动脉瓣区:器质性病变引起的杂音较为罕见。二尖瓣狭窄致肺动脉高压、肺动脉扩张引起相对性的肺动脉瓣关闭不全,可以出现柔和、吹风样杂音(也称 Graham-steell 杂音)。

9）连续性杂音:常见于动脉导管未闭。持续于整个心动周期而不间断,听诊为粗糙、响亮的机器样杂音,常伴有震颤。

（6）心包摩擦音:心包脏层、壁层因炎症渗出等原因使表面变得粗糙,在心脏搏动时发生摩擦而产生的声音。声音粗糙、高音调,其发生与心跳一致,收缩期与舒张期均能听到,与呼吸无关,屏气时仍然存在。通常取坐位,上身略前倾,在胸骨左缘第3、4肋间隙较易听到;将听诊器胸件向胸壁加压时,可使摩擦音增强。当心包积液增多时,心包摩擦音可减弱甚至消失。常见于各种感染性心包炎,也可见于风湿性心脏病、尿毒症、系统性红斑狼疮等。

（五）心功能分级　将心脏病病人心功能状态进行分级,对于判断病情、指导治疗、选择护理措施、判断预后等有临床实用价值。目前通用的是美国纽约心脏病学会(NYHA)的分级方案,根据病人自觉的活动能力将心功能划分为四级。

Ⅰ级　患者患有心脏病,但活动量不受限制,平时一般活动不引起疲乏、心悸、呼吸困难或心绞痛。

Ⅱ级　心脏病患者的体力活动受到轻度的限制,休息时无自觉症状,但一般体力活动下可出现疲乏、心悸、呼吸困难或心绞痛。

Ⅲ级　心脏病患者体力活动明显受限,小于平时一般活动即引起上述的症状。

Ⅳ级　心脏病患者不能从事任何体力活动。休息状态下出现心衰的症状,体力活动后加重。

（六）常见心脏瓣膜病的心脏体征(表 5-5-5)

表 5-5-5　常见心脏瓣膜病的心脏体征

病变	视诊	触诊	叩诊	听诊
二尖瓣狭窄	心尖搏动可向左移位	心尖部可触及舒张期震颤	心浊音界呈梨形	心尖部 S1 亢进,可闻及隆隆样舒张期杂音,可伴有开瓣音,P2 亢进
二尖瓣关闭不全	心尖搏动向左下移位	心尖搏动向左下移位,可呈抬举性	心浊音界向左下扩大,后期亦可向右扩大	心尖部有较粗糙的吹风样收缩期杂音,向左腋部或肩胛下传导;P2 亢进
主动脉瓣关闭不全	心尖搏动向左下移位	心尖搏动向左下移位,呈抬举性	心浊音界向左下扩大,心界呈靴形	A2 减弱,在主动脉瓣第二听诊区可听到舒张期叹气样杂音,向心尖部传导
主动脉瓣狭窄	心尖搏动向左下移位	在主动脉瓣区可触及收缩期震颤	心浊音界向左下扩大	A2 音减弱,可听到粗糙的收缩期杂音,向颈部传导

五、血管

（一）视诊

1. 静脉　颈静脉怒张;胸壁、腹壁、下肢静脉曲张。

2. 肝颈静脉回流征　右心衰竭引起肝脏淤血肿大时,用手压迫肝脏可使颈静脉充盈更为明显,称之为肝颈静脉回流征阳性,是右心衰竭的重要体征之一。

3. 毛细血管搏动征　用手指轻压病人甲床末端,或以清洁玻片轻压其口唇黏膜,如见到红、白交替的节律性微血管搏动现象,为毛细血管搏动征阳性。常见于脉压增大的疾病,如主动脉瓣关闭不全、甲状腺

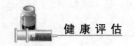

功能亢进和严重贫血。

（二）触诊

血管的触诊主要是动脉的触诊。检查时应注意血管的硬度、有无压痛、脉搏等,检查脉搏时应注意脉搏的速率、节律、紧张度、强弱或大小、脉搏的形态及动脉壁的情况。

1. 脉率　正常成人安静时,脉率为60～100次/分。生理情况下,脉率受性别、年龄、运动、情绪、昼夜节律等因素影响。病理情况下,脉率增快可见于发热、贫血、甲状腺机能亢进、心肌炎、心功能不全、休克、阵发性心动过速、心房纤维颤动;脉率减慢可见于颅内压增高、阻塞性黄疸、完全性房室传导阻滞、甲状腺功能减退等。

2. 脉律　正常脉搏的节律是规则的。部分人有窦性心律不齐时,也可出现脉律改变。各种心律失常,在脉搏上也可反映出来。如期前收缩时二联律或三联律,可出现有一定规律的不整脉。不完全性房室传导阻滞时可出现脉搏脱漏,房颤时的脉搏完全无规律。

3. 强弱　脉搏的强弱与心搏出量、脉压、外周阻力的大小有关。心搏出量增加、脉压增大、外周阻力降低时脉搏增强,称为洪脉,见于发热,甲状腺机能亢进、主动脉瓣关闭不全等。心搏出量减小、脉压差小、外周阻力增大时,脉搏减弱,称细脉,见于心力衰竭、休克、主动脉瓣狭窄、周围循环衰竭等疾病。

4. 脉波　当血流通过动脉时,动脉内压力上升和下降,通过脉波计记录出来的波形称脉波。也可通过触诊对脉波进行粗略估计。

（1）水冲脉:脉搏骤起骤降,急促有力,犹如潮水涨落般的脉波。检查时嘱病人前臂抬高过头后触诊。主要由于脉压差增大所致,常见于主动脉瓣关闭不全、动脉导管未闭,也可见于重症发热性病、甲状腺机能亢进、情绪激动时。

（2）交替脉:其特点为节律正常而脉搏的强弱交替出现。此乃左心室收缩强弱交替引起,是心力衰竭的一个重要体征。可见于高血压性心脏病、冠状动脉硬化性心脏病。

（3）奇脉:吸气时脉搏明显减弱或消失称为奇脉。正常人吸气时由于胸腔内负压增大,体循环血液向右心的灌注相应会增加,此时肺循环流量亦随之增加,因此,左心搏出量没有明显改变,脉搏也没有明显变化。心包积液或缩窄性心包炎病人吸气时由于心脏受束缚,体循环的血液向右心回流不能相应地增加,结果是肺静脉血流入左心的血量较正常时减少,左心室搏出量亦因之减少,脉搏变弱甚至不能触及。

（4）无脉:触不到脉搏。可见于严重休克、多发性大动脉炎等。

（三）听诊

1. 血管杂音　甲状腺功能亢进时可听到连续性血管杂音;肾动脉狭窄时可在上腹部和腰背部听到收缩期与舒张期的双重杂音;在肝硬化致门静脉高压、侧支循环静脉扩张时,血流增快,于脐周或上腹部可听到连续性的静脉嗡鸣音。

2. 周围血管征　包括毛细血管搏动征、水冲脉、枪击音、杜柔(Duroziez)双重杂音,主要由于脉压差增大所致,常见于主动脉瓣重度关闭不全、甲状腺功能亢进和严重贫血。

（1）枪击音:在周围动脉表面,如置听诊器于股动脉上,可闻及与心跳一致的短促如放枪的声音,即为枪击音。

（2）杜柔双重杂音:以听诊器稍加压与股动脉上,可闻及收缩期与舒张期双期吹风样杂音,即Duroziez杂音。

3. 血压　即指动脉压,包括收缩压、舒张压和脉压。测量方法见《护理学基础》相关章节,成人血压标准及高血压分类见表5-5-6。

表 5-5-6 成人血压标准及高血压分类

类别	收缩压（mmHg）	舒张压（mmHg）
理想血压	<120	<80
正常血压	<130	<85
正常高值	130～139	85～89
Ⅰ级高血压（轻度）	140～159	90～99
亚组：临界高血压	140～149	90～94
Ⅱ级高血压（中度）	160～179	100～109
Ⅲ级高血压（重度）	≥180	≥110
单纯收缩期高血压	≥140	<90
亚组：临界收缩期高血压	140～149	<90

注：收缩压与舒张压不在同一级别时，应按较高的级别分类

（1）血压增高的临床意义：至少 3 次非同日血压值达到或超过收缩压 140 mmHg 和（或）舒张压 90 mmHg，即可诊断高血压。分为原发性高血压和继发性高血压（如肾脏疾病、肾上腺皮质和髓质肿瘤、颅内压增高等）。

（2）血压降低的临床意义：血压低于 12.0/8.0kPa（90/60 mmHg）者，称为低血压。常见于各种原因的休克、心肌梗死、心功能不全、心包填塞、肾上腺皮质功能减退等。

（3）脉压增大或减小的临床意义：① 脉压增大：见于主动脉瓣关闭不全、高血压病、主动脉粥样硬化、甲状腺功能亢进、严重贫血等。② 脉压减小：见于低血压、心包积液、缩窄性心包炎、严重二尖瓣狭窄、主动脉瓣狭窄、重度心功能不全等。

情景反馈 ···

1. 思考情景一、二中对病人身体评估所运用的评估方法。
2. 思考情景一中病人出现哪些异常身体评估？结合症状、病史可做出哪些护理诊断？
3. 在对情景二中病人进行身体评估时可检查出哪些异常体征？该如何做护理诊断？采取哪些护理措施？

（鲍翠玉）

第六节 腹 部 评 估

临床情景 ···

情景一：某女性病人，26 岁，已婚，腹痛、腹泻、发热、呕吐20 小时。经检查后行手术，诊断为急性化脓性阑尾炎。

情景二：某男性病人，30 岁，1 小时前被车撞伤后入院。伤者意识清醒，痛苦面容，血压下降 90/60 mmHg，未见明显伤痕，腹软，腹部无明显压痛、反跳痛，叩诊发现移动性浊音（＋）。

情景分析 ···

腹部是人体脏器分布的主要部位，包括肝、胃肠、肾等重要脏器以及丰富的血管网。相关脏器发生病变均会在腹部出现各种异常体征。我们在进行腹部评估时，针对不同部位和脏器，要通过适当的检出方法发现异常体征，并联系患者的其他情况进行合理分析，推断患者病变部位和性质，从而做出正确的护理

诊断,为下一步护理治疗奠定基础。

理论讲述

腹部上界为横膈,与胸腔相邻;下界为骨盆入口,与真骨盆相通;前面及侧面为腹壁;后面为脊柱及腰肌。腹部检查内容包括腹壁、腹膜腔及腹腔内器官。

进行腹部检查时,因叩诊和触诊需要向腹腔施加一定压力,可能会干扰腹腔脏器的自主活动尤其是肠蠕动,影响听诊结果。所以一般应按照视诊、听诊、叩诊、触诊的顺序进行。

一、腹部的体表标志与分区

对腹部进行检查,首先要熟悉腹腔脏器的部位及其体表投影。为了准确描述和记录脏器及病变的位置,需要借助一些体表标志及对腹部进行适当分区。

（一）体表标志

常用的体表标志(图 5-6-1、图 5-6-2)如下:

1. 肋弓下缘(costal margin)　由第 8～10 肋软骨各与上一肋软骨连结构成,其下缘为体表腹部上界,常用于腹部分区,肝、脾测量及胆囊点定位。

2. 剑突(ensiform process)与腹上角(epigastric angle)　剑突为胸骨体下部狭而尖的软骨组织(中老年人骨化)。腹上角为两侧肋弓的交角,顶部为剑突根部,用于体形判断及肝脏左叶测量。

3. 脐(umbilicus)　脐带脱落后形成的凹陷,位于腹部中心,与后面的脊椎第 3 腰椎间隙相平。是腹部分区、麦氏(McBurney)点和进行腰椎穿刺的定位标志。

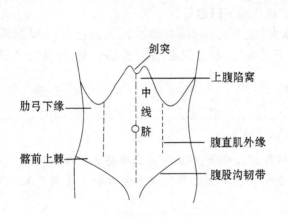

图 5-6-1　腹部体表标志(正面)

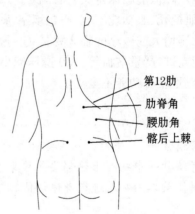

图 5-6-2　腹部体表标志(背面)

4. 腹中线(medioventral line)　是前正中线的延续,位于剑突与耻骨联合之间,是腹部四区法的垂直线。

5. 髂前上棘(anterior superior iliac spine)　是髂脊前方的突出点。是进行腹部九区法及麦氏点的定位标志。

6. 腹直肌外缘(lateral border of rectus muscles)　相当于锁骨中线的延续,是常用手术切口位置。右侧腹直肌外缘与肋弓交界处为胆囊点。

7. 腹股沟韧带(inguinal ligament)　是腹外斜肌膜的游离下缘,附着于髂前上脊与耻骨结节之间形成,两侧腹股沟韧带构成腹部体表的下界。此处为寻找股动、静脉标志,也是腹股沟疝通过的部位。

8. 肋脊角(costovertebral angle)　是在背部第 12 肋与脊柱之间的夹角,是检查肾脏叩击痛的部位。

（二）腹部分区

为了准确表述腹部脏器及病变部位,借助体表标志,可以人为的将腹部划分为几个区域。常用的划分方法有四分区法和九分区法。

88

1. 四分区法 经脐假想一条水平线与一条垂直线,即可将腹部分为4个区,即右上腹、右下腹、左上腹及左下腹(图5-6-3)。此法简单易行,但较粗略,难以准确定位。各区所包含的重要脏器如下。

(1) 右上腹:肝脏、胆囊、十二指肠、胰头、右肾上腺、右肾、部分小肠、结肠肝曲、部分升结肠与横结肠、腹主动脉。

(2) 右下腹:盲肠、阑尾、部分升结肠、部分小肠、右输尿管、女性右侧卵巢及输卵管,男性右侧精索。

(3) 左上腹:肝左叶、胃、脾、胰腺体、尾部、左肾上腺、左肾、结肠脾曲、部分横结肠与降结肠、部分小肠、腹主动脉。

(4) 左下腹:部分降结肠、乙状结肠、部分小肠、左输尿管、女性左侧卵巢与输卵管、男性左侧精索。

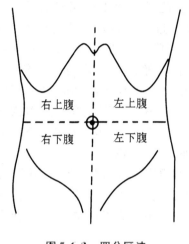

图5-6-3 四分区法

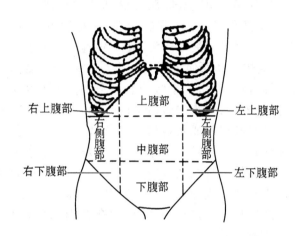

图5-6-4 九分区法

2. 九分区法 通过假想的两条水平线和两条垂直线将腹部分为9个区(图5-6-4)。上水平线为两肋弓下缘最低点连线,下水平线为两侧髂前上棘连线;垂直线为通过左右髂前上棘至腹中线连线中点的垂直线,四线相交,将腹部分为9个区。此法定位准确,但由于各人体形不同,各区大小及所含脏器略有差异,应用不便。各区名称及重要脏器分布如下。

(1) 右上腹部(右季肋区):肝右叶、胆囊、结肠肝曲、右肾上腺及右肾。

(2) 右腰部(右侧腹部):升结肠、右肾下极、部分空肠。

(3) 右下腹部(右髂部):盲肠、阑尾、回肠下端、女性右侧卵巢及输卵管、男性右侧精索。

(4) 上腹部:胃体及幽门区、十二指肠、肝左叶、横结肠、胰头及胰体、腹主动脉。

(5) 中腹部(脐部):十二指肠下端、小肠、大网膜、肠系膜、输尿管、腹主动脉、餐后胃或下垂胃、横结肠。

(6) 下腹部(耻骨上区):小肠、输尿管、充盈的膀胱、妊娠子宫。

(7) 左上腹部(左季肋区):胃体及胃底、脾、胰尾、结肠脾曲、左肾上腺及左肾上部。

(8) 左腰部(左侧腹部):降结肠、左肾下极、部分小肠。

(9) 左下腹部(左髂部):乙状结肠,女性左侧卵巢及输卵管,男性左侧精索。

二、腹部评估内容

(一) 视诊

腹部视诊,应当在安静、温暖、自然光线充足柔和的室内进行。受检者取仰卧位,暴露全腹,护士位于受检者右侧,光线从头侧或足侧射来。一般按照从上到下的顺序进行全面视诊。有时为查出腹部小的肠型、隆起、呼吸运动或蠕动波,检查者可坐下或俯屈身体,使眼睛与被检查者腹部在同一平

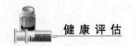

面上,从侧面呈切线方向观察。腹部视诊内容包括:腹部外形,呼吸运动,腹壁静脉,胃肠型,腹纹,皮疹,色素波,等。

1. **腹部外形** 健康成年人腹部两侧对称。正力型成年人仰卧时,前腹壁处于肋缘至耻骨联合平面或略低,称为腹部平坦,坐位时下腹部稍前凸。肥胖者及小儿腹部外形较圆,可高出上述平面,称为腹部饱满;消瘦者皮下脂肪少,腹部下凹,称为腹部低平。老年人腹肌松弛,脂肪较多,腹形宽大扁平。

腹部膨隆(abdominal bulge):平卧时腹壁明显高于上述水平面,外观呈凸起状,称为腹部隆起。由于病因不同,可以表现为全部膨隆或局部膨隆。

1)全部膨隆:生理性全腹隆起见于肥胖及腹壁皮下脂肪过多者。有时肥胖的老年人由于腹肌松弛,平卧时甚至可出现蛙状腹外形,但腔壁肥厚,脐孔凹陷,借此可与腹水征相鉴别。病理性全腹膨隆见于以下几种情况:① 腹腔积液:又称腹水(ascites)。慢性进行性或反复发作性大量腹水时,由于腹壁松弛,平卧时液体下沉于腹部两侧,致使腹部扁而宽,侧腹部向外膨出,称为蛙腹(frog belly),坐位时液体移动而使下腹部膨出。常见于肝硬化失代偿期、门静脉高压征、全心衰竭、缩窄性心包炎、肾病综合征,亦可见于腹膜转移癌、结核性腹膜炎等。腹膜炎或肿瘤浸润时,由于腹肌紧张,腹部呈尖凸状外形,称为尖腹(pointed abdomen)。② 腹内积气:大量气体积聚在胃肠道内可引起全腹膨隆,常见于肠梗阻或肠麻痹。当气体积聚在胃肠道之外的腹腔内时,也可引起全腹膨隆,称为气腹(pneumoperitoneum)。见于人工气腹或胃肠道穿孔。③ 腹内巨大包块:见于足月妊娠、巨大卵巢囊肿、畸胎瘤等。气腹及腹腔内包块引起的全腹膨隆,由于两侧腰部膨出不明显,故腹部常呈球形,其外形不随体位改变。为了观察全腹膨隆的程度和随时其变化,常需定期在同等条件下测量腹围。测量方法:嘱患者排尿后平卧,检查者用软尺在脐水平绕腹一周,测得的周长即为腹围。通常以 cm 作为测量单位。

2)局部膨隆:生理性耻骨上局部膨隆见于妊娠子宫及充盈膀胱等;病理性局部膨隆见于脏器肿大、腹腔内肿瘤或炎症包块、胃或肠曲胀气等。根据腹部分区及各区的内脏分布,腹部局部膨隆可根据膨隆位置推测其来自哪个器官。左上腹膨隆常见于脾肿大;上腹部膨隆常见于肝左叶肿大、胃扩张、胃癌、胰脏囊肿或肿瘤等;右上腹膨隆常见于肝肿大、胆囊肿大;左下腹膨隆常见于乙状结肠肿瘤或干结粪便;下腹部膨隆常见于妊娠、子宫肌瘤、尿潴留、卵巢肿瘤等疾病;右下腹局部膨隆常见于阑尾周围脓肿、肠结核、克罗恩病及回盲部肿瘤等疾病。白线疝、脐疝、切口疝、腹股沟疝也可表现为局部隆起,其特点是卧位或向上提气使腹压减低后膨隆消失,反之咳嗽或屏气使腹压增加时膨隆再度显现。为了确认膨隆的原因,在视诊局部膨隆时除注意其部位外,还要注意其形状,是否随呼吸移动或随体位而改变,以及有无搏动等。腹部局部膨隆也可能是腹壁上肿块,如脂肪瘤或结核脓肿等。应注意和腹腔内肿块鉴别。此时嘱患者仰卧抬头、抬肩,使腹壁肌肉紧张,如肿块更加明显,说明在腹壁上;反之不明显或消失,说明在腹腔内。

2. **呼吸运动** 健康成年男性或小儿在呼吸时,腹壁上下起伏明显称为腹式呼吸运动;而成年女性则以胸式呼吸运动为主,腹壁起伏不明显,而胸廓起伏明显。腹式呼吸运动减弱可见于腹膜炎症、腹水、腹腔内巨大肿块或妊娠等。腹式呼吸运动消失见于胆囊或胃肠穿孔所致急性腹膜炎或膈麻痹等。而在肺部或胸壁发生疾患引起胸式呼吸减弱时,腹式呼吸运动会代偿性增强。

3. **腹壁静脉**

正常人腹部静脉一般看不见,但在较瘦或皮肤较薄的老年人可见细小静脉网显露。在腹水、腹腔内肿块或妊娠等腹压增加情况下,可使腹壁静脉暴露。

(1)检查方法:着重观察患者有无腹壁静脉曲张(或扩张)及静脉内血流方向。检查血流方向时,选择一段没有分支的腹壁静脉,检查者以右手食指和中指并拢压在静脉上,压力恰可阻断血流,然后食指紧压不动,中指沿静脉向外滑动 2~3 cm,挤出该段静脉内血液,移去中指,观察静脉是否迅速充盈,再以同样方法放松食指,充盈快的一侧血流方向即为该静脉的血流方向(图 5-6-5)。

(2)检查结果:① 正常时脐以上静脉血流方向自下而上;脐以下静脉血流方向自上而下。② 门脉高压及上、下腔静脉阻塞时均可发生腹壁静脉曲张。③ 门脉高压时腹壁静脉以脐为中心向四周伸展,静脉内血液从脐部中心流向四方,呈现"海蛇头"状。④ 下腔静脉阻塞时,曲张静脉大多分布在腹壁两侧,脐以下的曲张腹壁静脉血流向上。⑤ 上腔静脉阻塞时,曲张静脉亦分布在腹壁两侧,上腹壁和胸壁的浅静脉曲张,血流向下。

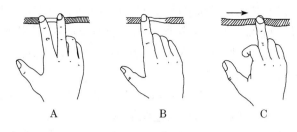

图 5-6-5　判断静脉血流方向

4. 胃肠型(gastral and intestinal pattern)及蠕动波(peristalsis)　健康成人除腹壁菲薄或松弛的老年人和极度消瘦者外,一般看不到胃和肠的轮廓及蠕动波。当发生胃肠道梗阻时,梗阻近端的胃或肠段由于气体和液体积聚,则可以在腹壁可见到胃或肠的轮廓称为胃型或肠型,同时伴有阵发性蠕动加强,可以看到胃或肠的蠕动波。胃蠕动波自左肋缘下开始缓慢向右推进,到达梗阻部位消失,有时还可看到由右向左的逆蠕动波。小肠梗阻时的肠蠕动波多见于脐部。严重梗阻时胀大的肠襻呈管状隆起,横排于腹中部,组成多层梯形肠型,肠蠕动波运行方向不一致,此起彼伏。结肠远端梗阻时,肠型宽大,多位于腹壁周边。但发生麻痹性肠梗阻时,蠕动波及肠型均消失。检查方法:观察胃肠型和蠕动波时,宜从侧面切线方向观察,检查者用手拍击患者腹壁可激发其出现。

5. 腹纹、皮疹、色素　正常情况下腹壁皮肤颜色较暴露部位稍浅,肥胖和经产女性下腹部可见浅白色条纹,无皮疹。异常情况如下。

(1)肥胖、腹水、腹部肿瘤及皮下水肿:均可造成腹壁真皮层断裂,而在下腹部和髂部形成银白色条纹,称为白纹。

(2)妊娠期妇女:由于增大子宫使腹壁真皮层结缔组织萎缩或断裂,皮肤变薄,其下的毛细血管网使腹纹呈粉红色或淡蓝色。分娩后由于真皮层轻度瘢痕组织增生,毛细血管网不再显现,腹纹又变成银白色,称为妊娠纹。妊娠妇女还可在腹中线看到色素沉着,称为妊娠斑。

(3)肾上腺皮质功能亢进症:可在患者下腹部、臀部大腿外侧和肩背部等处看到紫红色腹纹称为紫纹。

(4)腹部皮疹:常见于某些传染病和药物过敏。

(5)带状疱疹的皮疹:以沿单侧周围神经分布的簇集性小水疱为特征。

(6)急性出血性胰腺炎:患者可在左腰部出现蓝紫色。

(二)听诊

腹部听诊应紧接在视诊之后进行,用听诊器膜面置于腹壁上。进行腹部听诊时应当全面听诊腹部各区,并在安静环境下进行。腹部听诊是评估肠运动、腹部疾病、肾动脉狭窄和腹部大血管闭塞的一种有效检查方法。

1. 肠鸣音　肠蠕动时,肠管内气体和液体随之流动,产生一种断断续续的咕噜声或气过水声,称为肠鸣音。正常情况下肠鸣音4~5次/分钟,以脐部最明显。故通常选择脐周为听诊部位,听诊时应注意肠鸣音持续时间、发生频率和性质。为了保证评估的准确性,进行肠鸣音听诊时,至少需要持续听诊1分钟。

(1)肠鸣音增强:① 肠鸣音每分钟10次以上,若音调不特别高亢,称肠鸣音活跃,见于饥饿、腹泻、胃肠道大出血时。② 若肠鸣音次数增多且响亮、高亢,甚至呈叮当音或金属音,称肠鸣音亢进,见于机械性

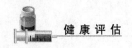

肠梗阻。

（2）减弱或消失：① 肠鸣音次数明显减少，甚至数分钟才听到1次，称肠鸣音减弱，见于便秘、腹膜炎、低钾血症。肠梗阻持续时间较长而未解除，肠平滑肌过度疲劳时，肠鸣音亦减弱。② 如听诊3~5分钟仍未听到肠鸣音，即使用手指拍击腹部仍无法听到肠鸣音时，称肠鸣音消失，见于急性腹膜炎、麻痹性肠梗阻、腹部大手术后。

2. 振水音　被检查者取仰卧位，检查者将听诊器膜面放置于被检查者上腹部，或侧耳凑近此处倾听，然后用稍弯曲的手指指腹连续而快速的冲击其上腹部。如听到胃内气体与液体相互撞击而发出的"哐啷、哐啷"的声音，称为振水音。检查者也可用两手置于被检查者上腹部两侧左右摇晃，静听有无振水音。正常人如进食较多量液体后可出现振水音。但如果是空腹时或餐后6~8小时以上仍有振水音者，则表示胃内有较多液体潴留。见于幽门梗阻、胃扩张等。

3. 血管杂音　将听诊器钟面置于腹部大血管经过部位进行听诊，正常人无血管杂音。异常情况如下。

（1）动脉性杂音：① 在中腹部脐上方听到收缩期血管杂音（有时可含有舒张期成分）常提示为腹主动脉瘤或腹主动脉狭窄，前者可于该处触及搏动性包块，后者则搏动减弱，伴下肢血压降低。② 左、右上腹部或肋脊角处听到收缩期血管杂音强烈提示肾动脉狭窄，患者同时伴有高血压。③ 如杂音在左、右下腹部，应考虑为髂动脉狭窄，左叶肝癌压迫肝动脉或腹主动脉时，也可在包块部位听到收缩期血管杂音。

（2）静脉性杂音：是一种柔和的持续性静脉嗡嗡声。肝血管瘤患者可在肝上方听到静脉嗡鸣声。腹壁静脉曲张患者在脐周及上腹部听到静脉杂音，提示门静脉与体静脉间侧支循环增加，常见于肝硬化患者。

（三）叩诊

腹部叩诊有助于评估腹腔内实质器官，尤其是肝、脾的位置与大小；空腔器官如胃肠道的充气情况，以及膀胱的扩大程度。此外，还可以判断腹腔内有无肿块、积气和积液。常用叩击方法有直接叩诊和间接叩诊。但对有夹层腹主动脉瘤、多囊肾及肝肾移植后患者应避免叩诊。

1. 腹部叩诊音　腹腔内大部分区域为积聚空气的肠腔占据，故这些地方叩诊为鼓音。而在肝、脾、充盈的膀胱、妊娠的子宫、积聚粪便的肠道以及两侧腹部近腰肌处叩诊则为浊音。病理情况下腹部鼓音、浊音范围可增大或缩小，如肝、脾肿大、腹腔内肿瘤和大量腹水时，鼓音范围缩小，病变部位出现实音或浊音；而在胃肠胀气、人工气腹和胃肠穿孔时则鼓音明显，鼓音区域扩大（图5-6-6）。

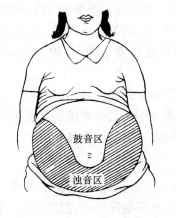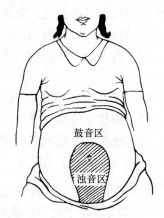

图5-6-6　腹部叩诊音

2. 肝脏叩诊

（1）叩诊方法：① 肝上界：患者取平卧位，并做平静呼吸。采用间接叩诊法沿右锁骨中线自第2肋间隙由肺区向下叩诊，当由清音转为浊音时即为肝上界，又称肝相对浊音界，此处为肝脏被肺组织覆盖的上缘。从肝上界再向下轻叩1~2肋间，浊音变为实音，称肝绝对浊音界（即右肺下界）。② 肝下界：患者取平卧位，并做平静呼吸。采取间接叩诊法自右下腹脐部水平下方沿右锁骨中线向上叩诊，当叩诊音由鼓音转为浊音时，在该处以笔做一记号,即为肝下界。由于此处肝脏与肠道位置相互重叠,肝下界较难叩准,所以通常采取触诊法判定。通常情况下,叩诊肝下界较触诊肝下界高 1~2 cm。但肝肿大时,肝脏下缘变厚,两者相差不大。

(2)正常情况:健康匀称体形者,肝上界在右锁骨中线上第 5 肋间,下界位于右季肋下缘,两者之间的垂直距离为肝浊音区上、下径,为 9~11 cm。矮胖形者及妊娠妇女的肝上、下界均可上移一个肋间;而瘦长体形者及深吸气时,则可下移一个肋间。

(3)异常情况:① 肝浊音界上移:见于右肺纤维化、右肺不张、腹水、腹腔占位性病变等。② 肝浊音界下移:见于肺气肿、右肺气胸。③ 肝浊音界扩大:见于肝炎、肝癌、肝淤血、肝脓肿、肝硬化早期等。④ 肝浊音界缩小:见于肝硬化晚期、急性重症肝炎等。

(4)肝区叩击痛:检查者左手掌贴紧平放于肝区皮肤上,右手握拳,用尺侧以适当力量叩击左手背。正常人无叩击痛,肝炎、肝脓肿、肝淤血及胆囊炎等疾病患者可出现叩击痛。

3. 肾脏叩诊 患者坐位或侧卧位,检查者以左手掌置于肾区(肋脊角处),以右拳用适当力量叩击左手背。正常者无叩痛,若出现叩痛,则提示肾炎、肾盂肾炎、肾结石、肾脓肿等疾病。

4. 膀胱叩诊 膀胱叩诊主要用于判断膀胱充盈程度。膀胱空虚或充盈度不高时,膀胱被小肠覆盖,下腹部叩诊呈现鼓音。而当膀胱高度充盈时,下腹部叩诊呈现浊音区。该浊音区成圆形,且在排尿或导尿后消失。借此可与子宫肌瘤、妊娠子宫及卵巢肿瘤等疾病导致的下腹部浊音相鉴别。

5. 移动性浊音(shifting dullness) 当腹腔内有较多液体潴留时,由于重力关系,腹水向腹腔两侧较低处沉降,叩诊时呈浊音;而充满气体的肠管在液面上浮起于腹中部,叩诊呈鼓音。根据患者体位变化,液体在重力作用下向低处移动,从而引起浊音区和鼓音区的位置、大小发生改变。这种因体位改变而出现浊音区移动的现象称移动性浊音,是判断腹腔内有无液体的重要检查方法。当腹水量在 1000 ml 以上时,即可查出移动性浊音。检查方法:患者取仰卧位,检查者用间接叩诊法,由腹部中央鼓音区向左侧叩诊,在鼓音与浊音交界处做出标记;然后让患者向右侧卧位,在标记处再次叩诊,如呈鼓音,即为移动性浊音阳性。正常人移动性浊音阴性。

(四)触诊

触诊是腹部检查的最重要方法,对腹壁、腹膜和腹腔内脏器的评估有重要作用。为达到满意的腹部触诊,被检查者的腹肌充分放松至关重要。进行触诊时,应当在安静、明亮温暖的房间进行。患者取仰卧位,两腿分开、屈膝,做平静腹式呼吸,充分暴露腹部,检查者立于被检者右侧,前臂与被检者腹部处于同一水平。一般从左下腹开始,先浅部触诊,后深触诊,沿逆时针方向逐区检查。一边检查一边观察患者表情等反应。如果已经明确知道患者病变或疼痛区域,应当从健康区域开始进行检查。

1. 腹壁紧张度 正常人腹壁有一定张力,紧张度适中,触之柔软、较易压陷,称腹壁柔软。有些人尤其是儿童因怕痒,在触摸时因发笑而导致腹肌痉挛,称自主性肌卫。如让被检查者张口呼吸,尤其在呼气相或转移注意力后可消失,不属异常。

(1)全腹紧张度增加:① 腹腔内容物增加,如肠胀气、人工气腹、巨大肿瘤及大量腹水等。病人有腹胀感,触诊时腹部张力增大,但无肌痉挛,亦无压痛。② 急性胃肠、胆囊穿孔或脏器破裂所致急性弥漫性腹膜炎,因腹膜受到炎性刺激而引起腹肌痉挛。病人有剧烈腹痛,触诊时腹壁明显紧张,甚至强直,硬如木板,称板状腹。③ 结核性腹膜炎、癌性腹膜炎(癌症转移至腹膜),由于腹膜受到慢性刺激,使腹膜增厚,并和肠管、肠系膜粘连。病人有慢性腹痛、腹胀。触诊时腹壁柔韧而且抵抗,不易压陷,有轻到中度压痛,称揉面感或柔韧感。

(2)局部腹壁紧张:常因腹内脏器炎症累及腹膜引起。如急性胆囊炎可致右上腹肌紧张,急性胰腺炎可致上腹部或左上腹肌紧张,急性阑尾炎可致右下腹肌紧张等。值得注意的是在年老体弱、腹肌发育不良、大量腹水及过度肥胖患者,虽有腹膜炎症,但腹壁紧张度可不明显,往往造成漏诊。盆腔脏器炎症

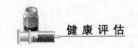

也不引起明显腹壁紧张。

（3）腹壁紧张度减低：触诊时腹壁松弛无力，失去弹性，全腹壁紧张度降低。见于慢性消耗性疾病（肿瘤、结核等）、经产妇、年老体弱，以及排放大量腹水后与严重脱水患者、截瘫患者等。

2. 压痛及反跳痛　对正常人而言，腹部浅触诊时一般不引起疼痛，重按时可有一种不适感。若由浅入深按压发生疼痛，称为压痛。当检查者触诊腹部出现压痛后，用 2 ~ 3 个手指在原处稍停片刻，使压痛感觉趋于稳定，然后将手指迅速抬起。如此时被检查者感觉腹痛骤然加剧，并有痛苦表情或呻吟，称为反跳痛。

（1）压痛：腹部压痛部位常为病变之所在，多由炎症、结核、结石、肿瘤、淤血、脏器破裂扭转等引起。引起压痛的病因可以是腹壁、腹膜病变，也可以是腹腔内器官、胸腔及盆腔脏器病变。如有压痛，嘱病人仰卧将腿伸直做屈颈抬肩动作。若此时疼痛依旧或加剧，表示病变来自腹壁；若病变来自腹腔内，此时因腹肌收缩将病变与触诊手分开，压痛明显减轻或消失。一些位置较固定的压痛点常反映特定的疾病。

1）胆囊点位于右锁骨中线与肋缘交界处，此处压痛提示为胆囊炎症。

2）阑尾麦氏（McBurney）点位于脐与右髂前上棘连线中、外 1/3 交界处，此处压痛提示为阑尾病变。

3）季肋点位于第 10 肋骨前端，相当于肾盂位置，此处压痛提示肾脏病变。

4）上输尿管点在脐水平线上的腹直肌外缘。

5）中输尿管点在髂前上棘水平的腹直肌外缘，相当于输尿管第 2 狭窄处。上输尿管点或中输尿管点出现压痛，提示输尿管结石、结核或化脓性炎症。

6）肋脊点位于背部第 12 肋骨与脊柱的夹角（肋脊角）的顶点。

7）肋腰点位于第 12 肋骨与腰肌外缘的夹角（肋腰角）的顶点。肋脊点和肋腰点是肾脏一些炎症性疾患如肾盂肾炎、肾脓肿、肾周围炎和肾结核等常出现的压痛部位。如炎症深隐于肾实质内，可无压痛而仅有叩击痛。

另外，胸部疾病如大叶性肺炎、胸膜炎、心肌梗死等可在上腹部或肋缘下部出现压痛，但无腹肌紧张与反跳痛，且常有胸部体征。盆腔疾病如子宫和附件病变可在下腹部出现压痛，也可出现腹肌紧张相反跳痛，盆腔检查可引起疼痛。

（2）反跳痛：反跳痛是腹膜壁层已受炎症累及征象，多见于腹内脏器病变累及邻近腹膜，也见于原发性腹膜炎。若腹腔内脏器炎症尚未累及壁层腹膜，可仅有压痛而无反跳痛。腹痛伴腹肌紧张、压痛、反跳痛三者并存称为腹膜刺激征（peritoneal irritation sign）。

3. 肝脏触诊　肝脏触诊主要用于了解肝脏下缘的位置，肝脏的质地，肝脏表面有无触痛和搏动等（图 5-6-7）。正常人在右锁骨中线上一般触不到肝脏，但在体形瘦、腹壁松弛的人，于深吸气时，可在右锁骨中线的肋缘下触及肝下缘，但在 1 cm 以内。在剑突下可触及肝下缘，多在 3 cm 以内；但在无力型者，剑突根部下可达 5 cm，肝脏质地软如口唇，表面光滑，边缘整齐，无压痛。

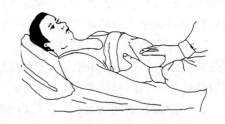

图 5-6-7　肝脏触诊

（1）检查方法：进行肝脏触诊时，被检查者取仰卧位，两侧膝关节屈曲，使腹壁放松，并做较深的腹式呼吸动作，以使肝脏上下移动。检查者立于被检查者右侧，用单手或双手触诊。

1）单手触诊法：检查者将手平放在右侧腹壁锁骨中线腹直肌外缘肝浊音界下方，右手中间 3 指并拢，掌指关节伸直，使食指与中指指端指向肋缘，也可使食指指端桡侧对着肋缘，嘱被检查者做缓慢而自然的腹部深呼吸动作。当深呼气时，指端轻轻压向深部；当深吸气时，指端向前上迎触下移的肝脏下缘。如此反复进行，手指自下而上逐渐向肋缘移动，用指端仔细感觉肝缘。再以同样方法于前正中线上触诊肝脏左叶,并分别在右锁骨中线及前正中线上测量肝缘与右肋缘及与剑突根部距离。

2)双手触诊法:检查者右手位置同于单手触诊法,左手4指置于病人右下背部,相当于第11、12肋骨及其稍下的软组织,大拇指张开,置于季肋部。触诊时左手向上托起,使肝下缘紧贴前腹壁,并限制右下胸在吸气时扩张,以增加肝的下移幅度。如此随吸气而下移的肝右叶下缘就更易碰到右手指端,可提高触诊效果。如果触到肝缘,减轻触诊手压力,肝脏可随深吸气在指端下滑过,注意肝脏大小、质地、表面光滑度、边缘情况以及有无压痛。

(2)异常情况:

1)肝脏增大:右锁骨中线上肝下缘超出肋缘1 cm以上,或是正中线上肝下缘超出剑突3 cm以上,而肝上界正常或升高者,提示肝脏增大。弥漫性增大,常见于肝炎、肝淤血、脂肪肝、血吸虫病等。局限应增大,常见于肝癌、肝脓肿、肝囊肿等。

2)质地变化:质韧如鼻尖者,常见于肝炎和肝淤血;质硬与额头者,常见于肝癌、肝硬化患者。

3)肝表面光滑、边缘钝圆见于肝炎、肝淤血;表面有结节、边缘薄而不整齐见于肝硬化;表面有结节、边缘厚薄不一常见于肝癌。

4)肝脏压痛常见于肝炎、肝淤血。

4. **脾脏触诊** 脾脏深藏在左季肋区,相当于第9~11肋的深面,不露出肋弓缘,故正常情况下脾不能触及。在慢性阻塞性肺病、左侧胸腔积液、左侧气胸及内脏下垂时由于膈下降,可使脾脏向下移位,在深吸气时可在左肋缘下触及脾尖。除此以外,凡能触到脾脏者均提示脾肿大。一般而言,脾脏要增大至正常大小2倍以上,才可能被触到(图5-6-8)。

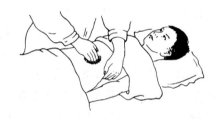

图5-6-8 脾脏触诊

(1)检查方法:

1)单手触诊法:基本方法同肝脏触诊,适用于脾脏慢性肿大而位置又较浅表时。

2)双手触诊法:患者仰卧,两腿稍屈曲,检查者站在患者右侧,左手绕过被检查者前下胸部,手掌置于其后背第7~10肋处,手指并拢,用力将脾从后向前托起,右手平放在左肋缘下,手指与肋弓大致成垂直方向,以手指弯曲力量下压腹壁,两手配合,随病人呼吸运动,右手由下向上接近左肋弓。如脾脏肿大,当病人深吸气时,右手指可触到脾脏边缘。在脾脏轻度肿大而仰卧位不易触到时,可嘱患者取右侧卧位,右下肢伸直,左下肢屈曲,可使脾脏受重力影响向下、向前移动而较接近腹壁。此时用双手触诊则容易触到。此法适用于肿大脾脏位置较深或轻度脾肿大患者。

3)钩指触诊法:被检查者取仰卧位或右侧卧位(屈曲髋、膝关节),检查者立于其左肩部向其足部,右手掌搭在其左前下胸部第2~5指屈曲成钩状,指端钩压在左腋前线脾缘下方,指腹对着左季肋缘。嘱被检查者做缓慢而自然的腹式深呼吸。当深吸气时,检查者进一步屈曲右手指间关节,以迎触下移的脾缘。

4)冲击触诊法:检查者以3个并拢手指,与腹壁成70°~90°角,置于左肋缘下做数次急速而有力的冲击触诊。此时在指端有脾脏浮沉的感觉,此法适用于有大量腹水时的脾脏检查。

(2)脾肿大的触诊内容及测量方法:如触及脾脏应测量其大小,并描写其质地、表面情况、形态、有无压痛及摩擦感。为确切表达脾脏大小,临床上常用1、2、3线表示法。左锁骨中线上测量左肋弓缘至脾脏下缘的距离为1线,又称甲乙线(以cm表示,下同)。当脾脏轻度肿大时仅用此线,如明显肿大则应加测2线、3线。左锁骨中线与左肋弓交点到最远脾尖之间距离为2线,又称甲、丙线。脾右缘与前正中线的距离为3线,又称丁、戊线(图5-6-9)。如脾高度肿大超过前正中线,3线距离以"+"表示,若脾右缘未超过前正中线,3线以"-"表示。在临床实用中,常将脾肿大分为轻、中、高3度。深吸气时脾缘不超过肋下3 cm为轻度肿大,超过3 cm至脐水平线以上为中度肿大,超过脐水平线或前正中线则为高度肿大,又称

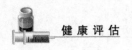
巨脾。

（3）异常情况：

1）感染性脾肿大：包括细菌感染，如伤寒、副伤寒、脾脓肿等；病毒性感染，如病毒性肝炎、传染性单核细胞增多症；寄生虫感染，如疟疾、血吸虫病、黑热病、包虫病、弓形虫病等。

2）淤血性脾肿大：如肝硬化、慢性右心衰竭、心包炎等。

3）血液病脾肿大：急性和慢性白血病、慢性溶血性贫血、骨髓纤维化、淋巴瘤及真性红细胞增多症、原发性血小板增多症等。

4）风湿病：如系统性红斑狼疮。细菌及病毒性感染引起的脾肿大多为轻度，而慢性粒细胞性白血病、黑热病、慢性疟疾、骨髓纤维化、晚期血吸虫病常引起巨脾。

5. 胆囊触诊　正常胆囊隐于肝脏下面的胆囊窝内不能触及。

（1）检查方法：可用单手滑动触诊法或钩指触诊法进行。急性胆囊炎早期，胆囊可能尚未肿大或未肿大到肋缘以下，上述触诊法不能触摸到胆囊，此时可探测胆囊触痛。患者取仰卧位，检查者左手的 2～5 指伸直，拇指外展，平放在患者右肋处，以拇指指腹钩压于右腹直肌外缘与肋弓交界处（胆囊点），其余 4 指平放在右下胸壁，然后嘱病人

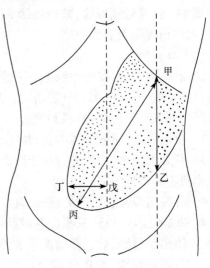

图 5-6-9　脾脏测量

缓慢深吸气。在吸气过程中发炎的胆囊下移时，碰到用力按压的大拇指，患者会因急剧增加的疼痛而致吸气突然中止，此即为墨菲征（Murphy sign）阳性，此征对隐于季肋缘内的早期胆囊炎具有重要诊断价值。

（2）异常情况：胆囊肿大时，在腹直肌外侧线与右肋弓（第9肋软骨前端）交角处，可触挨到一梨形或卵圆形、张力较高的包块，随呼吸上下移动。质地及有无压痛视病变性质而定。如肿大胆囊呈囊性感，并有明显压痛见于急性胆囊炎。若肿大胆囊有囊性感，但无压痛，见于壶腹周围癌。胆囊肿大，有实性感，可伴轻度压痛，见于胆囊结石或胆囊癌。胆总管结石引起胆道阻塞时，可发生明显黄疸，但胆囊常不肿大。

情景反馈 ···

1. 思考情景一中患者进行腹部评估时，可能出现哪些异常体征？
2. 思考情景二中患者的护理诊断是哪些？

（赵　骥）

第七节　肛门、直肠和外生殖器评估

临床情景 ···
某女性病人，28 岁，发现肛门肿块 3 年，无大便疼痛。有便血，且为鲜血。初步诊断为痔。

情景分析 ···
肛门、直肠以及外生殖器位于人体腹部以下，被人们认为是隐私部位。在临床工作中，对于此部位的检查常常得不到患者配合。但对此部位的检查也是进行体格检查的重要内容之一，医务人员需要耐心向患者解释检查的必要性，取得患者的信任与配合，完成检查。在检查时要注意遵循操作规程，同时对于检查结果必须严格保密，保护患者隐私不泄露。

理论讲述

肛门、直肠与外生殖器的评估是全面身体评估不可缺少的一部分。检查时应对被检查者说明检查的目的、方法和重要性,以取得被检者的理解与配合。评估时应在专设的检查室进行,对病人必须尊重,动作要轻柔,并注意保护患者隐私。男性检查者为女性检查时,必须有一位女性助手在场;女性检查者为男性检查时,也必须有一位男性助手在场。

一、肛门和直肠

（一）检查常用体位

对于肛门和直肠的检查评估,需要根据病情的不同,让被检者采取不同体位,以方便检查。临床常用体位有:肘膝位、仰卧位、截石位、左侧卧位等。

1. 肘膝位　被检查者跪于检查床上,双肘关节屈曲,置于检查床上,将胸腹部尽量贴近床面,使其臀部抬高。此体位是进行肛门直肠检查最常用的体位,适用于前列腺检查、精囊检查,以及使用直肠镜等内镜检查。

2. 仰卧位或截石位　被检查者仰卧于检查床上,臀部垫高,双腿屈曲、抬高、外展。此体位可以充分暴露会阴部,适用于会阴部、膀胱直肠窝的检查(图5-7-1)。此外进行直肠合诊时,也采取截石位。即右手食指置于直肠内,左手在腹部下压腹壁,双手配合检查盆腔脏器情况(图5-7-2)。

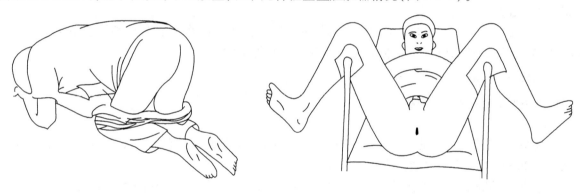

图 5-7-1　胸膝卧位　　　　　　　　　图 5-7-2　膀胱截石位(仰卧位)

3. 左侧卧位　被检查者向左侧卧于检查床上,将臀部置于床沿处,左腿伸直,右腿屈曲贴近腹部,检查者在被检者背后进行检查。此体位常用于女性以及体质虚弱者。

（二）检查方法

肛门、直肠检查以视诊、触诊为主,并辅以内镜检查。记录检查结果以及病变部位时,按照时钟方位进行记录,并注明检查体位。如肘膝位12点方向,为肛门;而截石位12点方向则为前正中点(图5-7-3)。

1. 视诊　检查者用手分开被检者臀部,观察肛门及其周围皮肤黏膜颜色及皱褶。正常人颜色较深,皱褶呈现放射状,无脓血、黏液、痔。成年人还可见到肛毛分布于肛门周围。

2. 触诊　对肛门、直肠的触诊又称为肛门指诊或直肠指诊,常用于对肛门、直肠的局部病变以及盆腔脏器病变患者的检查。检查方法:检查者右手食指戴指套,涂润滑剂(常用肥皂液、液体石蜡或凡士林),以方便将其插入肛门内并可减轻被检者不适。先在肛门外周轻轻按摩,同时嘱病人做深呼吸以减轻腹压,使括约肌松弛。待被检者肛门括约肌放

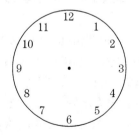

图 5-7-3　病变部位记录图示

松后,将食指慢慢伸入直肠;若突然将手指插入肛门,括约肌会因突然受到刺激而痉挛,不仅不易插入,而

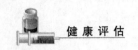
且还会产生疼痛。食指插入肛门后,要仔细检查直肠内壁黏膜,注意其是否光滑、有无压痛、有无肿块及搏动感等情况。对于男性被检者还需要检查前列腺情况,注意其分叶结构是否异常,以及其大小、硬度、外形、表面是否光滑、有无压痛和结节。检查最后需要仔细观察指套上有无血液、黏液以及脓液,必要时留取样本进行镜检以及病原学检查。

3. 异常情况

(1)痔:是直肠末端黏膜下或肛管边缘的皮下静脉丛扩大或曲张所致的静脉团。可分为外痔、内痔和混合痔。视诊时,痔呈紫红色柔软包块,触之无搏动,一般无疼痛。内痔表面由黏膜覆盖,位于齿线上方,由痔内静脉丛形成。外痔表面由皮肤覆盖,位于齿线下方,由痔外静脉丛形成。混合痔位于齿线附近,是由痔内静脉和痔外静脉丛之间彼此吻合相通的静脉形成,兼有内痔和外痔两种特性。

(2)外伤:肛门处可见创口,触之疼痛;而陈旧性创伤则可在肛周发现伤口愈合后形成的瘢痕组织。

(3)肛裂:是肛门黏膜的狭长创伤,触痛明显,可伴有梭形或多发性小溃疡。

(4)肛周脓肿:可在肛门周围发现红肿,触之疼痛,有时可有波动感。

(5)直肠脱垂:是直肠黏膜经肛门暴露于体外。检查时,嘱患者取蹲位,屏气做排便状。肛门外可见紫红色球状突出物。如果是直肠完全脱垂,突出物呈椭圆形块状物,其表面可以看到明显环形皱襞。

二、外生殖器

外生殖器结构男女各不相同。男性外生殖器主要包括阴茎和阴囊;女性外生殖器包括阴阜、大阴唇、小阴唇、阴蒂、前庭大腺、前庭球、尿道口、阴道口和处女膜等结构。

(一)男性外生殖器

男性外生殖器包括阴茎、阴囊。

1. 阴茎

(1)大小:正常成年男性的阴茎直径一般不小于2 cm。阴茎疲软状态下长度7~10 cm,勃起状态下可达到14~20 cm,具有明显的种族和个体差异。

(2)包皮:阴茎表面皮肤在阴茎头部向内反折形成包皮。正常成年人在阴茎松弛时,包皮不应掩盖尿道口,上翻可以退至冠状沟处,而暴露整个阴茎头部位。如果包皮掩盖了尿道口,但上翻可以暴露阴茎头或尿道口者,为包皮过长,容易引发炎症、包皮嵌顿,甚至癌症。如果包皮上翻后仍然不能显露尿道口或阴茎头部,则称为包茎,通常为先天性或炎症后粘连引起。

(3)阴茎头与冠状沟:正常阴茎头和冠状沟表面红润光滑、质地柔软。

(4)尿道口:正常人尿道口黏膜光滑红润、清洁、无分泌物。

2. 阴囊 是腹膜的延续部分,其中通过隔膜分为左右两囊,各含精索、睾丸和附睾。进行检查时,常取立位或仰卧位,双腿稍分开。检查者双手拇指置于阴囊前,其余手指置于其后,双手同时进行触诊并进行对比。

(1)正常情况:正常成人可触及两个睾丸,呈椭圆形球状,通常大小相近,无压痛,表面光滑。与睾丸相接可触及柔软的圆形条索状精索及膨大的附睾,正常人挤压无痛感。

(2)常见异常情况:

1)阴囊水肿:常常是全身性水肿的表现之一,可见阴囊皮肤肿胀发亮。

2)阴囊疝:是腹腔内器官(通常为肠管)经腹股沟进入阴囊形成。表现为一侧阴囊膨大,触诊有囊样感。

3)鞘膜积液:表现为阴囊肿大,触诊有水囊样感。进行透光试验,鞘膜积液呈阳性(阴囊透光呈橙红色),而阴囊肿瘤、疝呈阴性(阴囊不透光)。

（二）女性外生殖器

参见"妇产科护理学"教材。

情景反馈 ••

对于前述临床情景中女性患者,如果要确立诊断,我们需要进行哪些体格检查? 在进行检查时,需要注意哪些情况?

（赵 骥）

第八节 脊柱、四肢评估

临床情景 ••

对严重缺钙引致佝偻病的患儿,在进行脊柱四肢评估时,可以发现哪些异常体征?

情景分析 ••

脊柱、四肢,是保持人体正常体位和进行日常活动的枢纽,各种原因均可引起脊柱、四肢异常,从而引起人体姿势和运动异常。我们在进行检体评估时,必须牢记脊柱、四肢的检查方法和正常活动范围。通过评估发现异常,为进一步分析病情、护理诊断提供依据。

理论讲述

一、脊柱

脊柱是支撑体重、维持正常人立位及坐位姿势的主要支柱。另外,脊柱还承担了保护脊髓以及躯体运动等功能。当脊柱有病变时,患者可出现疼痛、坐位及立位姿势异常以及活动受限等表现。检查时应注意脊柱弯曲度、有无畸形、活动受限,以及压痛、叩击痛等情况。

1. 脊柱弯曲度

（1）正常形态:正常脊柱背面观直立位时无侧弯,侧面观有4个生理弯曲,即颈椎段稍前凸,胸椎段稍后凸,腰椎段明显前凸,脊椎则明显后凸,呈"S"形。

（2）检查方法:进行检查时,嘱被检查者取坐位或立位,双臂自然下垂,从背后观察其脊柱弯曲度,或以手指沿脊柱棘突自上而下划压,使皮肤出现一条充血红线,以观察脊柱有无侧弯发生。

（3）异常表现(图5-8-1)。

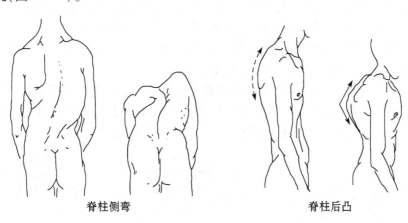

脊柱侧弯　　　　　　　　　　　脊柱后凸

图 5-8-1 脊柱异常形态

1）脊柱后凸,也称为驼背,是指脊柱向后过度弯曲。常发生于脊柱胸段,多见于骨结核、佝偻病、骨退行性变、脊柱骨折等病。

2）脊柱前凸，是指脊柱向前过度弯曲，好发于脊柱腰椎部位。患者腹部明显向前凸出，臀部明显向后凸出，以维持身体平衡。多见于妊娠晚期、大量腹水、腹腔巨大肿瘤、髋关节结核等。

3）脊柱侧凸，是指脊柱偏离后正中线向一侧偏曲。根据病因不同，脊柱侧凸可分为姿势性侧凸和器质性侧凸。姿势性侧凸常见于儿童发育期间姿势不端正，一侧下肢明显短于另一侧，椎间盘脱出症，以及脊髓灰质炎后遗症等情况。姿势性侧凸可以通过改变体位使侧凸纠正。器质性侧凸则无法通过改变体位纠正，常见于佝偻病、慢性胸膜粘连等。

2. 脊柱活动度　脊柱是躯体活动的枢纽，不同段脊柱活动度不同。颈段、腰段活动范围最大，其中颈段前屈 35°～45°，后伸 35°～45°，左右侧弯各 45°，旋转 60°～80°；腰段在臀部固定时前屈 45°，后伸 45°，左右侧弯各 30°旋转 45°；胸段活动度较小；骶段几乎不能活动。在相应部位发生病变时，如脊柱相关肌肉、韧带受损、脊柱增生性关节炎、脊柱结核、肿瘤、脊柱创伤等，脊柱相关阶段的活动度会受到限制。

3. 脊柱触诊与叩诊

（1）触诊：被检查者取端坐位，身体稍前倾，检查者以右手拇指自上而下逐个按压脊柱棘突及椎旁肌肉，观察有无压痛。正常人无压痛。脊柱结核、椎间盘脱出、脊椎外伤或骨折患者会出现压痛。而椎旁肌肉压痛见于腰背部肌肉劳损。

（2）叩诊：脊柱叩诊方法有：① 直接叩击法：即以叩诊锤或手指直接叩击棘突，观察有无疼痛，多用于颈、腰椎检查。但对于颈椎疾病，尤其是颈椎骨关节损伤时，不宜使用此方法进行检查。② 间接叩诊法：被检查者取坐位，检查者以左手置于被检查者头顶，右手握拳以小鱼际部叩击左手。在脊柱结核、骨折、椎间盘脱出症等情况下，可产生叩击痛，且疼痛部位多为病变部位。

二、四肢与关节

四肢与关节的检查以视诊和触诊为主，主要观察四肢与关节的形态、活动度和运动情况。正常人四肢与关节左右对称，形态正常，活动不受限。

1. 形态异常

（1）匙状甲：又称反甲，患者指甲中部凹陷，边缘翘起，指甲变薄且表面粗糙带条纹，多见于缺铁性贫血或高原疾病（图 5-8-2）。

（2）杵状指：表现为指关节明显增宽、增厚呈杵状膨大，指甲从根部到末端呈弧形隆起（图 5-8-3）。其发生与肢端慢性缺氧、代谢障碍和中毒损害有关。常见于化脓性肺部疾病、肺癌、支气管扩张、胸腔肿瘤、某些发绀型先天性心脏病、感染性心内膜炎、克罗恩病或溃疡性结肠炎等。

（3）肢端肥大：成人垂体前叶生长激素分泌过多时，因骨骺已愈合，躯体不能再生长，而骨骼末端及韧带等软组织可增生、肥大，表现为肢端较正常明显粗大。

（4）指关节变形：① 梭形关节：指关节呈梭形畸形，活动受限，患者手指及腕向尺侧偏移，多为双侧性，常见于类风湿性关节炎（图 5-8-4）。② 爪形手：掌指关节过伸，指间关节屈曲，骨间肌和大、小鱼际萎缩，手呈鸟爪样，见于尺神经损伤、进行性肌萎缩、脊髓空洞症或麻风。

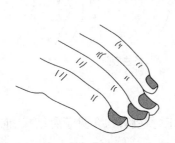
图 5-8-2　匙状甲

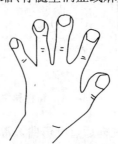
图 5-8-3　杵状指

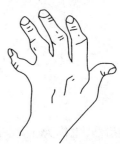
图 5-8-4　梭形关节

（5）肘关节：正常人在肘关节伸直时，肱骨内外上髁与尺骨鹰嘴位于同一直线上；而屈肘90度时，此三点形成一等腰三角形，称为肘后三角（图5-8-5）。肘关节脱位时，此三点位置关系发生改变。当外上髁有压痛时，称为"网球肘"；而内上髁有压痛时，称为"高尔夫球肘"。

（6）肩关节：正常双肩呈对称的弧形。发生肩关节脱位、三角肌萎缩时，肩关节弧形外观消失，肩峰突出，呈"方肩"外形。

（7）膝关节变形：表现为膝关节明显肿胀，周围突起和凹陷消失，如伴红、肿、热、痛及运动障碍，多为急症所致，见于风湿性关节炎发作期、结核性或外伤性关节炎、痛风等。当关节腔内过多液体积聚时称关节腔积液，其表现除膝关节明显肿胀外，触诊可有浮髌现象，浮髌现象的检查方法为以一手拇指与其余手指置于膝关节肿胀关节的上方两侧，另一手拇指和其余手指置于肿胀关节的下方两侧，使关节腔内的液体固定，然后用右手食指将髌骨向后方连续按压数次，如按压时髌骨与股关节面触碰感，放开时有髌骨随手浮起感则为浮髌试验阳性。浮髌试验阳性是膝关节腔积液的重要体征（图5-8-6）。

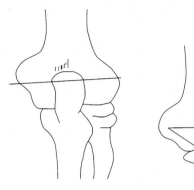

图5-8-5 肘后三角

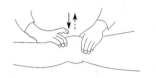

图5-8-6 浮髌试验

（8）膝内、外翻畸形：正常人两脚并拢直立时双膝和双踝可靠拢。直立时双膝并拢，双踝分离呈"X"形，称膝外翻（图5-8-7）；如双踝可并拢而双膝却分离呈"O"形，称膝内翻（图5-8-8）。两种畸形均见于佝偻病或大骨节病。

（9）足内、外翻畸形：正常人脚做内、外翻动作时皆可达35°，复原时足掌、足根可全着地。内、外翻畸形者足呈固定内翻、内收位或外翻、外展位，多见于先天性畸形或脊髓灰质炎后遗症（图5-8-9）。

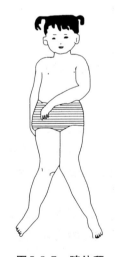

图5-8-7 膝外翻

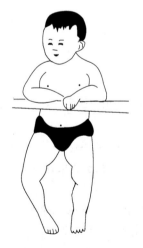

图5-8-8 膝内翻

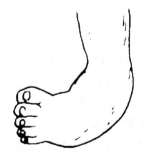

图5-8-9 足内翻

（10）肌肉萎缩：因中枢或周围神经病变、肌炎或肢体废用性所致肢体肌肉组织体积缩小。检查时应做双侧对称部位比较。常见于脊髓灰质炎后遗症、偏瘫、外伤性截瘫、周围神经损伤、多发性神经炎等。

（11）下肢静脉曲张：表现为小腿静脉呈蚯蚓状弯曲、怒张，重者感觉腿部肿胀、局部皮肤颜色暗紫、

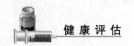

色素沉着,可有下肢浅部溃疡。常见于从事直立性工作者或栓塞性静脉炎。

（12）水肿:可分为凹陷性与非凹陷性,单侧或双侧、水肿。可由局部或全身性因素引起,参见"水肿"章节。

2. 活动异常　对于四肢关节活动的检查,常通过嘱咐被检查者做主动或被动运动,观察各关节的活动幅度。各关节活动度达不到各自正常的活动幅度时,即为关节活动(运动)障碍。关节炎症、创伤、肿瘤、骨结核及退行性变等,均可引起疼痛、肌肉痉挛、关节囊及其周围组织炎症或粘连,从而影响其活动度。全身各关节活动检查方法及正常活动范围如下。

（1）肩关节:前屈可达135°,后伸可达45°;肩胛骨不动外展可达90°,内收肘部可达正中线,外旋30°,内旋90°。

（2）肘关节:只可做屈伸运动。检查者一手握住其前臂,另一手握住其手腕,使前臂尽量屈向肩部或伸直。正常肘关节屈曲130°～150°,过伸5°～10°。

（3）腕关节:将被检查者前臂处于旋前位,以一手握持,另一手轻轻将腕关节向下屈曲,正常人可达50°～60°;再让被检查者腕关节背伸,正常为30°～60°。被检查者前臂旋前,检查者以一手握住前臂,让被检者手向其身体方向活动(即内收),然后向离开身体方向活动(即外展),正常人内收25°～30°,外展30°～40°。

（4）指关节:嘱被检查者屈曲各指关节做爪状、握拳、用拇指去碰触小指,而小指保持不动。正常者各指关节可伸直,屈指则可握拳。

（5）髋关节:被检查者取仰卧位,双下肢伸直平放,检查者将一侧下肢自中立位越过另一侧下肢向对侧活动,正常者可内收20°～30°。将一侧下肢自中立位向外移,远离躯体正中线,正常者可外展30°～45°。检测者以一手按压髂嵴,另一手将屈曲的膝关节推向前胸,正常者可屈曲130°～140°。被检查者取俯卧位,检查者以一手按压臀部,另一手握住小腿下端,屈膝90°向后上提,正常后伸可达15°～30°。

（6）膝关节:检测者握住被检查者的膝和踝关节进行屈膝、甚至活动,以检查膝关节活动度。屈膝时小腿后部可与股后部相贴达到120°～150°,伸位最大可达过伸位5°～10°。

（7）踝关节:检查者握住被检者足部向上下左右活动,观察其活动度。正常背伸20°～30°,跖屈40°～50°,内、外翻各35°。

情景反馈 ⋯⋯⋯⋯⋯⋯⋯⋯⋯⋯⋯⋯⋯⋯⋯⋯⋯⋯⋯⋯⋯⋯⋯⋯⋯⋯⋯⋯⋯⋯⋯⋯
思考佝偻病患儿可能出现的骨关节体征。

（赵　骥）

第九节　神经系统评估

临床情景 ⋯⋯⋯⋯⋯⋯⋯⋯⋯⋯⋯⋯⋯⋯⋯⋯⋯⋯⋯⋯⋯⋯⋯⋯⋯⋯⋯⋯⋯⋯⋯⋯

情景一:某女性病人,41岁,夏季,当天下午午睡后起床发现嘴歪向右侧、左眼闭合不拢,左额纹鼻唇沟消失,吹口哨漏气,不能鼓腮。

情景二:某女性病人,61岁,当天下午因打麻将时与他人争吵激烈,突然出现刀劈样剧烈头痛,跌倒在地,口齿不清,由家人送当地医院。患者曾有高血压病史20年,不规则治疗。体格检查:神志不清,颈部抵抗,右侧上、下肢肌力0级。

情景分析 ⋯⋯⋯⋯⋯⋯⋯⋯⋯⋯⋯⋯⋯⋯⋯⋯⋯⋯⋯⋯⋯⋯⋯⋯⋯⋯⋯⋯⋯⋯⋯⋯

神经系统检查是为了判断神经系统有无损害及损害的部位及程度。检查应按一定顺序,通常先查颅神经,包括运动、感觉、反射和自主神经各个功能;而后依次检查上肢和下肢的运动系统和反射,最后检查感觉和自主神经系统。对危重伤病员的检查应根据病史及临床特征有所侧重。

理论讲述

神经系统检查包括脑神经、运动神经、感觉神经、神经反射以及自主神经的检查。神经系统检查要求准确性高、专科性强,部分检查项目需要在患者充分配合下进行,检查需耐心细致。否则,错误的检查结果会直接导致对神经系统体征的错误判读。

一、脑神经

脑神经共 12 对,其中Ⅰ、Ⅱ、Ⅷ为感觉神经,Ⅲ、Ⅳ、Ⅵ、Ⅺ、Ⅻ为运动神经,Ⅴ、Ⅶ、Ⅸ、Ⅹ为感觉和运动的混合性神经。脑神经检查专科性较强,对颅脑病变的定位诊断极为重要,检查时应按顺序进行,以免遗漏,同时注意两侧对比。

(一)嗅神经(Ⅰ)

检查前,首先确定被检查者鼻孔是否通畅,有无鼻黏膜病变。然后嘱其闭目并用手指闭塞一侧鼻孔,将人们熟知的无刺激性气体(如酒、醋或香水等)分别置于对侧鼻孔下,要求其辨别其气味,同理测另一侧。一侧嗅觉减退或丧失,如能排除鼻黏膜病变,则常提示同侧嗅神经损害,可见于创伤、前颅凹占位性病变等。

(二)视神经(Ⅱ)

检查内容包括视力、视野和眼底检查。

1. 视力检查　通常应用远距离或近距离视力表检查,能看清"1.0"行视标者为正常视力,小于"1.0"行视标者为视力减退。

2. 视野检查　通常检查方法有手试法和视野计法,用于判断眼球固定不动、正视前方所能看到的最大范围(图 5-9-1)。

(1)手试法:简单实用,临床常用来观察视野有无缺损。常见视野缺损有单盲、偏盲和象盲,分别提示为视网膜、视神经、视交叉、视束和视中枢的病变(图 5-9-1)。

(2)视野计法:较为精确,一般在手试法检查有异常时再做此检查。

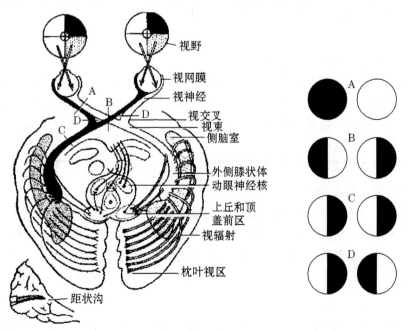

图 5-9-1　各种视野缺损示意图

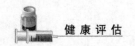

3. 眼底检查　用于观察视神经乳头、视网膜血管和视网膜,了解有无视网膜、颅内、视神经及血管病变等,须借助检体眼镜才能看到(详见眼科学护理部分)。

（三）动眼神经（Ⅲ）、滑车神经（Ⅳ）、展神经（Ⅵ）

由于这三对脑神经共同管理眼球运动,合称眼球运动神经。① 动眼神经支配提睑肌、上直肌、下直肌、内直肌及下斜肌的运动,动眼神经麻痹时,可出现上睑下垂和外斜视及调节反射消失。② 滑车神经支配眼球的上斜肌,滑车神经麻痹时,眼球向下及向外运动减弱。③ 展神经支配眼外直肌,展神经受损时出现内斜视。主要检查内容:有无眼睑下垂、瞳孔对光反射、调节反射、眼球运动障碍、斜视、复视等。

（四）三叉神经（Ⅴ）

属混合性脑神经,具有运动与感觉两种功能,以管理头面部感觉为主。

1. 面部感觉　三叉神经的感觉支分布在面部皮肤、眼、鼻与口腔黏膜。常用棉签检查触觉,用针刺检查痛觉,用盛有冷、热水的试管检查温度觉,注意比较双侧感觉有无差异、减退、消失或过敏。

2. 咀嚼运动　三叉神经的运动支支配咀嚼肌、颞肌、翼状肌。嘱被检查者做咀嚼运动,双手触按咀嚼肌,对比两侧肌力强弱;再嘱被检查者张口,观察下颌有无偏斜(以上、下门齿中缝为标准),若偏斜向一侧,提示该侧翼状肌麻痹。

（五）面神经（Ⅶ）

属混合性脑神经,主要支配面部表情肌运动和舌前2/3的味觉功能。

1. 检查运动功能　嘱被检查者做皱额、闭眼、吹哨、露齿、鼓腮动作,比较两侧是否对称。周围性面瘫表现为病变同侧表情肌全部瘫痪,额纹变浅或消失,眼裂增宽,不能皱眉、闭眼、露齿、鼓腮和吹哨,鼻唇沟变浅,口角下垂并向健侧偏斜,见于病毒感染、听神经瘤等。中枢性面瘫时,对侧下半部表情肌瘫痪,皱额、闭眼无影响。见于脑血管意外、脑瘤或炎症。

2. 检查味觉功能　嘱被检查者伸舌,检查者以棉签蘸取少量有味道的溶液(如醋、盐、糖)轻擦于被检查者一侧的舌前部,然后嘱其用手指出事先写在纸上的酸、咸、甜三个字之一。期间不能讲话、缩舌、吞咽,每测试过一种溶液需用温水漱口,并分别检查两侧以对照。

（六）位听神经（Ⅷ）

属单纯性感觉神经,包括蜗神经和前庭神经。

1. 蜗神经　主要通过检查听觉测定,检查听觉除用对话、听表音等方法外,还可应用音叉测验,是用于鉴别传导性耳聋和神经性耳聋的方法。可先用粗测听力的方法,嘱被检查者闭眼,用手掩住另一侧耳道,检查者持机械手表,自1 m以外逐渐移近被检查者的耳部,直到被检查者听到声音为止,测其距离。正常人一般在1 m左右可听到声音。

2. 前庭神经　询问被检查者有无眩晕、平衡失调,检查有无自发性眼球震颤。

（七）舌咽神经（Ⅸ）、迷走神经（Ⅹ）

均属混合性脑神经,共同支配腭、咽和喉的感觉和运动。舌咽神经还传导舌后1/3的味觉。舌咽神经和迷走神经两者在解剖与功能上关系密切,常同时受损。检查时,嘱被检查者张口发"a"音,观察两侧软腭上抬是否有力、对称,悬雍垂是否居中。若有吞咽困难、饮水呛咳、声音嘶哑、鼻音等表现,见于脑干病变、鼻咽癌转移等。

（八）副神经（Ⅺ）

属单纯性运动神经,支配胸锁乳突肌及斜方肌。检查时注意肌肉有无萎缩,嘱被检查者做耸肩及转头动作,比较两侧肌力。副神经受损时,可出现一侧肌力下降,表现为向对侧转头及病侧耸肩无力,可伴有该处肌肉萎缩。

（九）舌下神经（Ⅻ）

属单纯性运动神经,支配同侧舌肌。嘱被检查者伸舌,观察有无舌偏斜、舌肌萎缩、肌束颤动。一侧舌下神经下运动神经元受损时,病侧舌肌可见萎缩及肌震颤,伸舌偏向病侧。一侧舌下神经上运动神经元受损时,无舌肌萎缩与肌震颤,伸舌偏向病变对侧,多见于脑血管意外。双侧舌下神经麻痹,不能伸舌。

二、运动功能

（一）肌力

肌力是被检查者主动运动时肌肉的收缩力。嘱被检查者做肢体伸屈运动,检查者从相反方向给予阻力,检查其对阻力的克服力量。注意两侧肢体的对比,两侧力量显著不等时有重要意义。肌力的记录采用0～5级的六级分级法:

0级 完全瘫痪,无肌肉收缩。

1级 只有肌肉收缩,但无动作。

2级 肢体能在床面水平移动,但不能抬离床面。

3级 肢体能抬离床面,但不能克服阻力。

4级 能克服阻力,但较正常稍差。

5级 正常肌力。

（二）肌张力

肌张力是指静息状态下肌肉的紧张度。可通过触诊肌肉的硬度及根据伸屈其肢体时感知肌肉对被动运动的阻力来判断。肌张力异常有:

1. 肌张力增强 被动运动时阻力增加,触摸肌肉有坚实感。①"折刀样"肌张力增强:表现为在被动伸屈其肢体时,起始阻力大,终末阻力突然减弱,见于锥体束受损。②"铅管样"肌张力增强:指伸肌和屈肌的张力均增高,见于锥体外系受损。③"齿轮样"肌张力强:是在此基础上,如伴有震颤则出现规律而断续的阻力增高,见于震颤麻痹。

2. 肌张力减弱 触诊肌肉松软,被动运动时阻力减弱或消失,关节过伸。见于周围神经病变等。

（三）随意运动

随意运动由锥体系管理,是指在意识支配下的动作。所谓瘫痪是指随意运动功能的丧失。依程度不同可分为完全性和不完全性瘫痪。瘫痪的性质可分为上、下运动神经元受损,分别引起中枢性瘫痪和周围性瘫痪(表5-9-1)。

表5-9-1 中枢性瘫痪和周围性瘫痪的鉴别

	中枢性瘫痪 （上运动神经元性受损）	周围性瘫痪 （下运动神经元性受损）
受累范围	一个或一个以上肢体瘫痪	个别或几个肌群受累
肌萎缩情况	瘫痪肢体无肌萎缩（或轻度萎缩）	瘫痪肌肉萎缩明显
肌张力	肌张力增高（硬瘫）	肌张力降低（软瘫）
神经反射	深反射亢进	病理反射（＋）

（四）不随意运动

指患者意识清晰的情况下,随意肌不自主收缩所产生的无目的异常动作,多由锥体外系和小脑病变引起,常见表现有:

1. 震颤 为两组拮抗肌交替收缩引起的不主自主动作。①静止性震颤:静止时表现明显,运动时减

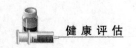

轻,见于帕金森病。② 意向性震颤:在休息时消失,动作时发生,愈近目标愈明显,见于小脑病变。

2. 肌纤维震颤和肌束震颤　为局限于肌肉的细小、快速或蠕动样颤动,不引起关节的活动。发生于下运动神经元变性期,肌肉极度萎缩时可消失。

3. 抽搐　① 阵挛性抽搐:阵发性发作的主动肌群与拮抗肌群的有节律的交替性收缩。可见于颜面(如面肌抽搐)、肢体(如局限性运动性癫痫)或全身(如强直性痉挛性癫痫发作的痉挛期)。② 强直性抽搐:阵发性发作的肌肉或肌群持续性强直收缩。可局限于某一肌肉(如腓肠肌痛性痉挛)、某一肌群(如手足搐搦)或全身(如强直性痉挛性癫痫发作的强直期)。

4. 舞蹈样动作　为不规律的、不对称的、幅度不等的急促动作。如突发的肢体伸展、挤眉、眨眼、伸舌、摆头等,见于锥体外路病变。

5. 摸空症　为上肢以肘、腕、手关节为主的一种无意识摸索动作。见于高热伴意识障碍或肝性脑者。

（五）共济运动

任何一个简单的运动必须有主动肌、对抗肌、协同肌和固定肌4组肌肉的参与才能完成,并有赖于神经系统的协调和平衡。小脑、前庭神经、深感觉、锥体外系均参与了协调和平衡作用。当上述结构发生病变,协调动作做出现障碍时,称共济失调,以小脑病变最为常见。

1. 指鼻试验　嘱被检查者手臂伸直外展,以食指触鼻尖,先慢后快,先睁眼后闭眼反复进行。正常人动作准确,共济失调者多指鼻有误。

2. 跟-膝-胫试验　被检查者取仰卧位,抬起一侧下肢将足置于另一侧膝部下端,再沿胫骨直线下移,先睁眼后闭眼反复进行。共济失调者动作不稳或失误。

3. 轮替运动　嘱被检查者伸直手掌做快速旋前旋后动作。共济失调者动作缓慢、不协调。

4. 闭目难立征（Romberg 征）　嘱被检查者闭目双足并拢站立,双手向前平伸,出现摇晃或倾斜即为阳性。仅闭目不稳者提示感觉性共济失调,闭目、睁目皆不稳者提示小脑病变。

三、感觉功能

检查时,被检查者必须意识清晰、合作,注意左右、远近对比。

（一）浅感觉

主要有皮肤、黏膜的痛觉和触觉。

1. 痛觉　被检查者闭目,检查者用大头针尖部以均匀的力量轻刺被检查者的皮肤,让其回答具体的感觉,并注意左右对比。

2. 触觉　用棉絮轻触被检查者皮肤或黏膜,触觉障碍见于后索病损。

（二）深感觉

包括关节觉、震动觉。

1. 关节觉　被检查者闭目时对其肢体所处位置及对被动屈伸时的感觉。

2. 震动觉　被检查者对置于其肢体骨突部位(如内、外踝处)震动着的音叉的震动感,障碍见于后索病损。

（三）复合感觉

包括皮肤定位觉、两点辨别觉、实物辨别觉和体表图形觉。这些感觉是大脑综合分析的结果,故又称皮质感觉。正常人闭目情况下可正确辨认,皮质病损时发生障碍。

四、神经反射检查

神经反射检查一般包括生理反射、病理反射、脑膜刺激征等。

（一）生理反射

1. 浅反射　为刺激皮肤或黏膜引起的反射。

（1）角膜反射：嘱被检查者眼睛向内上方注视，检查者用棉絮轻触角膜外缘，该侧眼睑立刻闭合，称直接角膜反射。刺激一侧角膜，对侧眼睑也闭合，称间接角膜反射。若直接与间接角膜反射均消失见于三叉神经病变；若直接反射消失，间接反射存在，见于患侧面神经瘫痪；若角膜反射完全消失，见于深昏迷病人。

（2）腹壁反射：被检查者仰卧，双下肢略屈曲使腹壁松弛，用钝头竹签按上（沿肋缘下，胸髓7～8节段）、中（平脐，胸髓9～10节段）、下（腹股沟上，胸髓11～12节段）三个部位轻划腹壁皮肤，正常可见受刺激部位腹肌收缩，上部、中部或下部反射消失见于各相应脊髓节段病损；一侧腹壁反射减弱或消失见于同侧锥体束病损；双侧腹壁反射完全消失见于昏迷、急腹症（图5-9-2）。

（3）提睾反射：用钝头竹签沿大腿内侧上方，至下往上轻划大腿皮肤，正常反应为同侧睾丸上提（腰髓1～2节段）。一侧反射减弱或消失见于同侧锥体束受损、老年人或腹股沟疝、阴囊水肿、睾丸炎等局部病变者；双侧反射消失见于腰髓相应节段病损（图5-9-2）。

（4）跖反射（骶髓1～2节段）：病人仰卧，髋及膝关节伸直。检查者手持被检查者踝部，用钝头竹签沿足底外侧，划向小趾根部转向内侧，正常反应为足趾屈曲。

2. 深反射　为刺激骨膜、肌腱引起的反射。

（1）肱二头肌反射：检查者以左手托住被检查者肘部，使前臂屈曲90°，将拇指置于肱二头肌腱上，右手持叩诊锤叩击拇指指甲。正常反应为肱二头肌收缩，肘关节快速屈曲（颈髓5～6节段）（图5-9-3）。

（2）肱三头肌反射：检查者左手托住被检者肘部，嘱其前臂屈曲，用叩诊锤叩击尺骨鹰嘴上方的肱三头肌肌腱，正常反应为肱三头肌收缩致前臂伸展（颈髓6～7节段）（图5-9-4）。

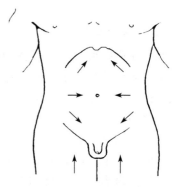

图5-9-2　腹壁反射与提睾反射检查示意图

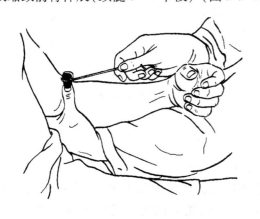

图5-9-3　肱二头肌反射检查示意图

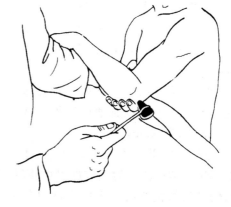

图5-9-4　肱三头肌反射检查示意图

（3）膝腱反射：坐位时，被检查者小腿完全松弛下垂，或仰卧时检查者以左手托起其膝关节使之屈曲120°，右手持叩诊锤叩股四头肌肌腱，正常反应为小腿伸展（腰髓2～4节段）（图5-9-5）。

（4）跟腱反射（骶髓1～2节段）：仰卧位时，使被检查者屈髋屈膝，下肢外展外旋，检查者使被检查者足部背屈过伸，叩击跟腱。正常反应为腓肠肌收缩，足向跖面屈曲（图5-9-6）。

深反射减弱或消失是下运动神经元病损的重要体征，如末梢神经炎、神经根炎，也见于周期性麻痹、重症肌无力、深昏迷、脑或脊髓急性损伤休克期等。深反射亢进是上运动神经元病损的重要体征，见于脑血管病等。

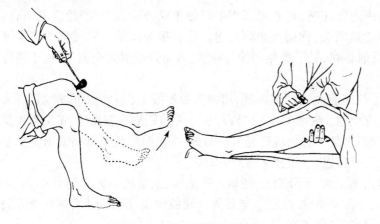

图 5-9-5　膝反射检查示意图　　　　　　　　　图 5-9-6　跟腱反射检查示意图

（二）病理反射

是指在锥体束受损时,大脑失去对脑干和脊髓的抑制作用而出现的踝及趾背伸反射,称锥体束征。一岁半内的婴儿锥体束尚未发育完善,可出现上述反射。成人出现此类反射时则为病理性的。

1. 巴宾斯基（Babinski）征　检查方法同跖反射。阳性反应为跗趾缓慢背伸,其余 4 趾呈扇形分开（图 5-9-7）。

2. 奥本海姆（Oppenheim）征　检查者以拇指和食指沿被检查者胫前自上而下划压,阳性表现同 Babinski 征。

3. 戈登（Gordon）征　检查者用手以一定压力挤压腓肠肌,阳性表现同 Babinski 征。

4. 查多克（Chaddock）征　检查者用竹签从外踝下方向前划至趾跖关节处,阳性表现同 Babinski 征。

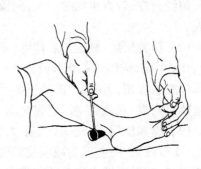

(1)巴宾斯基征阳性
(2)巴宾斯基征阳性
(3)查多克征阳性
(4)奥本海姆征阳性
(5)戈登征阳性

图 5-9-7　病理反射检查示意图

上述各征临床意义相同,均为下肢的锥体束征,以 Babinski 征最为常用。

5. Hoffmann 征　为上肢的锥体束征,检查者以左手持被检查者腕关节上方,右手中指与食指持被检查者中指,使被检查者腕轻度过伸而其余各手指自然弯曲,然后用拇指迅速弹刮中指指甲,引起其余 4 指轻微掌屈（图 5-9-8）,称 Hoffmann 征阳性,但也见于部分腱反射活跃的正常人。

（三）脑膜刺激征　为脑膜受激惹的表现,见于各种脑膜炎、蛛网膜下隙出血、颅内压增高等。

1. 颈强直　被检查者仰卧,检查者以一手托被检查者枕部,另一手置于胸前做屈颈动作。颈强直表现为颈部僵直,被动屈颈时阻力增强。也可见于颈椎或颈部肌肉病变等。

2. 克尼格（Kernig）征　被检查者仰卧,检查者先将其髋关节屈成直角,再用手抬高小腿,如在 135° 以内伸膝受阻伴疼痛与屈肌痉挛,则为阳性（图 5-9-9）。

3. 布鲁津斯基（Brudzinski）征　被检查者仰卧,下肢自然伸直,检查者一手托被检查者枕部,另一手置于其胸前,当头前屈时,双膝和髋关节屈曲则为阳性（图 5-9-10）。

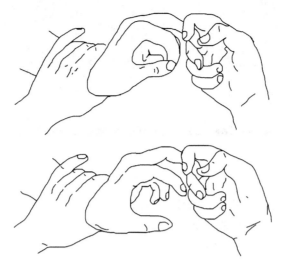

图 5-9-8　Hoffmann 征检查示意图

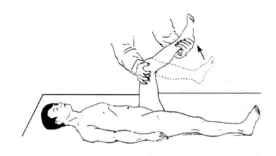

图 5-9-9　Kernig 征

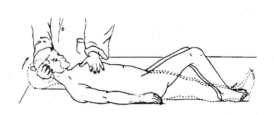

图 5-9-10　Brudzinski 征

相关护理诊断

1. 吞咽障碍　与颅神经瘫痪有关。

2. 躯体移动障碍　与体神经瘫痪有关。

3. 语言沟通障碍　与中枢神经损害有关。

4. 有皮肤完整性受损的危险　与脑溢血有关。

知识链接 ···

瘫痪依形式可分为：① 单瘫：为单一肢体瘫痪,见于脊髓灰质炎。② 偏瘫：为一侧肢体瘫痪,伴有同侧颅神经损害,见于内囊损害。③ 交叉瘫：为一侧肢体瘫痪及对侧颅神经损害,见于脑干病变。④ 截瘫：为双下肢或四肢瘫痪,见于脊髓外伤、炎症等所致的脊髓横贯性损伤。

反射弧包括感受器、传入神经、中枢、传出神经及效应器。反射弧中任何一环节病损,正常反射即遭破坏,使反射减弱或消失。因此,通过反射的检查可帮助判断神经系统损害的部位,为临床提供诊断的依据。反射又受高级神经中枢的控制,锥体束及以上的病变可使深反射活动失去抑制而出现反射亢进。神经反射强弱存在个体差异常,检查时一定要注意两侧对比。

情景反馈 ···

1. 思考情景一中病人可能发生了什么？请说出相关的护理诊断。

2. 思考情景二中病人可能发生了什么？请说出相关的护理诊断。

（吕建中）

第六章　实验室检查

○**学习目标**

 1. 掌握常用的实验室检查项目的内容、要点。

 2. 熟悉实验室检查的一般步骤和方法。

第一节　血液一般检查

临床情景 ···

 情景一:某男性病人,55 岁,上呼吸道感染后出现皮肤潮红、口渴、头晕,测量体温39.1 ℃,查血常规:白细胞 15×10^9/L,中性粒细胞 8.0×10^9/L。

 情景二:某女性病人,9 岁,双下肢无明显诱因出现淤点、淤斑,无发热,查血常规:血白蛋白 69 g/L,血小板 30×10^9/L,经骨髓穿刺,确诊为急性再生障碍性贫血。

情景分析 ···

 血液检查一般又称血常规检查,是临床最常用的实验项目之一。其内容包括对外周血液中的红细胞、白细胞、血小板的数量和质量的检查。如血液细胞成分的常规检测、网织红细胞检测和红细胞沉降率检测。

理论讲述

一、红细胞计数和血红蛋白测定

1. 定义

红细胞计数　测量单位体积血液(每升)中红细胞数量。

血红蛋白测定　测量单位容积内血红蛋白的含量。

2. 标本采集

非空腹采血。血液分析仪法:静脉采血用 EDTA-K2 抗凝;手工法:末梢采血非抗凝。

3. 参考范围

成年男性:红细胞计数 $4.0 \sim 5.5 \times 10^{12}$/L,血红蛋白 120 ~ 160 g/L。

成年女性:红细胞计数 $3.5 \sim 5.0 \times 10^{12}$/L,血红蛋白 110 ~ 150 g/L。

新生儿:红细胞计数 $6.0 \sim 7.0 \times 10^{12}$/L ,血红蛋白 170 ~ 200 g/L。

4. 临床意义

(1) 红细胞及血红蛋白增多:指单位容积血液中红细胞数及血红蛋白量高于参考值高限。成年男性红细胞 $>6.0 \times 10^{12}$/L,血红蛋白 >170 g/L;成年女性红细胞 $>5.5 \times 10^{12}$/L,血红蛋白 >160 g/L 时即为增多。可分为相对增多和绝对增多。

1) 相对增多:多见于各种原因导致的血浆容量减少,血液浓缩,使红细胞数量相对增多。如严重呕吐、腹泻、大量出汗、大面积烧伤、尿崩症、慢性肾上腺皮质功能减退等。

2）绝对增多：生理性增多见于胎儿、新生儿、长期高原居住者、重体力劳动者、登山运动员等；病理性增多见于发绀型先天性心脏病，严重的慢性心、肺疾患，如阻塞性肺气肿、肺源性心脏病、真性红细胞增多症等。常见原因：血氧饱和度下降引起红细胞生成素代偿性增加；某些肿瘤和肾脏疾病，如肝癌、卵巢癌、肾盂积水、多囊肾等可使红细胞生成素增多；真性红细胞增多症患者红细胞增多原因不明，可能与造血干细胞受累有关。

（2）红细胞及血红蛋白减少：

1）生理性减少：见于婴幼儿、15岁以前儿童，红细胞及血红蛋白比正常人低10%～20%；妊娠中晚期的妇女、部分老年人造血功能明显减退等均可使红细胞和血红蛋白减少。

2）病理性减少：见于各种贫血。其常见原因有红细胞生成减少、造血功能障碍、红细胞丢失、破坏过多等。

3）药物干扰：抗生素、抗肿瘤药物、利福平、阿司匹林、磺胺类等药物的使用也可引起红细胞减少。

二、白细胞检测

1. 定义

（1）白细胞计数：是指测定每升血液中的白细胞数量。

（2）白细胞分类计数：指测定100个白细胞中各类白细胞所占的百分比。

2. 标本采集

同红细胞计数。

3. 参考范围

（1）白细胞计数：成人$(4\sim10)\times10^9/L$；新生儿$(15\sim20)\times10^9/L$；6个月～2岁$(11\sim12)\times10^9/L$。

（2）白细胞分类计数见表6-1-1。

表6-1-1 5种白细胞正常百分数和绝对值

细胞类型	百分数（%）	绝对值（$\times10^9/L$）
中性粒细胞（N）		
杆状核（St）	0～5	0.04～0.05
分叶核（Sg）	50～70	2～7
嗜酸性粒细胞（E）	0.5～5	0.05～0.5
嗜碱性粒细胞（B）	0～1	0～0.1
淋巴细胞（L）	20～40	0.8～4
单核细胞（M）	3～8	0.12～0.8

4. 临床意义

白细胞计数高于参考范围的高限（成人为$10\times10^9/L$）称白细胞增多，低于参考范围的低限（成人为$4\times10^9/L$）称白细胞减少。白细胞计数的增多或减少主要受中性粒细胞数量的影响，其临床意义与中性粒细胞相同。

（1）中性粒细胞：

1）中性粒细胞增多：指中性粒细胞大于$7.0\times10^9/L$；常伴有白细胞总数增多。生理性增多多为一过性的，不伴有白细胞质量变化。见于饱餐、激动、剧烈运动、高温、严寒、新生儿、妊娠、分娩等。病理性增多包括：①急性感染：是最常见原因，特别是化脓性球菌引起的局部炎症或全身性感染。②广泛的组织损伤或坏死:如严重外伤、手术、大面积烧伤、心肌梗死等。③ 急性溶血或大出血。④ 中毒:如铅、汞、药物等中毒。⑤ 白血病及恶性肿瘤晚期,特别是肝癌、胃癌等。

2)中性粒细胞减少:指中性粒细胞绝对值低于 $1.5 \times 10^9/L$ 称为粒细胞减少症;中性粒细胞绝对值低于 $0.5 \times 10^9/L$ 称为粒细胞缺乏症。① 感染性疾病:见于伤寒、副伤寒杆菌感染、病毒性肝炎、风疹、流感等。② 血液系统疾病:见于再生障碍性贫血、巨幼细胞性贫血、严重缺铁性贫血、粒细胞减少症等。③ 物理、化学因素:放射线、铅、汞、抗肿瘤药及用免疫抑制剂等。④ 单核-巨噬细胞系统功能亢进:脾功能亢进、淋巴瘤等。⑤ 其他:过敏性休克、某些自身免疫性疾病如系统性红斑狼疮等。

3)中性粒细胞核象变化:中性粒细胞核象是指粒细胞分叶状况,它反映粒细胞的成熟程度。正常时,中性粒细胞分叶以 3 叶核居多,可见少量杆状核(1% ~5%),杆状核与分叶核之比为 1:13。在病理情况下,中性粒细胞核象可发生变化,出现核左移或核右移现象。① 核左移:周围血中出现不分叶核粒细胞(杆状核、晚幼、中幼或早幼粒细胞)的百分率超过 5% 时,称核左移。常见于急性化脓性感染、急性失血、急性中毒及急性溶血反应等。白血病和类白血病反应,也可出现极度核左移现象。② 核右移:周围血中性粒细胞核出现 5 叶或更多分叶,其百分率超过 3% 时,称核右移。主要见于造血功能减退、巨幼细胞性贫血、应用抗代谢药物治疗时,在感染的恢复期,也可出现一过性核右移现象。核右移是由于造血物质缺乏或造血功能减退所致。

4)中性粒细胞形态异常:① 中性粒细胞的中毒性改变:在化脓性感染、败血症、恶性肿瘤、中毒及烧伤等病理情况下,中性粒细胞可发生中毒性和退行性变化。常见有细胞大小不均:见于病程较长的化脓性炎症或慢性感染,可能是骨髓幼稚中性粒细胞受内毒素等影响发生不规则分裂所致;中毒颗粒:细胞胞质中出现粗大、大小不等、分布不均匀、染色呈深紫红或黑紫色的中毒颗粒;空泡形成:细胞胞质或胞核中出现单个或多个、大小不等的空泡,为细胞质发生脂肪变性所致;核变性:中性粒细胞核出现核固缩、核碎裂或核溶解。② 巨多分叶核中性粒细胞:细胞胞体较大,细胞核分叶过多,常超过 5 叶以上,甚至在 10 叶以上,核染色质疏松,常见于巨幼贫,抗代谢药物治疗。③ 棒状小体:胞质中出现的一个或数个不等,长约 1~6μm 紫红色细杆状物。棒状小体一旦出现在细胞胞质中,就可诊断为急性粒细胞白血病和急性单核细胞白血病。急性淋巴细胞白血病胞质中无棒状小体。

(2)嗜酸性粒细胞:

1)嗜酸性粒细胞增多:嗜酸性粒细胞高于 5% 或绝对值高于 $0.5 \times 10^9/L$ 称为嗜酸性粒细胞增多。见于:① 变态反应性疾病,如支气管哮喘、荨麻疹、药物过敏等。② 寄生虫病,如血吸虫、蛔虫、钩虫病等。③ 皮肤病,如湿疹、银屑病、剥脱性皮炎等。④ 血液病,如嗜酸性粒细胞白血病、淋巴瘤等。⑤ 某些恶性肿瘤。

2)嗜酸性粒细胞减少:指嗜酸性粒细胞低于 $0.02 \times 10^9/L$,称为嗜酸性粒细胞减少。见于伤寒、副伤寒,长期应用糖皮质激素、大手术、烧伤等。

(3)嗜碱性粒细胞:

1)嗜碱性粒细胞增多:嗜碱性粒细胞高于 $0.1 \times 10^9/L$ 称为嗜碱性粒细胞增多。见于:① 变态反应性疾病如类风湿性关节炎。② 血液病如慢性粒细胞白血病、嗜碱性粒细胞白血病。③ 其他如脾切除后、恶性肿瘤等。

2)嗜碱性粒细胞减少:临床意义较小。见于急性过敏反应、应激反应。

(4)淋巴细胞:

1)淋巴细胞增多:淋巴细胞高于 $4.0 \times 10^9/L$ 时称为淋巴细胞增多。① 生理性增多:见于出生后 4 ~6 天的婴儿至 4 ~6 岁的儿童。② 病理性增多:见于病毒或某些感染性疾病如麻疹、腮腺炎、风疹、结核、传染性单核细胞增多症等。③ 血液病:急、慢性淋巴细胞白血病、淋巴瘤等。④ 其他:移植抗宿主反应或移植抗宿主病、肿瘤等。

2)淋巴细胞减少:淋巴细胞低于 $0.8 \times 10^9/L$ 时称为淋巴细胞减少。见于使用肾上腺皮质激素、接触放射性物质、免疫缺陷性疾病等。

（5）单核细胞：

1）单核细胞增多：单核细胞高于 $0.8 \times 10^9/L$ 时称单核细胞增多。① 生理性增多：见于儿童、新生儿等。② 病理性增多：见于某些感染，如黑热病、疟疾、感染性心内膜炎等；血液病，单核细胞性白血病、淋巴瘤等。

2）单核细胞减少：一般无临床意义。

三、网织红细胞检测

1. 定义

（1）网织红细胞：是晚幼红细胞脱核后尚未完全成熟的红细胞，是一种过渡型细胞。因胞质中残存核糖体等嗜碱性物质，用新亚甲蓝等染色，呈现蓝绿色的网织状细胞而得名。网织红细胞较成熟红细胞稍大，直径为 $8 \sim 9.5\ \mu m$。

（2）网织红细胞计数：测定网织红细胞在成熟红细胞中所占的百分比。

2. 标本采集　同红细胞计数。

3. 参考范围

（1）百分率：成人 0.5%～1.5%；新生儿 3%～7%。

（2）绝对值：$(24 \sim 84) \times 10^9/L$。

4. 临床意义

（1）网织红细胞增多：网织红细胞高于 2% 时称为网织红细胞增多。表示骨髓红细胞系增生旺盛。见于增生性贫血。如溶血性贫血时，网织红细胞计数可高达 40% 以上，急性失血性贫血时也明显增高。

（2）网织红细胞减少：指网织红细胞低于 0.5% 时称为网织红细胞减少。表示骨髓造血功能减低。见于骨髓病性贫血、再生障碍性贫血，可作为急性再生障碍性贫血的实验诊断依据。

（3）判断贫血治疗和实验性治疗的效果：缺铁性贫血或巨幼细胞性贫血经有效治疗 3～5 天后，网织红细胞可增高，7～10 天达高峰，2 周左右网织红细胞减低、红细胞及血红蛋白增高称网织红细胞反应。

（4）骨髓移植效果监测　骨髓移植术后第 21 天，当网织红细胞大于 $15 \times 10^9/L$，表示未出现移植并发症；如小于 $15 \times 10^9/L$，同时有中性粒细胞和血小板增高，提示可能骨髓移植失败。

四、血小板检测

1. 定义

（1）血小板计数：计数单位体积血液中血小板的数量，以"个/升"表示。

（2）血小板平均体积：指循环血液中单个血小板的平均体积。

2. 标本采集　同红细胞计数。

3. 参考范围

（1）血小板计数：血小板计数 $(100 \sim 300) \times 10^9/L$。

（2）血小板平均体积：血小板平均体积 6.0～11.5 fL。

4. 临床意义

（1）血小板计数：

1）血小板增多：血小板计数高于 $400 \times 10^9/L$ 称血小板增多。原发性增多见于慢性粒细胞性白血病、真性红细胞增多症等骨髓增生性疾病；反应性增多见于急性感染、急性溶血等。一般轻度增多，在 $500 \times 10^9/L$ 以下。

2）血小板减少：血小板低于 $100 \times 10^9/L$ 称血小板减少。① 血小板生成障碍：见于再生障碍性贫血、

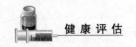

放射性损伤、巨幼细胞性贫血、急性白血病、骨髓纤维化等。② 血小板破坏或消耗增多:如系统性红斑狼疮、恶性淋巴瘤、DIC、血小板减少性紫癜等。③ 血小板分布异常:见于脾肿大、血液稀释等。

（2）血小板平均体积:

1）血小板平均体积增加:血小板平均体积高于 11.5 fL,称为血小板平均体积增加。见于急性白血病缓解期、妊娠晚期原发性血小板减少性紫癜等。血小板平均体积增加是造血功能恢复的首要表现。

2）血小板平均体积减低:血小板平均体积低于 6 fL,称为血小板平均体积减低。见于再生障碍性贫血、急性白血病化疗期等。血小板平均体积持续下降是骨髓造血功能衰竭的指标之一。

五、红细胞沉降率检测

红细胞沉降率受多种因素的影响。血浆中各种蛋白的比例改变,如血浆中纤维蛋白原、球蛋白、胆固醇增加或清蛋白减少时,血沉加快。红细胞数量减少,血沉加快;球形红细胞数量增多,血沉减慢;红细胞直径越大血沉越快。

1. 定义

红细胞沉降率:指红细胞在一定条件下沉降的速度,简称血沉。

2. 标本采集　非空腹采血。

（1）手工法（魏氏法）:静脉血 1.6 ml,3.8% 枸橼酸钠 0.4 ml（抗凝）→装血沉管→放血沉架→计时→记录结果。

（2）自动血沉仪法:与手工法操作步骤相同,只是将血沉试管垂直立于具有自动计时装置的血沉架之后,可于 30 分钟、60 分钟、120 分钟时分别自动记录其结果。

3. 参考范围

魏氏法:成年男性 0～15 mm/1 小时;成年女性 0～20 mm/1 小时。

4. 临床意义

（1）血沉增快:

1）生理性增快　12 岁以下的儿童、60 岁以上的老年人、妇女月经期或妊娠 3 个月以上者血沉可增快,可能与生理性贫血或血浆纤维原蛋白原含量增高有关。

2）病理性增快:① 各种炎症性疾病:急性细菌性炎症时,炎症发生后 2～3 天即可出现血沉增快。结核病活动期,风湿热等因纤维蛋白原及免疫球蛋白含量增加出现血沉明显增快。临床上常用血沉来观察结核病及风湿热有无活动性及其动态变化。② 组织损伤及坏死:较大的组织损伤或手术、脏器梗死均可出现血沉增快。心肌梗死常于发病后 1 周左右血沉增快,并持续 2～3 周,心绞痛时血沉正常。因此测定血沉可用于区别器质性或功能性疾病。③ 恶性肿瘤:迅速增长的恶性肿瘤血沉增快,可能与肿瘤分泌糖蛋白、肿瘤组织坏死、继发感染或贫血有关。良性肿瘤血沉多正常。④ 血浆球蛋白增高:系统性红斑狼疮、慢性肾炎、肝硬化时血沉常增快;多发性骨髓瘤时,浆细胞的恶性增殖使血浆病理性球蛋白高达 40～100 g/L 或更高,故血沉增快明显。⑤ 其他:贫血时,血沉可轻度增快;糖尿病、动脉粥样硬化、肾病综合征等,血中胆固醇含量增高,血沉增快。

（2）血沉减慢:临床意义较小,见于弥散性血管内凝血、真性红细胞增多症及继发性细红胞增多症等。

六、血细胞比容检测

1. 定义

血细胞比容:指红细胞在全血中所占体积的比值或百分比。

2. 标本采集　非空腹采血。血液分析仪法:静脉采血 EDTA 抗凝,手工法:末梢采血或抗凝血

0.5 ml；温氏法：双草酸盐抗凝血 2 ml。

3. 参考范围

（1）成年男性：　0.42 ~ 0.52（42% ~ 52%）。

（2）成年女性：0.37 ~ 0.48（37% ~ 48%）。

4. 临床意义　血细胞比容可反映红细胞的增多或减少,常用于诊断贫血、判断贫血严重程度。

（1）红细胞比容增高：相对增高见于各种原因所致的血液浓缩,如大量出汗、严重呕吐、腹泻等;绝对增高见于新生儿、高原地区居民、严重慢性心肺疾患、真性红细胞增多症等。

（2）红细胞比容降低：见于各种原因所致的贫血。红细胞比容减少与红细胞数减少不一定呈正比,通常将红细胞计数、血红蛋白、血细胞比容三项结合起来,计算出红细胞的各项平均值,对贫血的形态学分类诊断才有参考意义。

相关护理诊断

1. 体温过高　与感染有关。

2. 活动无耐力　与红细胞减少而引起的氧供不足有关。

3. 有感染的危险　与白细胞减少而引起的机体易感性有关。

4. 潜在并发症　出血。

知识链接 ·····

异形淋巴细胞（*abnormal lymphocyte*）：即外周血中形态变异的不典型淋巴细胞。正常人外周血中偶可见到,但不超过 2%,可能由 T 细胞受抗原刺激转化而来。异形淋巴细胞增多可见于：① 病毒感染：引起淋巴细胞增多的病毒性疾病均可出现异形淋巴细胞增多,尤其传染性单核细胞增多症、流行性出血热等,可高达 10% 以上。疾病恢复后异形淋巴细胞仍可在外周血中持续数周、数月才消失。② 药物过敏。③ 输血、血透后。④ 其他免疫性疾病,放疗后。

情景反馈 ·····

1. 思考情景一中病人出现的临床表现及相关护理诊断。

2. 思考情景二中病人可能出现的护理问题及应采取的措施。

第二节　尿 液 检 查

临床情景 ·····

情景一：某男性病人,34 岁,尿频、尿急、尿痛一年余。间歇性血尿,多种抗生素治疗无效,诊断为右肾结核。

情景二：某男性病人,58 岁,诉软弱无力,进食减少,伴口渴、多尿 2 周,近两天嗜睡,无糖尿病病史。

情景分析 ·····

尿液是血液经过肾小球的滤过、肾小管和集合管的重吸收与排泌后形成的终末代谢产物。尿液成分和性质的改变既能反映全身机体代谢情况,也能反映泌尿系统的病变状况。在临床上尿液检查广泛用于诊断和观察泌尿系统自身疾病,如肾小球肾炎、肾结核、泌尿系肿瘤及结石。同时用于对其他系统疾病的诊断,如糖尿病、急性胰腺炎等;对肾脏损害药物的监护,如庆大霉素、磺胺类药物等。

理论讲述

一、标本采集与处理

尿液标本正确采集与保存是关系到检验结果正确与否的关键。

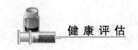

1. 采集方法　多采用一次性专用清洁有盖的塑料容器。尿液细菌培养时应使用带盖的无菌容器。

2. 标本种类

(1) 晨尿:即清晨第一次尿,尿液在膀胱内存留 8 小时以上,尿液浓缩和酸化程度高,形态完整,多用于肾脏疾病进一步明确诊断及观察疗效。

(2) 随机尿:指随时留取任何时间的尿液。适合门诊、急诊病人,但该尿易受饮食、药物、运动、温度等因素的影响,结果易出现误差。

(3) 空腹尿:留取空腹 12 小时后的尿液。通常用于糖尿病患者做定性检测时使用。

(4) 定时尿:指留取不同时间段(3 小时、12 小时或 24 小时)内排出的全部尿液。适合对尿液中所含的微量物质如 17 -羟皮质类固醇、17-酮皮质类固醇、尿糖、尿蛋白等进行定量检测。

(5) 中段尿:留尿前清洗外阴、消毒尿道口,留取中段尿于无菌的试管中送检。主要用于细菌培养和药物敏感试验。

3. 尿液的送检　一般完成尿液标本收集后均立即送检。室温下留尿至开始检测的时间最好不超过 30 分钟,夏季最长不能超过 1 小时,冬季最长不超过 2 小时。

4. 尿液标本保存　如果尿液放置时间较长,应将尿液冷藏或置于阴凉处保存,必要时添加防腐剂。留取 12 小时或 24 小时尿标本应按要求添加防腐剂,防腐剂的种类和用法:

(1) 甲苯:每 100 ml 尿液中加入 2 ml 甲苯,使之形成薄膜阻止尿液与空气接触,保持标本中化学成分的稳定,常用于尿糖与尿蛋白定量检查。

(2) 甲醛:一般在 24 小时尿液中加 1 ~ 2 ml 甲醛,以凝固蛋白,防腐和固定尿中有机成分,常用作尿爱迪计数等。

(3) 浓盐酸:一般在 24 小时尿液中加 10 ml 浓盐酸,防止尿中激素被氧化。常用于尿 17-酮类固醇、17-羟类固醇、儿茶酚胺等的检测。

(4) 冰醋酸:一般在 24 小时尿液中加 10 ~ 25 ml 的冰醋酸,固定尿中 5-羟色胺、醛固酮类物质,常用于 5-羟色胺类物质的检测。

(5) 碳酸钠:一般在 24 小时尿液中加 10 g 碳酸钠来固定尿中卟啉类物质,盛装在棕色瓶中,用于尿卟啉的检测。

二、尿液的一般检测

尿液的一般检测又称尿液常规检查,主要包括一般性状检查、尿常见化学成分检查及尿有形成分显微镜检查。

(一) 一般性状检查

1. 尿量　正常成人尿量 1 000 ~ 2 000 ml/24 小时,平均 1 500 ml 左右。尿量和排尿次数与当日饮水量及其他途径排出的体液量有关。

(1) 少尿或无尿:24 小时尿量少于 400 ml 或每小时尿量持续少于 17 ml 者称为少尿;24 小时尿量少于 100 ml 者或 12 小时内无尿液产生者称为无尿。常见病因:① 肾前性疾病,如各种原因所致的休克、心力衰竭、严重脱水等有效循环血容量减少等。② 肾性疾病,各种肾实质性病变,如急性肾小球肾炎、急性肾功能衰竭少尿期等。③ 肾后性疾病,因尿路结石、肿瘤压迫所致尿路梗阻,如肿瘤、结石、尿路狭窄等。④ 假性少尿,前列腺肥大、膀胱潴留所致排尿功能障碍。

(2) 多尿:24 小时尿量超过 2 500 ml 者称为多尿。① 生理性多尿,大量饮水、输液、妊娠、应用利尿剂等所致暂时性多尿。② 病理性多尿,内分泌代谢障碍或肾小管浓缩功能不全引起。如糖尿病、尿崩症患者。

2. 颜色和透明度　正常尿液的颜色为无色澄清或淡黄色透明液体。尿颜色受尿胆原、尿胆素等影响,还与尿量的多少、某些食物及药物的摄入有关。如进食大量胡萝卜、服用复合维生素 B等时尿呈亮黄色;服用痢特灵时尿呈黄色或棕褐色。各种病理情况下,尿液颜色可出现以下改变。

（1）血尿：① 肉眼血尿:每升尿中含血量超过 1 ml,尿液呈淡红色、红色、洗肉水样或血样。② 镜下血尿:仅在显微镜下检查可见的血尿,平均每高倍视野红细胞数≥3 个。多见于泌尿系统感染、急性肾小球肾炎、肾或泌尿道结石以及出血性疾病(如血友病、血小板减少性紫癜)等。

（2）血红蛋白尿:尿液呈浓茶色或酱油色。多见于阵发性睡眠性血红蛋白尿、蚕豆病、血型不合的输血反应等。

（3）脓尿和菌尿:尿内含有大量脓细胞或炎性渗出物时的浑浊尿液。菌尿呈云雾状,静置后不下沉;脓尿放置后有白色云絮状沉淀。见于泌尿系统感染,如肾盂肾炎、膀胱炎等。

（4）乳糜尿:乳糜液进入尿中,外观呈乳白色,主要见于丝虫病。

（5）胆红素尿:尿内含有大量结合胆红素,颜色呈浓茶色,振荡后泡沫也呈黄色,见于阻塞性或肝细胞性黄疸。

3. 气味　正常尿液的气味主要来自尿内挥发性酸,呈特殊芳香气味,久置后由于尿素分解可出现氨臭味。新鲜尿液即有氨臭味,多见于慢性膀胱炎或尿潴留;蒜臭味见于有机磷中毒者;鼠臭味见于苯丙酮酸尿;烂苹果气味见于糖尿病酮症酸中毒。

4. 酸碱度　尿液的酸碱改变受疾病、用药及饮食的影响。如肉食为主者尿液偏酸,素食为主者尿液偏碱。尿液放置过久细菌分解尿素,酸性尿液可变碱性。参考范围:正常新鲜尿液多呈弱酸性,尿 pH 约6.5,波动在4.5～8.0 之间。

（1）pH 降低(酸性尿):见于酸中毒、高热、痛风、糖尿病、白血病或服用氯化铵等。

（2）pH 增高(碱性尿):见于碱中毒、膀胱炎、尿潴留、肾小管性酸中毒或服用碱性药物等。

5. 比重　是指在 4 ℃时,同体积尿与纯水的重量比。尿液比重与所含溶质的浓度成正比,受年龄、饮水量和出汗量的影响。饮水多时尿比重降低,尿量增多;饮水量少或大量出汗时机尿比重增高,尿量减少。一般情况下,尿比重的高低可反映肾小管的浓缩稀释功能。参考范围:正常成人普通饮食情况下,尿比重为1.015～1.025,最大波动范围为1.003～1.030。婴幼儿尿比重偏低。

（1）尿比重增高(晨尿＞1.020):见于如高热、大量出汗、脱水、周围循环衰竭等,尿少而比重高;糖尿病因尿中含有大量的葡萄糖,其尿多而比重高。

（2）尿比重降低(＜1.015):见于慢性肾衰竭、尿崩症、急性肾小管坏死等。当肾实质破坏、肾浓缩稀释功能丧失时,尿比重低且固定在1.010±0.003。

（二）尿常见化学成分检查

1. 尿蛋白质　正常尿液中,含有微量的蛋白质24 小时 不超过100 mg,用普通的定性方法不能检查出来。蛋白尿是指24 小时尿中蛋白质含量超过150 mg,尿液定性试验阳性。参考范围:正常尿蛋白定性试验:阴性,用（－）表示。同时用（＋）～（＋＋＋＋）来表示尿蛋白的量。正常人尿蛋白定量:20～130 mg/24小时。

（1）生理性蛋白尿:又称功能性蛋白尿。在生理情况下,如劳累、精神紧张、寒冷时可出现一过性蛋白尿,尿蛋白定性试验一般不超过（＋）,定量一般为轻度增高。

（2）病理性蛋白尿:病理情况下,因组织器官发生器质性病变出现持续性的蛋白尿。尿蛋白定性阳性或定量超过150 mg/24 小时。① 轻度蛋白尿120～500 mg/24 小时。② 中度蛋白尿500～4 000 mg/24

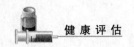

小时。③ 重度蛋白尿 4 000 mg/24 小时以上。

2. 尿糖　正常人尿中可有微量葡萄糖,尿糖定性试验阴性。当血糖浓度超过肾糖阈值 8.8 mmol/24 小时或肾糖阈值降低时,多余的糖从肾脏排出,用定性方法检测阳性或定量的方法检测增高称为糖尿。标本采集:清晨空腹尿,及时送检并立即测定,防止尿中葡萄糖分解。参考范围:正常人为 0.5 ～ 5.0 mmol/24 小时,定性试验阴性,用(－)表示。

(1) 血糖增高性糖尿:见于糖尿病、甲状腺功能亢进、肢端肥大症、嗜铬细胞瘤、胰腺炎、肝功能不全等。

(2) 血糖正常性糖尿(肾性糖尿):肾小管对葡萄糖重吸收能力减退,肾糖阈值降低导致糖尿。见于家族性糖尿症、慢性肾小球肾炎、肾病综合征等。

(3) 暂时性糖尿:① 生理性糖尿,见于大量食糖或输注葡萄糖、妊娠性糖尿、新生儿糖尿。② 应激性糖尿,见于颅脑外伤、脑出血、心肌梗死等。③ 药物性糖尿,如用大剂量阿司匹林、茶碱、咖啡因等。

(4) 其他糖尿:如乳糖、半乳糖、果糖、戊糖等非葡萄糖摄入量过多或体内代谢失调时,可出现相应的糖尿。见于大量进食水果后的果糖尿或戊糖尿、哺乳期妇女的乳糖尿、肝功能不全者的果糖尿和(或)半乳糖尿等。

3. 尿酮体　酮体是 B-羟丁酸、乙酰乙酸、丙酮的总称。由于各种原因导致大量的脂肪分解而使 B-羟丁酸、乙酰乙酸、丙酮这些物质氧化不全时,就可使血中浓度增高而由尿排出。参考范围:定性试验呈阴性。

(1) 糖尿病性酮尿:尿酮体测定是糖尿病酮症酸中毒昏迷的早期指标。见于高血糖症、糖尿病肾损害等。

(2) 非糖尿病性酮尿:见于高热、长期饥饿、严重呕吐、腹泻等。

4. 尿胆红素与尿胆原　尿胆红素,尿胆原、尿胆素称尿三胆。尿三胆量的变化常反映红细胞被破坏及肝胆系统代谢请况。标本采集:

新鲜晨尿 20 ～ 30 ml,盛于清洁干燥棕色容器,加盖及时送检并立即测定。参考范围:正常人尿胆红素含量≤2 mg/L,定性呈阴性;尿胆原含量≤10 mg/L,定性呈阴性或弱阳性。

(1) 尿胆红素阳性:见于肝细胞性黄疸、阻塞性黄疸、门静脉周围炎、纤维化及药物所致的胆汁淤滞。

(2) 尿胆原阳性:见于肝细胞性黄疸。

(三) 尿有形成分显微镜检查

显微镜检查指用显微镜对新鲜尿液标本中沉渣进行镜检,检查细胞、管型和结晶等有形成分。

1. 细胞

(1) 红细胞:红细胞形态受尿 pH、渗透压及红细胞来源的影响而发生变化。正常尿液中没有或偶见红细胞。肾性红细胞常见于急、慢性肾小球肾炎以及急性膀胱炎、急性肾盂肾炎等。非肾性红细胞常见于泌尿系统结石和肿瘤。

(2) 白细胞:正常尿液中可见少量白细胞,主要是中性粒细胞。在炎症过程中被破坏和死亡的中性粒细胞称为脓细胞。白细胞尿主要见于泌尿系统感染如急性肾盂肾炎、膀胱炎、尿道炎等。

(3) 上皮细胞:① 肾小管上皮细胞:正常尿中没有。尿中出现肾小管上皮细胞常提示肾小管病变,如成团出现,则多见于肾小管坏死性病变,如急性肾小管坏死、肾病综合征、肾小管间质性炎症等。② 移行上皮细胞:正常尿中偶见。尿中出现较多或成片脱落的移行上皮细胞,提示肾盂至尿道有炎性或坏死性病变。大量出现时应警惕移行上皮细胞癌。③ 复层鳞状上皮细胞:一般情况下,男性尿中偶见,成年女性中易见,女性为 0 ～ 5 个/Hp,多无临床意义。尿道炎时大量出现且伴白细胞、脓细胞。

2. 管型　管型是指在肾小管和集合管腔中形成的圆管状体。当尿中有管型出现提示肾脏有实质性损伤。构成管型的成分不同,形态亦不同。常见管型有:

(1)透明管型:主要由管型基质构成,为无色透明、内部结构均匀无细胞的细圆柱体。剧烈运动、高热、重体力劳动后可少量出现。大量出现见于肾小球肾炎、肾病综合征、肾盂肾炎、恶性高血压等所致肾实质性病变。

(2)颗粒管型:为细胞碎片、血浆蛋白崩解的颗粒凝聚于 T-H 糖蛋白中而形成的,颗粒总量超过 1/3 表面积的管型。粗颗粒主要为白细胞碎片,细颗粒则多为上皮细胞碎片。颗粒管型少量出现可见于运动后、发热或脱水时;大量出现见于慢性肾炎、肾小球肾炎、肾病综合征及药物毒性等所致肾小管损伤等,常提示病变较重。

(3)细胞管型:管型内含有细胞和细胞碎片等物质的量超过管型总体积的 1/3 时,称细胞管型。按细胞种类可分为肾小管上皮细胞管型、白细胞管型、红细胞管型、混合管型(同时含有上皮细胞、红细胞、白细胞及颗粒物)。出现管型,为肾实质损害的最可靠的试验诊断依据之一。

(4)蜡样管型:为颗粒管型、细胞管型进一步衍化而来,是细胞崩解的最后产物。在尿液中出现,预后不良,提示有严重的肾小管变性坏死。见于肾小球肾炎晚期、慢性肾衰竭、肾淀粉样变性等。

(5)脂肪管型:在管型基质中含有多数脂肪滴或嵌入含有脂肪滴的肾小管上皮细胞时,称为脂肪管型。常见于肾病综合征、慢性肾炎急性发作等。

(6)肾衰竭管型:肾衰竭管型是由于损坏的肾小管上皮细胞碎裂后,在明显扩大的集合管内凝聚而成。在急性肾功能衰竭多尿早期,此管型可大量出现,当肾功能有所改善时肾功能衰竭管型可逐步减少或消失;在慢性肾功能衰竭如出现此管型,提示预后不良。

3. 尿结晶　尿结晶的形成与各种物质溶解度、尿 pH 、温度及黏蛋白的浓度有关,正常尿液有时有盐类结晶析出。常见的结晶体有:

(1)生理性尿结晶:主要有:① 尿酸结晶,正常人尤其是食入富含嘌呤的食物后,尿中可偶见;新鲜尿液中如持续出现,提示可能形成尿酸结石。② 尿酸盐结晶,无特殊临床意义。③ 碳酸钙晶体,常与磷酸盐结晶同时出现,无特殊临床意义。④ 磷酸盐结晶,少量出现无临床意义,持续大量出现,在排除甲状旁腺功能亢进、肾小管性酸中毒等致磷酸盐大量丢失的病理情况后,常提示可能形成磷酸盐结石。⑤ 草酸钙结晶,正常人尤其是进食素食后尿中可出现,如在新鲜尿中持续出现,应警惕形成结石。

(2)病理性结晶:指在正常人尿中不存在的结晶。主要有:① 胆红素结晶,仅见于急性肝坏死、肝细胞性黄疸、肝癌等。② 酪氨酸和亮氨酸结晶,正常尿内不出现,当急性肝坏死、白血病、急性磷中毒等可出现。③ 胱氨酸结晶,仅遗传性胱氨酸尿症病人尿中可出现,有结石可能。④ 胆固醇晶体,多见于肾淀粉样变性、尿路感染及乳糜尿病人。⑤ 药物晶体,见于大量服用解热镇痛药、磺胺类药物及使用造影剂。

三、尿液特殊检测

(一) 24 小时尿蛋白定量

测定 24 小时尿液中的蛋白质浓度,有利于对已经确定为蛋白尿病人的治疗监测。

1. 标本采集　试验前 1 日上午 8 时先排尿弃去,然后收集自 8 时后至次日清晨 8 时的所有尿液。每 1 000 ml 尿加入 4 ~ 6 ml 甲苯防腐,加盖于 4 ℃冷藏,及时送检。

2. 参考范围　成人: <0.15 g/24 小时,　或 <0.1 g/L;青少年: <0.3 g/24 小时。

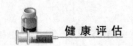

3. 临床意义　24 小时尿蛋白定量比尿干化学尿蛋白定性试验更有诊断价值。

（1）蛋白尿程度分级：① 轻度：尿蛋白 > 0.15 ~ 1.0 g/24 小时。② 中度：尿蛋白 > 1.0 ~ 3.5 g/24 小时。③ 重度：尿蛋白 > 3.5 g/24 小时。对判断肾脏病变程度有意义。

（2）监测肾脏疾病的疗效：监测肾脏疾病 24 小时尿蛋白的变化比测定随机尿蛋白定性试验更有定量依据，尤其对住院病人有意义。

（二）血红蛋白尿及肌红蛋白尿检查

当尿中出现血红蛋白或肌红蛋白时，分别形成血红蛋白尿或肌红蛋白尿，尿液外观呈浓茶色或酱油色。

1. 标本采集　新鲜尿液 5 ml，及时送检。

2. 参考范围　尿血红蛋白及尿肌红蛋白定性均为阴性。

3. 临床意义

（1）血红蛋白尿：见于溶血性贫血、血型不合的输血、恶性疟疾、大面积烧伤等。

（2）肌红蛋白尿：偶见正常人剧烈运动后，常见于挤压综合征、多发性肌炎、行军性肌红蛋白尿症、急性心肌梗死等。

（三）尿淀粉酶测定

1. 标本采集　收集 1 小时或 24 小时尿。

2. 参考范围　1 ~ 17 U/小时；170 ~ 2 000 U/L。

3. 临床意义　尿淀粉酶增高主要见于以下情况。

（1）急性胰腺炎：尿淀粉酶在急性胰腺炎发病后增高维持 2 周左右，但由于尿淀粉酶浓度测定受肾脏浓缩稀释功能的影响较大，临床应用价值不如血淀粉酶的测定。

（2）腮腺炎、肠梗阻、胰腺囊肿等。

（四）尿本周蛋白测定

尿本周蛋白又称凝溶蛋白，当血液免疫球蛋白轻链大量增多超过肾小管重吸收阈值时，可从尿中排出。

1. 标本采集　新鲜尿液 10 ml 及时送检。

2. 参考范围　阴性。

3. 临床意义　本周蛋白尿常见于多发性骨髓瘤、巨球蛋白血症、肾淀粉样变性、肾小管和肾小球性疾病等。

（五）乳糜尿与脂肪尿检查

生理情况下，乳糜液通过淋巴循环进入血液。病理情况下，乳糜液可逆流到泌尿系统淋巴管中，使淋巴管内压力增高，曲张破裂进入尿液，形成乳糜尿，呈乳白色。尿中有脂肪小滴时称为脂肪尿。

1. 标本采集　新鲜尿 10 ml 及时送检。

2. 参考范围　阴性。

3. 临床意义

（1）乳糜尿阳性：主要见于丝虫病、腹腔结核、腹腔肿瘤压迫、先天性淋巴管畸形、腹腔创伤损伤淋巴管或胸导管等。

（2）脂肪尿阳性：见于肾病综合征、肾小管变性坏死、骨折及脂肪栓塞等。

（六）尿纤维蛋白降解产物测定

1. 标本采集　用含有凝血酶和胰蛋白酶的容器收集随时新鲜尿液 2 ml。

2. 参考范围　定性:阴性;定量: <0.25 mg/L。

3. 临床意义

(1) 尿 FDP 阳性:见于原发性肾小球肾病、DIC、肾移植后排斥反应及肾肿瘤等。

(2) 鉴别肾病综合征类型:肾病综合征 Ⅰ 型,FDP 呈阴性;肾病综合征 Ⅱ 型,FDP 呈阳性。

四、尿液自动化分析仪检测

临床上尿液自动化检查主要用尿液干化学分析仪和尿沉渣分析仪。其特点:操作简便、重复性好、检测快速、可多项目联检。但疾病时仪器对尿液有形成分的鉴别还不能完全替代显微镜检查。一般规定,凡尿液自动化仪器测定结果异常,必须用显微镜和其他检查进行复查,提高尿液检查的准确性。

(一)尿液干化学分析仪

1. 检测项目　常见的尿液分析仪按尿试带组合的检测项目数量,分为尿八联、尿九联、尿十联和尿十一联分析仪。八联试带检测项目为酸碱度、蛋白、葡萄糖、酮体、胆红素、尿胆原、隐血和亚硝酸盐;九联试带增加白细胞检测,十联试带再加比重测定,十一联试带则再增加维生素 C 检测。各项目检测均利用化学或生物化学原理,如对尿白细胞、尿红细胞的检测,就是间接检测细胞中酶或相当于酶的物质,而不是直接形态学上的识别,与显微镜法检查有时并不完全一致。多数项目干扰因素多,易出现假阳性或假阴性结果。

2. 参考范围　同尿液一般检查。

(二)尿沉渣分析仪

两大类尿沉渣分析仪器:一类是图像分析技术,一类是流式细胞术和电阻抗法。仪器以标准化流程定量检测非离心尿中的有形成分,报告有两种形式,即个/μl 或个/HP,便于和传统的尿沉渣显微镜检查方法比较。凡检验结果异常,必须用显微镜复核才能最终报告。

相关护理诊断

1. 排尿异常　与肾缺血、肾血管损伤有关。

2. 有感染的危险　与机体抵抗力下降有关。

3. 疼痛　与炎症反应、感染有关。

4. 知识缺乏　与文化教育程度有关。

知识链接 ···

病理性蛋白尿按发病机制分为:

(1) 肾小球性蛋白尿:见于:① 原发性肾小球疾病如肾小球肾炎、肾病综合征等。② 继发性肾小球疾病如糖尿病肾病、高血压、狼疮性肾病等。

(2) 肾小管性蛋白尿:肾小球滤过功能正常,肾小管发生病变,重吸收能力降低导致的蛋白尿,多为轻度蛋白尿。见于肾盂肾炎、急性肾小管坏死、解热镇痛药、重金属盐等中毒、肾移植后排斥反应。

(3) 混合性蛋白尿:同时累及肾小球和肾小管的肾脏疾病,见于各种肾小球病后期、糖尿病肾病、间质性肾炎等。

(4) 溢出性蛋白尿:肾小球滤过、肾小管重吸收功能均正常,但血浆中低分子量蛋白异常增多,超过肾小管重吸收阈值所致。见于多发性骨髓瘤、急性溶血性疾病、横纹肌溶解综合征等。

(5) 组织性蛋白尿:在尿液形成过程中,肾小管代谢产生的蛋白质、组织分解的蛋白质、泌尿系统因炎症或药物刺激分泌的蛋白质,称组织性蛋白尿,常见于肾脏的炎症、中毒等。

(6) 假性蛋白尿:一般不伴有肾脏本身损害,在尿中混有血、脓等导致尿蛋白定性试验阳性,治疗后

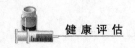

很快恢复。

情景反馈 ···
1. 思考情景一中病人可能出现的临床表现及相关护理诊断。
2. 思考情景二中病人相关护理诊断和护理措施。

第三节 粪便检查

临床情景 ···
情景一:某男性病人,43 岁,呕血、黑便、伴头晕、心悸。查体 Bp60/40 mmHg,心率 160 次/分,巩膜黄染,腹部膨隆,移动性浊音阳性。
情景二:某男性病人,60 岁,诉 3 天未排便,腹胀不适,不思饮食。

情景分析 ···
粪便检查的主要目的是为了了解消化系统有无炎症、出血、寄生虫感染及恶性肿瘤等,还可间接了解消化道、胰腺、肝胆的功能,肠道菌群是否合理、有无致病菌等,以协助诊断肠道传染病。

理论讲述

一、标本采集与处理

标本的采集与保存正确与否直接关系到检验结果的准确性。

1. 采集方法　应口头或书面告知病人不同标本的留取方法。一般取自然排出的粪便,无粪便而又必须检查时可经肛门指诊采集粪便。

2. 容器　清洁、干燥的玻璃瓶、塑料盒,或一次性使用的专用纸盒。做细菌培养时则应采用有盖的无菌容器。

3. 标本种类

(1) 常规检查标本:取 3~5 g 粪便送检。应从粪便的不同部位尤其有脓血黏液处选取标本。

(2) 寄生虫及虫卵检查标本:① 血吸虫孵化毛蚴:标本不少于 30 g,必要时取整份送检;检查寄生虫虫体及做虫卵计数时应采集 24 小时粪便。如未查到寄生虫和虫卵时,应连续送检 3 天,以免漏检。② 连续送检:如第一次未查到寄生虫和虫卵时,应连续送检 3 天,以免漏检。③ 检查蛲虫卵:用透明薄膜拭子或玻璃纸拭子于深夜 12 时或清晨排便前,自肛门周围皱襞处拭取粪便,立即送检。④ 检查痢疾阿米巴滋养体:从脓血和稀软部分取样,立即送检,转送及检查时均需保温,以免滋养体因失去活动力而难以检出。

(3) 隐血检查:于试验前 3 日起禁食肉类、动物血、肝类和绿色蔬菜,禁服维生素 C、铁剂等药物,以免出现假阳性,并连续检查 3 日。

(4) 培养标本:培养粪便中的致病菌。用无菌竹签取带脓血或黏液的粪便 2 g,放入无菌蜡纸盒中立即送检。

二、粪便一般检测

(一) 一般性状检测

1. 量　正常成人大多每天排便一次,量为 100~300 g,量与当日进食量、食物种类、消化道的功能有关。

2. 颜色与性状　成人为棕黄色、成形软便;婴儿呈黄色或金黄色。

3. 寄生虫体　无。

4. 气味　有臭味。正常人食肉者粪便有强烈臭味;食蔬菜者臭味较轻。

5. 临床意义

（1）粪便性状：

1）糊状或稀汁样便：见于各种感染性腹泻或非感染性腹泻，特别是急性肠炎。小儿肠炎为绿色稀汁样；伪膜性肠炎时粪便呈黄绿色稀汁样便并含有伪膜；艾滋病伴肠道孢子虫感染时可排出大量稀水样便。

2）黏液脓血便：见于各种肠炎、细菌性痢疾、阿米巴痢疾等。

3）柏油样便及黑便：柏油样便见于上消化道出血，出血量达 50～70 ml 以上，粪便呈黑色富有光泽，隐血试验阳性。服用活性炭、铁剂等时粪便呈无光泽黑色且隐血试验阴性。

4）鲜血便：见于肠道下部出血，如肛裂、痔疮，直肠、结肠息肉和肿瘤等。

5）米泔样便：粪便呈淘米水样，见于霍乱和副霍乱。

6）白陶土样便：粪便中的粪胆素缺乏导致粪便呈白陶土样，见于阻塞性黄疸、钡餐造影术后。

7）异常形状便：球形硬便见于便秘；直肠或肛门狭窄时出现扁平带状便。

（2）寄生虫体检查：肠道寄生虫患者粪便中，肉眼可分辨的寄生虫虫体主要有蛔虫、蛲虫、绦虫节片等。钩虫虫体常需将粪便冲洗过筛后才能看到。病人服驱虫剂后，所排粪便中有无虫体应特别注意，以判断驱虫效果。

（3）气味：正常粪便中因含蛋白质的分解产物而有臭味。恶臭味见于慢性肠炎、胰腺疾病、结肠或直肠癌溃烂等。血腥臭味见于阿米巴痢疾。酸臭味见于消化不良。

（二）显微镜检查

正常情况下，显微镜检查：红细胞，无；白细胞，无或偶见；吞噬细胞，无；上皮细胞，无；肿瘤细胞，无。

1. 细胞

（1）红细胞：正常粪便中无红细胞。当肠道下段炎症或出血如直肠息肉、阿米巴痢疾、溃疡性结肠炎、下消化道肿瘤等可见。

（2）白细胞：正常粪便中无或偶见。粒细胞增多常见于细菌性痢疾、溃疡性结肠炎。嗜酸性粒细胞增多见于过敏性肠炎、肠道寄生虫。

（3）吞噬细胞：正常粪便中少见。细菌性痢疾和溃疡性结肠炎等可见。

（4）上皮细胞：见于肠道炎症。

（5）肿瘤细胞：见于大肠癌，以直肠部位最为多见。

2. 食物残渣检查　正常粪便中可见少量食物残渣。

（1）淀粉颗粒：见于慢性胰腺炎、胰腺功能不全。

（2）脂肪颗粒：见于胰腺外分泌功能不全，如急慢性胰腺炎、胰头癌、小儿腹泻等。

（3）其他食物残渣：胰腺外分泌功能不全时可见肌纤维增加，肠蠕动亢进时可见植物纤维增加。

3. 结晶　病理性结晶常见于阿米巴痢疾、钩虫病及过敏性肠炎。

4. 细菌　粪便中正常菌群约占干重的1/3。正常菌群约占80%，正常菌群的量和菌谱处于相对稳定状态，保持着细菌与宿主间的生态平衡。长期使用广谱抗生素、免疫抑制剂或患有慢性消耗性疾病及伪膜性肠炎，可出现肠道菌群失调。

5. 寄生虫卵或原虫

（1）寄生虫卵：常见的寄生虫卵有蛔虫卵、钩虫卵、鞭虫卵、蛲虫卵等。粪便中查到寄生虫卵是诊断肠道寄生虫感染最直接、最可靠的依据。

（2）肠道寄生原虫：主要有阿米巴滋养体和包囊。

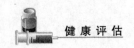

三、粪便其他检测

（一）细菌学检查

通过粪便细菌培养,可查到多种肠道感染性病原体,有利于肠道感染菌鉴别与治疗。

（二）隐血试验

隐血是指消化道出血时,粪便外观无出血改变,且显微镜下也未见红细胞的微量出血。检查隐血的方法称为隐血试验。目前检查的方法主要有化学法和免疫学法。正常情况下为阴性。

隐血试验阳性见于消化道溃疡、消化道恶性肿瘤、急性胃黏膜病变、肠结核、溃疡性结肠炎、血友病、钩虫病、急性白血病等。

相关护理诊断

1. 便秘　与肠道功能降低有关。
2. 营养失调　低于机体需要量,与肝细胞功能差而导致的营养不良有关。
3. 知识缺乏　与文化教育程度有关。

知识链接

粪标本除常规检查标本、寄生虫及虫卵检查标本、培养标本、隐血标本外,还有脂肪定量试验标本和粪胆原定量试验标本。脂肪定量试验标本:先每日服食脂肪膳食 50~150 g,连续 6 天;从第 3 天起开始收集 72 小时内的粪便,将标本混合称量,取出 60 g 送检。如用简易法,可在正常膳食情况下收集 24 小时标本,混合称量,取出 60 g 粪便送检。粪胆原定量试验标本:连续收集 3 天的粪便,每日将粪便混匀称重后取出约 20 g 送检。

情景反馈

1. 思考情景一中病人可能出现的临床表现及相关护理诊断。
2. 思考情景二中病人的相关护理诊断及护理要点。

第四节　肾功能检查

临床情景

情景一:某男性病人,33 岁,一个月前诊断为肾病综合征。查尿常规,尿蛋白 ＋＋＋＋。血肌酐 80 μmol/L,内生肌酐清除率 84 ml/min。

情景二:某女性病人,40 岁,因颜面浮肿 3 天入院,查内生肌酐清除率 64 ml/min。

情景分析

肾脏主要的生理功能是产生尿液、排泄终末代谢产物、排泄毒物和药物等,同时还有分泌生物活性物质,调节、维持内环境的相对稳定的功能和代偿功能。早期肾脏病变多无症状和体征,其诊断主要依赖于实验室检查。了解肾功能状况常用肾小球功能检查和肾小管功能检查等。

理论讲述

一、肾小球功能检测

（一）内生肌酐清除率（Ccr）测定

肾脏在单位时间内将血浆中一定容积的内生肌酐清除。在控制饮食、排除外源性肌酐来源的前提下,是可靠反映肾小球的滤过功能的敏感指标,是目前临床最常用的检测方法。

1. 标本采集

（1）限制含肌酐物质的摄入:患者连续 3 天低蛋白饮食(蛋白质 <40 g/d),禁食鱼、肉类,禁饮咖啡、

茶,避免剧烈运动。

（2）收集尿液和采血:在限制饮食的第 4 天早晨 8 时,让患者余尿排尽后,收集并记录 24 小时尿量,加入甲苯 4 ~ 5 ml 防腐。在同一天早晨,采静脉血 2 ~ 3 ml,与 24 小时尿液同时送检,测定尿液及血液中的肌酐浓度。

2. 参考范围　80 ~ 120 ml/min。

3. 临床意义

（1）是判断肾小球滤过功能损害的敏感指标:急性肾小球肾炎最早出现内生肌酐清除率的下降,当病情好转时回升;慢性肾小球损害,内生肌酐清除率进行性下降。

（2）评估肾功能损害程度:轻度损害:Ccr 70 ~ 51 ml/min;中度损害:Ccr 50 ~ 31 ml/min;重度损害:Ccr <30 ml/min。

（3）指导临床治疗:Ccr <40 ml/min 时,应限制蛋白质摄入;Ccr <30 ml/min 时,用噻嗪类利尿剂常无效;Ccr <10 ml/min 时,可作为血液透析治疗的指征,此时速尿等利尿剂的疗效明显降低。

（二）血清肌酐(Cr)测定

1. 标本采集　不抗凝静脉血 2 ml。

2. 参考范围　50 ~ 110 μmol/L。

3. 临床意义　血清肌酐与内生肌酐清除率临床意义相似,都是了解肾小球滤过功能的指标,但血清肌酐的敏感性、可靠性较差。血清肌酐增高见于各种原因所致的中度肾小球滤过功能减退。

（三）血尿素(BUN)测定

1. 标本采集　不抗凝静脉血 2 ml。

2. 参考范围　2.5 ~ 6.5 mmol/L。

3. 临床意义

（1）各种肾实质性病变所致的肾小球滤过功能损害,如肾小球肾炎、间质性肾炎等,血尿素增高。

（2）大量摄入蛋白质或上消化道出血、甲状腺功能亢进、大面积烧伤、高热、应用大剂量肾上腺糖皮质激素等。血尿素增高,血肌酐及其他肾实质损害的指标可正常。

（3）有肾脏病变的肾衰竭者,血尿素和血肌酐均增高;因休克、失水、心脏循环功能衰竭所致肾衰竭者,血尿素明显增高而血肌酐正常或仅轻度增高。

（四）血尿酸测定

1. 标本采集　静脉血 2 ml。

2. 参考范围　酶法:男性 150 ~ 416 μmol/L;女性 89 ~ 357 μmol/L。

3. 临床意义

（1）尿酸增高:

1）肾小球滤过功能损害:在反映早期肾小球滤过功能方面,尿酸测定较血肌酐和血尿素测定敏感。

2）体内尿酸生成异常增多:如血液病、痛风、恶性肿瘤、长期使用利尿剂、长期禁食、慢性铅中毒者。

（2）尿酸减低:

1）各种原因所致肾小管重吸收尿酸功能损害。

2）尿中丢失过多。

3）肝功能损害所致尿酸生成减少,如急性肝坏死。

4）其他,如应用磺胺类药物、大剂量肾上腺糖皮质激素、慢性镉中毒等。

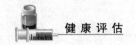

二、肾小管功能检测

（一）肾脏浓缩和稀释功能试验

1. 3 小时尿比重实验　正常情况下,远端肾小管选择性地吸收原尿中的钠、氯而不吸收水,使原尿中电解质浓度逐渐降低,此为远端肾小管稀释功能。在抗利尿激素调节下,集合管则选择性地吸收水,此为远端肾小管的浓缩功能。生理情况下,夜间水的摄入及生成减少,肾小球滤过量较白昼低,但浓缩、稀释功能仍持续进行,故夜尿较昼尿量少而比重较高。通过比较昼夜的尿量和比重,可判断肾小管浓缩-稀释功能。

（1）标本采集:保持正常饮食和活动,晨8时排尿弃去后,每3小时收集尿液1次,至次日晨8时收集最后一次尿液,分置于8个容器中,分别测定尿量,并用尿比重计或折射仪测定比重。

（2）参考范围:尿量:成人 1000~2000 ml/24 小时。昼尿量（晨 8 时至晚 8 时的 4 次尿量总和）与夜尿量（晚 8 时至次晨 8 时的 4 次尿量总和）之比为(3~4):1。8 次尿中,至少 1 次尿比重 >1.020,另 1 次尿比重 <1.003。

2. 昼夜尿比重试验　又称莫氏试验。

（1）标本采集:保持正常饮食,除 3 餐/日外不再进食,每餐含水量在 500~600 ml。晨 8 时排尿弃去后,每 2 小时收集尿液 1 次,至晚 8 时收集最后一次尿液,分置于 6 个容器中,晚 8 时至次晨 8 时的夜尿收集在 1 个容器中,分别测定尿量和比重。

（2）参考范围:尿量:成人 1000~2000 ml/24 小时,其中夜尿量 <750 ml。昼尿量（晨 8 时至晚 8 时的 6 次尿量总和）和夜尿量（晚 8 时至次晨 8 时尿量）之比约为(3~4):1。夜尿或昼尿中,至少 1 次尿比重 >1.018;昼尿中最高与最低尿比重差 >0.009。

3. 临床意义　3 小时尿比重实验、昼夜尿比重试验均用于测定肾小管浓缩-稀释功能。

（1）早期功能不全:夜尿量 >750 ml,夜尿量 >昼尿量。

（2）肾小管浓缩功能不全:最高尿比重 <1.020,比重差 <0.009。

（3）肾小管稀释功能不全:昼尿比重恒定在 1.018 以上,见于急性肾小球肾炎、大量出汗。

（二）尿渗量（UOsm）测定

尿渗量是反映尿中具有渗透活性粒子数量的一项指标。尿渗量和尿比重均反映尿中溶质的含量,但尿比重受尿蛋白、葡萄糖的影响大,在判断肾小管浓缩-稀释功能上,测定尿渗量更有意义。

1. 标本采集　晚餐后禁饮水 8~12 小时,留取晨尿 100 ml（不加防腐剂）,同时采集静脉血 2 ml 肝素抗凝用于检测血浆渗量（POsm）。

2. 参考范围　尿渗量 600~1 000 mOsm/(kgH$_2$O);血浆渗量 275~305 mOsm/(kgH$_2$O);尿渗量/血浆渗量为(3~4.5):1。

3. 临床意义

（1）判断肾小管浓缩-稀释功能:尿渗量及尿渗量/血浆渗量比值正常,表明浓缩-稀释功能正常;尿渗量及尿渗量/血浆渗量比值低,提示浓缩功能受损。尿渗量/血浆渗量比值等于或接近1,称等渗尿,提示肾脏浓缩功能接近完全丧失,见于慢性肾小球肾炎、多囊肾及慢性肾盂肾炎晚期。当尿渗量/血浆渗量比值 <1,称低渗尿,提示肾脏浓缩功能丧失而稀释功能仍存在,见于尿崩症。

（2）鉴别肾前性和肾性少尿:肾前性少尿,肾小管浓缩功能完好,尿渗量高;肾性少尿者,尿渗量减低。

相关护理诊断

1. 体液过多　与血浆蛋白的降低有关。

2. 有感染的危险　与机体抵抗力下降有关。

3. 营养失调　低于机体需要量,与尿中丢失大量蛋白有关。

4. 潜在并发症　血栓形成。

情景反馈 ···

1. 思考情景一中病人可能出现的临床表现及相关护理诊断。

2. 思考情景二中病人治疗前后的相关护理诊断。

第五节　肝功能检查

临床情景 ···

情景一:某男性病人,20 岁,近来常牙龈、鼻腔出血,骨关节疼痛,排尿异常。

情景二:某女性病人,30 岁,自诉几周前患感冒,昨日突然又发热,并在皮肤上出现大量淤点、淤斑,有牙龈出血。

情景分析 ···

肝脏是人体重要的器官,蛋白质、糖、脂肪等物质的新陈代谢、酶的合成、胆汁分泌与排泄、有害物质的解毒与排除等重要生理功能均在肝脏中进行。检查肝脏的功能状态的实验室检查即肝功能检查。

理论讲述

一、蛋白质代谢功能检测

(一) 血清蛋白测定

血清总蛋白(TP)为血清各种蛋白质的总称,包括清蛋白(A)和球蛋白(G)。清蛋白由肝脏合成,是正常人体血液中主要蛋白质。

1. 标本采集　空腹静脉血 2 ml。

2. 参考范围

(1) 血清总蛋白(双缩脲法):成人:60~80 g/L;新生儿:46~70 g/L。

(2) 清蛋白(溴甲酚绿法):成人:36~50 g/L;新生儿:28~44 g/L;>60 岁:34~48 g/L。

(3) 清蛋白/球蛋白比值:正常成人:(1.5~2.5):1。

(4) 球蛋白:20~30 g/L。

3. 临床意义

(1) 总蛋白:总蛋白降低见于血液稀释、严重的肝病、营养不良、慢性消耗性疾病、肝脏蛋白合成功能障碍等;总蛋白增高见于各种原因引起的血液浓缩或蛋白合成增加。

(2) 清蛋白:清蛋白降低,常常伴有 γ 球蛋白增高,见于血液稀释、肝细胞损害、营养不良等。

(3) 球蛋白:总蛋白增高主要是 γ 球蛋白增高。球蛋白增高见于慢性肝病、巨球蛋白血症、多发性骨髓瘤、淋巴瘤、自身免疫性疾病以及慢性炎症和感染。球蛋白减低见于婴幼儿、免疫功能抑制、先天性低 γ 球蛋白血症。

(4) A/G 比值减低或倒置:最常见于严重肝功能损害,如慢性肝炎、原发性肝癌、多发性骨髓瘤和原发性巨球蛋白血症。

(二) 血清蛋白电泳

血清蛋白是由多种粒子大小、等电点及所带负电荷不同的蛋白质组成。在电场中各种蛋白质泳动速度不同,从而得以分离。

1. 标本采集　非空腹静脉血 2 ml。

2. 参考范围　醋酸纤维膜法(%)：清蛋白 62~71；α1 球蛋白：3~4；α2 球蛋白：6~10；β 球蛋白 7~11；γ 球蛋白 9~18。

3. 临床意义

(1) 清蛋白减低，α1、α2 和 β 球蛋白有减少倾向，γ 球蛋白增高，见于慢性肝炎、肝硬化、肝细胞癌。

(2) 清蛋白轻度减低，单克隆 γ 球蛋白明显增高，β 与 γ 区带间出现明显 M 蛋白区带，见于多发性骨髓瘤、原发性巨球蛋白血症等。

(3) 清蛋白及 γ 球蛋白减低，α2 及 β 球蛋白增高，见于肾病综合征和糖尿病肾病。

(4) α1、α2 和 β 三种球蛋白均增高，见于各种急、慢性炎症或应激反应。

(5) γ 球蛋白增高见于结缔组织病；先天性低 γ 球蛋白血症时 γ 球蛋白减低。

(三) 血氨测定

1. 标本采集　非空腹 EDTA 或肝素抗凝静脉血 2 ml，置于冰盒(0 ℃)中送检。

2. 参考范围　10~30 μmol/L。

3. 临床意义　剧烈运动、高蛋白饮食可出现生理性血氨增高；肝性脑病、肝昏迷、尿毒症、重症肝病等可出现病理性血氨增高。

二、胆红素代谢检测

胆红素是血红蛋白的代谢产物，红细胞分解后生成的非结合胆红素(UCB)在肝脏与清蛋白结合生成结合胆红素(CB)，CB 与 UCB 合称为总胆红素(STB)。

1. 标本采集　非空腹不抗凝静脉血 2 ml。

2. 参考范围　STB：3.4~17.1 μmol/L；CB：0.6~0.8 μmol/L；UCB：1.7~10.2 μmol/L；CB/STB 0.2~0.4。

3. 临床意义　血清胆红素测定主要用于黄疸的诊断及其类型的鉴别。

(1) 判断有无黄疸及其程度：主要根据 STB 判断。隐性黄疸或亚临床黄疸 STB：17.1~34.2 μmol/L；轻度黄疸 STB：34.2~171 μmol/L；中度黄疸 STB：171~342 μmol/L；重度黄疸 STB：>342 μmol/L。

(2) 判断黄疸的类型：溶血性黄疸 UCB 明显增高，CB/STB < 0.2；阻塞性黄疸 CB 明显增高，CB/STB > 0.5；肝细胞性黄疸 UCB 及 CB 均增高，0.2 < CB/STB < 0.5。

三、血清酶学检测

肝脏是人体含酶最丰富的器官。肝脏病变时，血液中与肝脏有关的酶浓度可发生变化，测定肝脏酶活性的变化可以了解肝脏的病理变化，是诊断肝脏疾病的敏感指标。

(一) 血清氨基转移酶

血清氨基转移酶是一组催化氨基酸与 α-酮酸之间氨基转移反应的酶。肝脏疾病检查用的氨基转移酶主要有丙氨酸氨基转移酶(ALT)和天门冬氨酸氨基转移酶(AST)。

1. 标本采集　非空腹静脉血 2 ml。

2. 参考范围　连续监测法(37 ℃)：ALT：5~40 U/L；AST：8~40 U/L；ALT/AST < 1。

3. 临床意义

(1) 急性病毒性肝炎：ALT 与 AST 均显著增高，以 ALT 增高更明显，ALT/AST > 1。

(2) 急性重症肝炎初期：AST 较 ALT 增高更明显，还可出现胆红素明显增高、转氨酶减低的"胆酶分离"现象，常提示肝细胞严重坏死，预后不良。

(3) 慢性病毒性肝炎：血清转氨酶轻度增高或正常，ALT/AST > 1。如 AST 增高较 ALT 明显，则提示慢性肝炎可能转为活动期。

（4）药物性肝炎、脂肪肝和肝癌等:转氨酶轻度增高或正常,ALT/AST ＜ 1 。

（5）肝硬化、胆汁淤积:转氨酶轻度增高或正常。

（6）急性心肌梗死:发病6 ~ 12 小时,AST 开始增高,24 ~48 小时达高峰,3 ~5 天后可恢复正常。当 AST 减低后又再次升高,提示梗死范围扩大或出现新的梗死。

（二）碱性磷酸酶测定

碱性磷酸酶(ALP)主要分布于肝脏、肾脏、骨骼、小肠和胎盘中。肝脏的 ALP 经胆汁排入小肠,当胆汁排泄受阻时,血中 ALP 增多,是胆汁淤积的酶学指标。

1. 标本采集 非空腹静脉血2 ml。

2. 参考范围 磷酸硝基苯酚连续监测法（37 ℃）ALP:成人 40 ~ 110 U/L;儿童 ＜ 350 U/L。

3. 临床意义 肝内、外胆管阻塞性疾病 ALP 明显增高,且 ALP 增高与胆红素增高平行;肝炎等累及肝实质细胞的肝胆疾病,ALP 仅轻度增高;ALP 增高还可见于变形性骨炎、骨转移癌、骨肉瘤、骨折愈合期等骨骼疾病。

（三）血清 γ-谷氨酰转肽酶测定

血清 γ-谷氨酰转肽酶(γ-GT)存在于肾、胰、肝、脾等组织中,以肾内最多,但血清中的 γ-GT 主要来自于肝胆系统。肝胆疾病时,肝细胞合成增多或排泄受阻时,血清中的 γ-GT 增高。

1. 标本采集 非空腹静脉血2 ml。

2. 参考范围 硝基苯酚连续监测法（37 ℃）:γ-GT ＜50 U/L。

3. 临床意义

（1）胆道阻塞性疾病:胆汁淤积、肝癌等,γ-GT 增高。

（2）病毒性肝炎、肝硬化:急性肝炎时 γ-GT 增高,慢性肝炎及肝硬化非活动期 γ-GT 正常,活动期或病情恶化时 γ-GT 持续增高。

（3）酒精性或药物性肝炎:γ-GT 可明显增高;轻度增高见于胰腺癌、胰腺炎、前列腺癌、脂肪肝等。

相关护理诊断

1. 皮肤完整性受损 与血小板减少有关。

2. 有感染的危险 与长期应用激素有关。

3. 疼痛 与浆细胞对骨髓和骨骼的浸润有关。

4. 潜在并发症 颅内出血。

情景反馈

1. 思考情景一中病人可能的相关护理诊断。

2. 思考情景二中病人可能的临床表现及相关护理诊断。

第六节 临床常用生化检查

临床情景

情景一:某女性病人,14 岁,学生,两年前无诱因出现心悸、多汗,手颤,双眼突出,诊断为甲亢,服药治疗。

情景二:某女性病人,40 岁,几年前诊断为高血压,间断服药,感染住院后出现双手发僵无力,逐渐累及双下肢,门诊以"高血压、低血钾原因待查"收住入院。

情景分析

临床常用生化检查有血清电解质检测、血清脂质和脂蛋白测定、血糖和代谢产物的测定、心肌酶

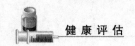

测定、甲状腺功能检测等,通过相应的指标检测,为临床疾病的诊断和治疗提供依据。
理论讲述

一、血清电解质检测

(一)血清钾测定

钾是细胞内液的主要阳离子,主要存在于细胞内。参与蛋白质和糖的代谢、维持心肌和神经肌肉正常的应激性、维持酸碱平衡。常用火焰光度法、电极法(ISE)测定钾离子的浓度。

1. 标本采集　非空腹静脉血 2 ml。

2. 参考范围　3.5 ~ 5.5 mmol/L。

3. 临床意义

(1)增高:血清钾 >5.5 mmol/L 为高钾血症。见于补钾过多过快、肾功能障碍、肾上腺皮质功能减退症、长期低钠饮食、挤压综合征、重度溶血反应等。

(2)减低:血清钾 <3.5 mmol/L 为低钾血症。见于严重呕吐、长期腹泻、长期无钾饮食、手术后长期禁食、长期使用强利尿剂、肾小管功能障碍、甲状腺功能亢进、大面积烫伤、碱中毒、胰岛素治疗、肌无力症等。

(二)血清钠测定

钠是细胞外液的主要阳离子,主要存在于细胞外。维持正常的渗透压及心肌和神经肌肉正常的应激性、维持酸碱平衡。

1. 标本采集　静脉血 2 ml。

2. 参考范围　135 ~ 145 mmol/L。

3. 临床意义

(1)增高:血清钠 >145 mmol/L 为高钠血症。见于甲状腺或肾上腺皮质功能亢进、渗透性利尿、肾小管浓缩功能不全、原发性醛固酮增多症、脑外伤、脑血管意外、垂体肿瘤等。

(2)减低:血清钠 <135 mmol/L 为低钠血症。见于长期低盐饮食、饥饿、营养不良、幽门梗阻、呕吐、腹泻、肾小管病变、肾上腺皮质功能减退、糖尿病酮症酸中毒、大面积烧伤、酸中毒等。

(三)血清钙测定

血液中钙的含量很少,不到总钙量的1%。主要存在于血浆中。其主要生理功能:减低神经肌肉的兴奋性,维持心肌传导系统的兴奋性、节律性,参与肌肉收缩及神经传导、参与凝血过程。

1. 标本采集　静脉血 2 ml。

2. 参考范围

(1)血清总钙:成人:2.1 ~ 2.7 mmol/L;儿童:2.25 ~ 2.8 mmol/L。

(2)血清离子钙:1.12 ~ 1.23 mmol/L。

3. 临床意义

(1)增高:总钙 >2.58 mmol/L 为高钙血症。见于大量饮用牛奶、原发性甲状旁腺功能亢进、甲状腺功能亢进、急性白血病、多发性骨髓瘤和淋巴瘤、急性肾衰竭 Addison 病等。

(2)减低:总钙 <2.25 mmol/L 为低钙血症。见于甲状旁腺功能减退、严重乳糜泻、阻塞性黄疸、恶性肿瘤骨转移、佝偻病、软骨病、肾病综合征、急性和慢性肾衰竭、肾小管性酸中毒、坏死性胰腺炎、妊娠等。

(四)血清氯测定

氯是细胞外阴离子,常与钠的摄入与排出相伴。细胞内氯的含量仅为细胞外的一半。其主要生理功能:调节体内酸碱平衡以及渗透压,水、电解质平衡,参与胃酸的生成。

1. 标本采集　静脉血 2 ml。

2. 参考范围　96 ~ 106 mmol/L。

3. 临床意义

（1）增高：血清氯 > 105 mmol/L 为高氯血症。见于过量补充含 Cl^- 的药物、急性肾小球肾炎无尿者、充血性心力衰竭、呼吸性碱中毒等。

（2）减低：血清钠 < 95 mmol/L 为低氯血症。见于长期低盐饮食、饥饿、营养不良、严重呕吐、腹泻、糖尿病酮症酸中毒、肾小管病变、酸中毒等。

（五）血清磷测定

血液中的磷以无机磷和有机磷两种形式存在。血清磷测定通常指测定无机磷。磷的主要生理功能：调节酸碱平衡，参与多种酶促反应，参与糖、脂类及氨基酸代谢，参与骨骼组成，构成生物膜和维持膜的功能。

1. 标本采集　静脉血 2 ml。

2. 参考范围　成人：1.0 ~ 1.6 mmol/L；儿童：1.3 ~ 1.9 mmol/L。

3. 临床意义

（1）增高：见于甲状旁腺功能减退症、慢性肾功能不全、维生素 D 过多、肢端肥大症、多发性骨髓瘤、Addison 病、垂体前叶机能亢进。

（2）减低：见于肠道吸收不良、维生素 D 缺乏、急性痛风、肾小管性酸中毒、急性心肌梗死、酒精中毒等。

二、血清脂质和脂蛋白测定

血脂是血浆中所有脂质的总称，包括：总胆固醇、甘油三酯、磷脂、游离脂肪酸。血浆脂质中 95% 以上是以脂蛋白形式存在并运转。根据密度不同，将脂蛋白分为乳糜微粒（CM）、极低密度脂蛋白、中间密度脂蛋白、低密度脂蛋白、高密度脂蛋白。

（一）血清总胆固醇测定（TC）

1. 标本采集　静脉血 2 ml。

2. 参考范围　成人：2.82 ~ 5.95 mmol/L；儿童：3.12 ~ 5.2 mmol/L。

3. 临床意义

（1）TC 增高：见于甲状腺功能减退、冠状动脉硬化症、高脂血症、肾病综合征、胆总管阻塞、糖尿病、高脂饮食、脂肪肝等。

（2）TC 降低：见于肝硬化、严重贫血、严重营养不良、急性肝坏死、甲状腺功能亢进等。

（二）甘油三酯测定（TG）

1. 标本采集　静脉血 2 ml。

2. 参考范围　0.56 ~ 1.70 mmol/L。

3. 临床意义

（1）TG 增高：见于动脉硬化症、高脂血症、肾病综合征、阻塞性黄疸、肾病综合征、肥胖症、糖尿病、脂肪肝、酗酒、高脂饮食等。

（2）TG 降低：见于甲状腺功能减退、严重肝病、肾上腺皮质功能不全等。

（三）高密度脂蛋白胆固醇测定（HDL-C）

高密度脂蛋白胆固醇是血清中颗粒最小、密度最大的一组脂蛋白，与发生动脉粥样硬化病变危险性相关。当其浓度降低时，心脑血管疾病的危险性增加。

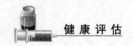

1. 标本采集　静脉血 2 ml。

2. 参考范围　1.03~2.07 mmol/L。

3. 临床意义

（1）HDL-C 增高：见于原发性胆汁性肝硬化、慢性中毒性疾病、遗传性高 HDL 血症,饮酒、长期大量运动等也可导致其增高。

（2）HDL-C 减低：见于冠心病、高甘油三酯血症、肝硬化、糖尿病、慢性肾功能不全、营养不良、少运动的人,应激反应后等。

（四）低密度脂蛋白（LDL-C）测定

低密度脂蛋白(LDL-C)测定是血清脂蛋白胆固醇的一部分,是动脉粥样硬化的主要致病因素。当其浓度升高时,心脑血管疾病的危险性增加。

1. 标本采集　静脉血 2 ml。

2. 参考范围　2.7~3.2 mmol/L。

3. 临床意义

（1）LDL-C 增高：见于甲状腺功能减退、高脂血症、肾病综合征、糖尿病、高脂饮食、脂肪肝等。

（2）LDL-C 降低：见于肝硬化、严重贫血、严重营养不良、甲状腺功能亢进等。

（五）血清载脂蛋白测定（APo）

脂蛋白中的蛋白部分称为载脂蛋白。载脂蛋白在脂蛋白代谢中具有重要的生理功能。一般分为 ApoA、ApoB、ApoC、ApoE 和 Apo（a）,每类中又分若干亚型。其中 APoA-Ⅰ 和 ApoB 与动脉粥样硬化和冠状动脉硬化性心脏病关系最密切。

1. 标本采集　静脉血 2 ml。

2. 参考范围　APoA-Ⅰ:1.0~1.3 g/L;ApoB:1.0~1.3 g/L。

3. 临床意义

（1）APoA-Ⅰ 增高：见于肝脏疾病、肝外胆道阻塞、人工透析等。

（2）APoA-Ⅰ 降低：见于酒精性肝炎、高 α-脂蛋白血症。

（3）ApoB 增高：见于甲状腺功能减退、胆汁淤积、高脂血症Ⅱ型、肾病等。

（4）ApoB 降低：见于甲状腺功能亢进、肝脏疾病等。

三、血糖和代谢产物测定

（一）空腹葡萄糖测定

血糖主要指血液中的葡萄糖（Glu）。空腹葡萄糖指机体 8 小时以上未摄入食物的血中葡萄糖水平。正常时血糖浓度保持相对稳定,检测血糖对判断糖代谢和与糖代谢有关疾病的诊断有重要价值。如血糖检测是目前诊断糖尿病的主要依据,也是判断糖尿病病情和控制程度的主要指标。葡萄糖测定现多用酶法及邻甲苯胺法。

1. 标本采集　晨空腹静脉血 2 ml。

2. 参考范围　酶法:3.9~6.1 mmol/L;邻甲苯胺法:3.9~6.4 mmol/L。

3. 临床意义

（1）空腹血糖增高：空腹血糖增高而又未达到诊断糖尿病标准时,称为空腹血糖过高;空腹血糖增高超过 7.0 mmol/L 时称为高血糖症。根据空腹血糖水平,将高血糖症分为 3 度:①轻度增高:血糖 7.0~8.4 mmol/L。②中度增高:血糖 8.4~10.1 mmol/L。③重度增高:血糖 > 10.1 mmol/L。当空腹血糖水平超过肾糖阈值(9 mmol/L)时则出现尿糖阳性。

1）生理性增高：见于餐后 1~2 小时、高糖饮食，剧烈运动、情绪激动等。

2）病理性增高：见于各型糖尿病、甲状腺功能亢进、巨人症、肢端肥大症、皮质醇增多症、心肌梗死、大面积烧伤、急性脑血管病、严重的肝病、呕吐、腹泻、缺氧等。

（2）空腹血糖减低：指空腹血糖低于 3.9 mmol/L。空腹血糖低于 2.8 mmol/L 时称为低血糖症。

1）生理性降低：见于长期剧烈运动、饥饿、妊娠期等。

2）病理性降低：见于胰岛素过多、抗胰岛素的激素分泌不足、肝糖原储存缺乏性疾病、急性酒精中毒、消耗性疾病等。

（二）口服葡萄糖耐量试验（oral glucose tolerance test，OGTT）

正常人服用定量葡萄糖后，血糖浓度可暂时增高，但短时间内即恢复至空腹水平，此为正常人葡萄糖耐受性。当服用一定量葡萄糖后，血糖急剧增高，短时间内不能恢复至原有水平，称为糖耐量减低。服用一定量葡萄糖后间隔一定时间测定血糖浓度，称为糖耐量试验，通过观察用糖前后血糖浓度的变化来推断胰岛素分泌情况。临床常将口服葡萄糖耐量试验用于疑似糖尿病者的诊断。

1. 标本采集　试验前日晚餐后至试验当日晨禁食，清晨先采集空腹静脉血 2 ml 送检，然后按葡萄糖 1.75 g/kg 体重计，最多不超过 75 g 溶于 200~300 ml 水中，一次饮完，在服糖后 0.5 小时、1 小时、2 小时及 3 小时，采集静脉血标本各 1 ml 和各时间的尿标本，分别测定血糖和尿糖。

2. 参考范围　空腹血糖 < 6.1 mmol/L；服糖后：0.5~1 小时 7.8~9.0 mmol/L（峰值应 <11.1 mmol/L），2 小时血糖 ≤7.8 mmol/L，3 小时应恢复至空腹血糖水平。各时间尿糖测定结果均为阴性。

3. 临床意义

（1）如 2 次空腹血糖均 ≥7.0 mmol/L，或服糖后 2 小时血糖值 ≥11.1 mmol/L，随机血糖 ≥11.1 mmol/L，或有临床症状者，可诊断为糖尿病。

（2）如空腹血糖 <7.0 mmol/L，服糖后 2 小时血糖为 7.8~11.1 mmol/L；血糖达高峰时间可延至 1 小时后，血糖恢复正常时间延至 2~3 小时后，且伴有尿糖阳性，称为糖耐量减低。多见于 2 型糖尿病、痛风、肥胖病、甲状腺功能亢进、肢端肥大症及皮质醇增多症等。

（3）糖耐量曲线较空腹血糖水平低，服糖后血糖水平增高不明显，服糖后 2 小时血糖仍处于低水平，称为葡萄糖耐量曲线低平，见于胰岛 B 细胞瘤、腺垂体功能减退症、肾上腺皮质功能减退症等。

（4）如空腹血糖正常，服糖后血糖高峰时间及峰值在正常范围内，但服糖后 2~3 小时出现低血糖，称为功能性低血糖，见于特发性餐后低血糖症等。如空腹血糖低于正常，服糖后血糖水平超过正常，2 小时后仍不能降至正常水平，尿糖阳性，称为病理性低血糖，见于暴发性病毒性肝炎、中毒性肝炎，肝肿瘤等肝脏疾病。

（三）血清糖化血红蛋白测定（GHb）

糖化血红蛋白是红细胞中血红蛋白与糖结合的产物，随血糖的高低而增减。其生成速度主要取决于血糖浓度及血糖与血红蛋白的接触时间。糖化反应过程缓慢且相对不可逆，不受短时间内血糖水平波动的影响。能较好的反映体内糖代谢的状况。

1. 标本采集　非空腹肝素抗凝静脉血 2 ml。

2. 参考范围　按 GHb 占总 Hb 的百分比计算。电泳法：5.6%~5.7%；微柱法：4.1%~6.8%。

3. 临床意义

（1）作为糖尿病治疗的长期监控的指标：GHb 可反映检测前 2~3 个月内血糖的平均水平。糖尿病者 GHb 值较正常增高 2~3 倍；糖尿病控制后，糖化血红蛋白的浓度在血糖恢复正常后 4~6 周才恢复

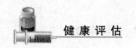

正常。

（2）筛查糖尿病：GHbA1 <8%，可排除糖尿病；GHbA1 >9%，预测患糖尿病的准确性78%；GHbA1 >10%，预测患糖尿病的准确性89%。

（3）鉴别糖尿病性高血糖及应激性高血糖：前者 GHb 水平多增高，后者正常。

（四）血清胰岛素测定和胰岛素释放试验

胰岛素（insulin）为胰岛 B 细胞所分泌的蛋白激素，其主要生理作用：促进肝脏和外周组织摄取和利用葡萄糖，使血糖降低。血浆（清）胰岛素水平受血糖浓度调控，血糖浓度高，可刺激胰岛 B 细胞分泌胰岛素。胰岛素释放试验 C 是反映胰岛 B 细胞贮备功能的试验。糖尿病时，胰岛 B 细胞分泌功能障碍或有胰岛素抵抗现象，产生高血糖症，可伴有高胰岛素血症。

1. 标本采集

（1）血清胰岛素测定：静脉血 2 ml。

（2）胰岛素释放试验：空腹及服糖后 0.5 小时、1 小时、2 小时和 3 小时分别采集静脉血测定胰岛素和 C 肽。

2. 参考范围

（1）空腹胰岛素：10 ~ 20 mU/L；胰岛素（μU/L）；血糖（mg/dl）<0.3。

（2）释放试验：口服葡萄糖后胰岛素高峰在 0.5 ~ 1 小时，峰值为空腹胰岛素的 5 ~ 10 倍。2 小时胰岛素 <30 mU/L，3 小时后达到空腹水平。

3. 临床意义

（1）糖尿病：胰岛素分泌减低、释放迟缓。1 型糖尿病，空腹胰岛素明显减低，服糖后仍很低；2 型糖尿病，空腹胰岛素水平可正常、稍高或稍低，服糖后胰岛素呈延迟性释放反应。

（2）高胰岛素血症或胰岛 B 细胞瘤：空腹血糖减低，糖耐量曲线呈低平，胰岛素 C 肽释放曲线相对较高。

（3）胰岛素增高：见于肥胖，肝、肾功能衰竭，肢端肥大症，巨人症等。

（4）胰岛素减低：见于腺垂体功能低下、肾上腺功能不全或饥饿状态等。

（五）血清 C-肽测定

C-肽不受肝脏和肾脏胰岛素酶的灭活，仅在肾脏中降解和代谢。C-肽和外源性胰岛素无抗原交叉，且其生成量不受外源性胰岛素的影响，检测 C-肽也不受胰岛素抗体的干扰。因而，检测空腹 C-肽水平、C-肽释放试验能更好地评价胰岛 B 细胞的分泌和贮备功能。

1. 标本采集 静脉血 2 ml。

2. 参考范围

（1）空腹 C-肽：0.3 ~ 1.3 nmol/L。

（2）C-肽释放试验：口服葡萄糖后 0.5 ~ 1 小时出现高峰，其峰值为空腹 C-肽的 5 ~ 6 倍。

3. 临床意义

C-肽检测常用于糖尿病的分型诊断，因其能真实地反映实际胰岛素水平，常用于指导胰岛素用量的调整。

（1）C-肽水平增高：空腹血清 C-肽增高、C-肽释放试验呈高水平曲线，见于胰岛 B 细胞瘤；血清 C-肽增高，C-肽/胰岛素比值降低，见于肝硬化。

（2）C-肽水平降低：

1）空腹血清 C-肽降低：见于糖尿病。

2）C-肽释放试验：口服葡萄糖后 1 小时血清 C-肽水平降低，见于胰岛 B 细胞贮备功能不足；释放曲线低平,见于 1 型糖尿病;释放延迟或呈低水平见于 2 型糖尿病。

3）C-肽水平不升高而胰岛素增高:见于外源性高胰岛素血症,如胰岛素用量过多等。

四、心肌酶测定

肌酸激酶(c-tinekinase,CK)有三种同工酶,即 CK-BB(CK)、CK-MB(CK2)、CK-MM(CK3),除分布于心肌组织外,在骨骼肌等组织中也有少量存在。心肌酶测定是早期诊断急性心肌梗死的较敏感的指标。测定酶活性(U/L)为常用的检测方法,也可采用免疫化学方法检测 CK-MB 蛋白质量(CK-MB mass)。

1. 标本采集　静脉血 2 ml。

2. 参考范围

（1）酶活性:男性:38~174 U/L;女性:26~140 U/L。

（2）CK-MB mass:男性<5 g/L;女性<3 g/L。

（3）CK 同工酶:CK-MM:94%~96%;CK-MB:<5%;CK-BB:极少。

3. 临床意义　CK 增高见于急性心肌梗死、心肌炎、骨骼肌损伤。

五、甲状腺功能检测

甲状腺激素对神经系统、内分泌系统、生殖系统、心血管系统等有一定的影响。参与人体的生长、发育,参与糖、蛋白质、脂肪的代谢调节,其分泌活动受下丘脑-垂体的调控,又可对下丘脑-垂体进行反馈调节,从而维持各种甲状腺激素水平的稳态。

（一）甲状腺素(T4)和游离甲状腺素(FT4) 测定

甲状腺素是一种含有四碘的甲状腺原氨酸,T4 以结合型甲状腺素和游离型甲状腺素（FT4）的形式存在,T4 与 FT4 之和为总 T4（TT4）。正常情况下,99.5%的 T4 与血清甲状腺素结合球蛋白(TBG)结合,而 FT4 含量极少。T4 只有转变为 FT4 才能进入组织发挥生理作用,因此,FT4 的测定较 T4 更有价值。

1. 标本采集　静脉血 2 ml。

2. 参考范围　成人:TT4:66~181 nmol/L;FT4:12.0~22.0 pmol/L。

3. 临床意义

（1）TT4 是判断甲状腺功能状态最常用、最基本的体外筛检指标。

1）增高:见于甲状腺功能亢进、原发性胆汁性肝硬化、严重感染、心功能不全、肝脏疾病、肾脏疾病、妊娠、口服避孕药或雌激素等。

2）降低:见于甲状腺功能低下、甲状腺次全切除术及地方性甲状腺肿、糖尿病酮症酸中毒、恶性肿瘤、心力衰竭等。

（2）FT4 不受血浆 TBG 的影响,测定 FT4 对判断甲状腺功能状态更有意义。

1）增高:FT4 增高对诊断甲状腺功能亢进的灵敏度明显优于 TT4。见于甲状腺功能亢进、甲状腺危象、多结节性甲状腺肿等。

2）降低:见于甲状腺功能低下、甲状腺次全切除术、肾病综合征、应用抗甲状腺、肾上腺糖皮质激素、苯妥英钠、多巴胺等药物。

（二）三碘甲状腺原氨酸和游离三碘甲状腺原氨酸测定

T4 在肝脏和肾脏中脱碘后转变为三碘甲状腺原氨酸(T3)。T3 的含量是 T4 的 1/10,但其生理活性是 T4 的 3~4 倍。与 TBG 结合的结合型 T3 和游离型 T3(FT3)之和为总 T3(T T3)。

1. 标本采集　静脉血 2 ml。

2. 参考范围　成人:TT3:1.3~3.1 nmol/L;FT3:2.8~7.1 pmol/L。

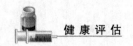

3. 临床意义

（1）TT3 是诊断甲状腺功能亢进的最敏感的指标，还是诊断 T3 型甲状腺功能亢进的特异性指标。

1）增高：见于甲状腺功能亢进；TT3 增高而 T4 不增高见于多发性甲状腺结节性肿大、功能亢进型甲状腺腺瘤等，是 T3 型甲状腺功能亢进的特点。TT3 增高还可作为判断甲状腺功能亢进有无复发的指标。

2）降低：见于甲状腺功能低下、肢端肥大症、肝硬化、肾病综合征、用雌激素等。

（2）FT3 是诊断甲状腺功能亢进的非常灵敏的指标，早期或具有复发前兆，血清 FT4 处于临界值时 FT3 已明显增高。

1）增高：见于 T3 型甲状腺功能亢进、甲状腺危象、甲状腺激素不敏感综合征等。

2）降低：见于慢性淋巴细胞甲状腺炎晚期、用肾上腺糖皮质激素、低 T3 综合征等。

（三）反三碘甲状腺原氨酸（rT3）测定

反三碘甲状腺原氨酸（rT3）是 T4 在外周组织脱碘而生成，是反映甲状腺功能的一个指标。含量极少，其活性仅为 T4 的 10%。

1. 标本采集　静脉血 2 ml。

2. 参考范围　0.2～0.8 nmol/L。

3. 临床意义　rT3 是诊断甲状腺功能亢进最灵敏的指标。rT3 在轻型及亚临床型甲状腺功能减退的诊断上优于 T3 及 T4，但不如 TSH（促甲状腺素）灵敏。

（1）rT3 增高：甲状腺功能亢进、非甲状腺疾病如慢性肝炎、急性心肌梗死、肝硬化、尿毒症、糖尿病、脑血管病等发生低 T3 综合征时，血清 rT3 明显升高，病情好转时可恢复至正常。甲低甲状腺激素替代治疗时，若 rT3、T3 正常，表明用量合适，若 rT3、T3 明显升高，T4 正常或偏高，则提示用量过大。

（2）rT3 降低：见于甲状腺功能减退、慢性淋巴细胞性甲状腺炎等。甲状腺功能亢进治疗中若 T4、rT3 均偏低，表明用药过量。T3、T4 同时降低，提示为原发性甲低。

（四）血清甲状腺素结合球蛋白（TBG）测定

甲状腺素结合球蛋白（TBG）是一种由肝脏合成的酸性糖蛋白。TBG 可特异性地与 T3、T4 结合，与 T4 的结合力是 T3 的 10 倍。

1. 标本采集　静脉血 2 ml。

2. 参考范围　15～34 mg/L。

3. 临床意义　甲状腺素结合球蛋白（TBG）是 T3、T4 在血液循环中主要的血浆结合蛋白，测定血清总 T3、T4 的同时测定血清 TBG，可进一步提高甲状腺疾病的诊断符合率。

（1）TBG 增高：见于甲状腺功能低下、肝硬化、病毒性肝炎、风湿病、应用雌激素。

（2）TBG 降低：见于甲状腺机能亢进、严重感染、肢端肥大症、恶性肿瘤等。

（五）甲状旁腺激素（PTH）测定

甲状旁腺激素和降钙素直接参与钙、磷代谢调节，共同参与维持体内钙离子浓度的相对恒定。

1. 标本采集　静脉血 2 ml。

2. 参考范围　电化学发光法：1.5～6.5 pmol/L（15～65 ng/L）。

3. 临床意义

（1）增高：见于慢性肾功能衰竭、原发性甲状旁腺功能亢进、单纯性甲状腺肿、骨软化症、肺癌、肾癌所致的异源甲状旁腺功能亢进等。

（2）降低：见于甲状旁腺功能减退、暴发型流脑、甲状腺、甲状旁腺手术后等。

（六）降钙素（CT）测定

由甲状腺滤泡旁 C 细胞分泌的多肽激素。降钙素（CT）的主要作用是降低血钙和血磷。当血钙浓度增高时,CT分泌也增高。CT和PTH对血钙的调节作用相反,两者共同维持着血钙浓度的相对稳定。

1. 标本采集 静脉血3 ml。

2. 参考范围 免疫化学发光法:男性,0~14 ng/L;女性,0~28 ng/L。

3. 临床意义 CT增高是诊断甲状腺髓样癌的标志之一,对判断手术疗效及术后复发也有重要价值。

(1)增高:见于甲状腺髓样癌、结肠癌、乳癌、胰腺癌、前列腺癌、严重肾脏疾病等。

(2)降低:见于暴发性流脑、甲状腺切除术后等。

相关护理诊断

1. 睡眠形态紊乱 与担心疾病的治疗检查效果有关。

2. 焦虑 与担心突眼能否恢复到原来的状态自信心不足有关。

3. 知识缺乏 与文化教育程度有关。

4. 潜在并发症 角膜溃疡。

5. 潜在并发症 低钾血症。

情景反馈 ·······

1. 思考情景一病人可能出现的临床表现及相关护理诊断。

2. 思考情景二中病人可能相关护理诊断。

第七节 临床常用免疫学检查

临床情景 ·······

情景一:某男性病人,43岁,近来食欲减退,乏力,消瘦,常有肝区的疼痛感。

情景二:某女性病人,27岁,几月前,因产后大出血,给予输血治疗,近来出现食欲减退、乏力,偶有恶心、肝区不适感。

情景分析 ·······

临床常用免疫学检查如病毒性肝炎标志物检测、肿瘤标志物检测、血清酶学检查等,对疾病的诊断、治疗和预后判断等具有重要意义。

理论讲述

一、病毒性肝炎标志物检测

病毒性肝炎的病原体现已明确的有5种,即甲型肝炎病毒(HAV)、乙型肝炎病毒(HBV)、丙型肝炎病毒(HCV)、丁型肝炎病毒(HDV)、戊型肝炎病毒(HEV)。前3种我国多见。

病毒性肝炎血清标志物包括肝炎病毒本身、组成该病毒的成分和抗病毒的抗体。由于各种肝炎病毒有其特异的血清标志物,检测中无交叉反应,因此临床上能准确地对病毒性肝炎进行分型。

（一）甲型肝炎病毒标志物检测（HAV）

甲型肝炎病毒主要通过粪-口途径传播,机体感染HAV后,产生IgM、IgG、IgA抗体。检测抗HAV-IgM和抗HAV-IgG两种血清标志物可诊断甲型肝炎。

1. 标本采集 不抗凝静脉血2 ml。

2. 参考范围 阴性。

3. 临床意义

(1)抗HAV-IgM:于发病后1~2周内出现,3个月后滴度减低,6个月后不易检出。抗体阳性可诊断为急性甲型肝炎。

(2)抗HAV-IgG:是一种保护性抗体。阳性表示既往感染过,但体内已无HAV。可用于甲肝的流行

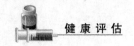

病学调查。

（二）乙型肝炎病毒标志物检测（HBV）

乙型肝炎病毒主要通过血液传播、性传播、母婴垂直传播。由包膜与核心两部分组成。机体感染HBV后产生相应的3种不同的抗原抗体系统，即乙型肝炎病毒表面抗原（HBsAg）、乙型肝炎病毒表面抗体（抗-HBs）、乙型肝炎病毒e抗原（HBeAg）、乙型肝炎病毒e抗体（抗-HBe）、乙型肝炎病毒核心抗原（HBcAg）、乙型肝炎病毒核心抗体（抗-HBc）。血液中HBV DNA的存在是检测HBV感染最直接、最灵敏、最特异性的指标。

1. 标本采集　不抗凝静脉血2 ml。

2. 参考范围　均为阴性。

3. 临床意义

（1）HBsAg阳性：见于乙型肝炎潜伏期和急性期肝炎、慢性迁延性和慢性活动性肝炎、肝硬化、肝癌及慢性HBsAg携带者。

（2）抗-HBs阳性：见于既往感染过HBV，现有一定的免疫力的人。接种乙肝疫苗后，一般只出现抗-HBs单项阳性。也见于接受免疫球蛋白或输血治疗的患者。

（3）HBeAg阳性：是病毒复制、传染性强的指标。见于HBsAg阳性的患者、HBeAg持续阳性的乙型肝炎可发展为慢性肝炎或肝硬化。

（4）抗-HBe阳性：见于HBeAg转阴的患者，提示传染性降低，见于部分慢性乙型肝炎、肝硬化、肝癌的患者。

（5）抗-HBc：抗-HBc是抗HBcAg的对应抗体，是反映肝细胞受到HBV侵害的一种指标，主要包括IgM、IgG和IgA。抗HBc-IgM是感染HBV后最早出现的特异性抗体。见于急性或慢性活动性肝炎；抗HBc-IgG强阳性表示患者正在感染，弱阳性表示既往感染；HBV在体内长期存在，有流行病学意义。

（三）丙型肝炎病毒标志物检测（HCV）

丙型肝炎病毒主要通过血液传播，是引起输血后肝炎的病原体之一。抗HCV-IgM、抗HCV-IgG和HCV-RNA测定是诊断HCV感染的主要依据。

1. 丙型肝炎病毒抗体测定

（1）标本采集　静脉血3 ml。

（2）参考范围　阴性。

（3）临床意义

1）抗HCV为非保护性抗体，阳性表明HCV感染。

2）抗HCV-IgM阳性见于急性HCV感染、病变活动期和传染期。

3）抗HCV-IgG阳性表明体内有HCV感染，但不能作为早期诊断指标。

2. 丙型肝炎病毒RNA的定性和定量　血液HCV-RNA阳性是HCV感染最直接、最灵敏和最特异性的指标。

（1）标本采集　静脉血3 ml，置于经RNA酶灭活的无菌试管内送检。

（2）参考范围　阴性。

（3）临床意义

1）HCV-RNA的定性：阳性表明HCV复制活跃，传染性强；HCV-RNA和抗HCV均为阳性表明活动性感染；HCV-RNA阴性而抗HCV-IgG阳性表明既往有感染。

2）HCV-RNA的定量：可观察HCV-RNA的动态变化，可监测药物疗效、判断病情变化等。

二、肿瘤标志物检测(TM)

肿瘤标志物是由肿瘤细胞直接产生或由非肿瘤细胞经肿瘤细胞诱导后合成的物质。TM 检测对肿瘤的存在、发病过程、疗效和预后判断具有重要意义。

（一）血清甲胎蛋白测定(AFP)

甲胎蛋白胎儿发育早期由肝脏和卵黄囊合成的一种血清糖蛋白,出生后不久逐渐消失,AFP 呈阴性。血清中 AFP 是临床诊断肝癌及滋养细胞恶性肿瘤的重要指标。

1. 标本采集　不抗凝静脉血 2 ml。

2. 参考范围　ELISA 法：<20 μg/L。

3. 临床意义

（1）AFP 生理性增高：见于女性妊娠 3 个月后 AFP 开始增高,分娩 3 周后恢复正常。

（2）AFP 病理性增高：见于：① 原发性肝细胞癌：AFP >300 μg/L 有诊断意义。② 病毒性肝炎、肝硬化、睾丸癌、畸胎瘤、卵巢癌等。

（二）血清癌胚抗原测定（CEA）

癌胚抗原主要存在于胎儿的肠管、胰腺和肝脏,出生后组织内含量很低。但在部分恶性肿瘤病人血清中 CEA 含量可异常增高。

1. 标本采集　静脉血 2 ml。

2. 参考范围　ELISA 法：<5 μg/L。

3. 临床意义　CEA 在恶性肿瘤的鉴别诊断、病情监测、疗效评价方面有重要的临床意义。CEA 增高见于结肠癌、直肠癌、直肠息肉、结肠炎、肝硬化、乳腺癌、胃癌等。

（三）血清癌抗原 15-3 测定

血清癌抗原(CA 15-3)是一种腺癌相关抗原,对乳腺癌的诊断和术后随访监测有一定的价值。

1. 标本采集　不抗凝静脉血 2 ml。

2. 参考范围　ELISA 法：<25 000 U/L。

3. 临床意义　CA 15-3 增高见于：

（1）乳腺癌：患病初期敏感性较低,转移性乳腺癌阳性率可达80%。

（2）其他恶性肿瘤：肺癌、原发性肝癌、肾癌、结肠癌、胰腺癌、卵巢癌等。

相关护理诊断

1. 个人应对无效　与病情漫长、易产生悲观情绪有关。

2. 舒适的改变　与肝区不适并常有被迫体位有关。

3. 营养失调　低于机体需要量,与肝功能损害、能量代谢障碍有关。

知识链接 ···

乙型病毒性肝炎大三阳是指:HBsAg(+)、HBeAg(+)、抗-HBc(+)、抗-HBs(-)、抗-HBe(-);

小三阳是指:HBsAg(+)、抗-HBe(+)、抗-HBc(+)、抗-HBs(-)、HBeAg(-)。

情景反馈 ···

1. 思考情景一中病人可能出现的临床表现及相关护理诊断。

2. 思考情景二中病人出现的临床表现及相关护理诊断。

（田建丽）

第七章 心 电 图

1. 掌握心电图机操作及图纸正确描记的能力。
2. 熟悉心电及心电向量的基本知识。
3. 掌握正常心电图基本图形正常值范围及临床意义。
4. 熟悉常见典型异常心电图及临床意义。
5. 了解心电监护及临床应用。

第一节 心电图基本知识及检查方法

临床情景 ···

情景一:某女性病人,54 岁,参加健康体检,曾患高血压病 11 年,要求做心电图检查。

情景二:某男性病人,16 岁,患者上感半月余,咳嗽、鼻塞、打喷嚏,时有发热 37.8 ℃,给予对症治疗,未见好转,近 3 天感心悸明显。

情景分析 ···

心脏是循环系统重要器官,心脏在每次机械收缩之前,首先产生电激动,在电激动过程中心肌细胞表面则产生许许多多的电偶。因人体组织是一个容积导体,有电偶就产生电流,电流可通过组织传导至体表,并产生不同的电位。利用心电图机记录心脏每一次心动周期所产生电激动在体表的变化,形成的连续性的曲线称为心电图(Electrocardiogram)。

理论讲述

一、心电图产生的原理

生理状态下心肌细胞可表现为极化状态、除极和复极,其生物电变化特点如下(图 7-1-1)。

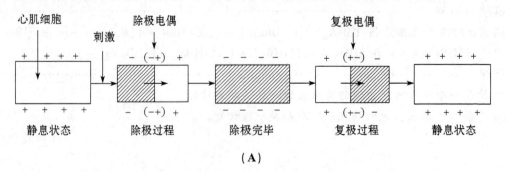

<table>
<tr><td>心肌细胞</td><td>刺激</td><td>除极电偶</td><td></td><td>复极电偶</td><td></td></tr>
</table>

| 静息状态 | 除极过程 | 除极完毕 | 复极过程 | 静息状态 |

(A)

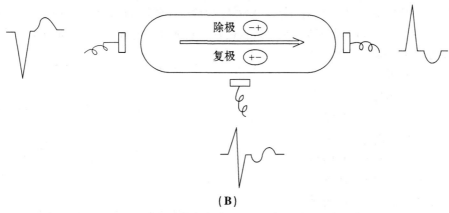

（B）

图7-1-1 心肌细胞极化状态、除极和复极过程的电位变化

1. 心肌细胞的极化状态 心肌细胞在静息状态下,细胞膜外带正电荷（K^+排列）,膜内带负电荷（排列同等数量的阴离子）,保持外正内负相对平衡的状态,称为心肌细胞的极化状态。此时细胞膜外任意两点之间并无电位差,也无电流产生,用精密电流计记录仅描绘出一水平线,也称为等电位线或基线。

2. 心肌细胞的除极 当心肌细胞受到阈上刺激时,该处细胞膜的Na^+通道开放,大量Na^+进入细胞,细胞内电位迅速增高,将原来的外正内负状态较快地转变成外负内正状态,使原有的极化状态消除,称为除极。在心肌细胞的除极过程中,已除极的部位膜外变为负电荷,尚未除极的部位膜外仍为正电荷,使心肌细胞膜外形成一对电偶,电源（正电荷）在前,电穴（负电荷）在后,电流自电源流向电穴,直至整个心肌细胞膜外全部变为负电荷,心肌细胞膜外的电位差消失,也即除极完毕。故除极过程中的心肌细胞膜外的电流方向与除极的方向正好相反。除极完毕后心肌细胞膜外电流消失。用精密电流计记录正在除极的心肌细胞膜外电流时,探查电极迎着膜外电偶的正电荷则描记出一个向上的曲线,除极结束后,心肌细胞膜外电位差消失,曲线降到基线。

3. 心肌细胞的复极 心肌细胞除极完毕后,细胞通过代谢和离子泵的调整,使细胞膜内、外的Cl^-、Ca^{2+}、K^+、Na^+等又恢复到心肌细胞原来的极化状态,此种恢复过程称为心肌细胞的复极。原则上先除极的心肌细胞先复极,后除极的部位后复极,故心肌细胞的复极方向与除极方向相一致,但复极电动势与除极电动势相反,复极完毕后整个心肌细胞膜外都带正电荷,心肌细胞膜外的电位差消失。用精密电流计记录正在复极的心肌细胞膜外电流时,探查电极对着膜外电偶的负电荷则描记出一个向下的曲线,当复极结束后整个细胞又恢复到极化状态,曲线又回到基线。

二、心电向量及心电向量环

1. 心电向量 向量在物理学中是指既有大小又有方向的量。心肌细胞在除极或复极时,细胞膜外构成电偶,其方向由负电荷指向正电荷,而且具有量的大小,符合向量的概念,这种由心肌细胞在除极或复极过程时所产生的向量称心电向量。心电向量通常采用带箭头的线段表示,线段长短表示心电向量的大小,箭头所指的方向表示心电向量的方向。

2. 瞬间综合心电向量 心脏由许许多多心肌细胞构成,心脏在除极或复极的每一瞬间均有许多心肌细胞同时除极或复极,此时可产生许多大小不等、方向不同的心电向量,若将此瞬间产生的心电向量综合成一个心电向量,称为瞬间综合心电向量。心电向量可按以下方法进行综合:① 两个心电向量平行而方向相同,则两者相加。② 两个心电向量平行而方向相反,则两者相减。③ 两个心电向量相互成一定角度,则按平行四边形法则找出对角线,即为综合向量大小。利用以上综合法则,心脏的心电向量可依次反复综合,最后形成一个综合心电向量（图7-1-2）。

3. 立体心电向量 心脏是类球形的立体结构,心房肌或心室肌在除极与复极过程中,是按序先后进行的,每一个瞬间心肌均会产生许多微小的心电向量,可将其综合成一个瞬间的综合心电向量,而且各瞬间的综合心电向量其大小、方向各不相同,也即心脏在除极与复极过程中实际存在的各瞬间综合心电向量是一种立体的结构,称立体心电向量。心房肌的除极、复极与心室肌的除极、复极时,分别连接各瞬间综合心电向量箭头顶端,可画出一个空间立体环,即心电向量环,心房肌除极可画出心房肌除极的心电向量环,称"P环";心房肌复极与心室肌除极可画出心室肌除极的心电向量环,称"QRS环";心室肌复极可画出心室肌复极的心电向量环,称"T环"。

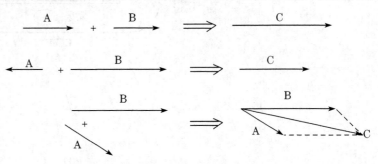

图7-1-2 心电向量的综合方法

三、心电图导联

心肌电激动产生心心电向量是形成心电图的基础。心电图是记录体表两点之间的电位差或体表某一点与零电位之间的电位差。了解心电图导线与体表连接方式,对认识心电图与心电向量之间的关系,对于理解心电图的形成机理有重要意义。

1. **标准导联** Ⅰ导联将左上肢电极与心电图机的正极端相连,右上肢电极与负极端相连;Ⅱ导联将左下肢电极与心电图机的正极端相连,右上肢电极与负极端相连;Ⅲ导联将左下肢与心电图机的正极端相连,左上肢电极与负极端相连(图7-1-3)、(表7-1-1)。

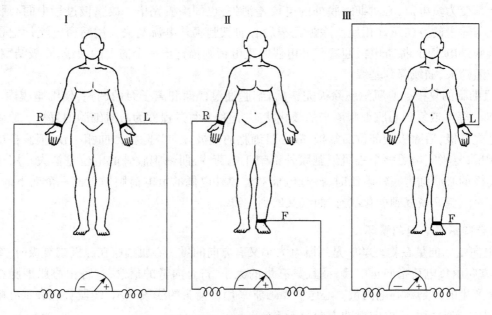

图7-1-3 标准导联连接方式

表7-1-1 标准导联正负电极的安放位置

导联	正电极位置	负电极位置
Ⅰ导联	左上肢	右上肢
Ⅱ导联	左下肢	右上肢
Ⅲ导联	左下肢	左上肢

2. 加压单极肢体导联 标准导联是反映体表某两点之间的电位差,如果把心电图机的负极接在零电位点上(无关电极或称中心电端),把探查电极接在人体任一点上,就可以测得该点的电位变化,这种导联方式称为单极导联。分别有左上肢单极导联(VL)、右上肢单极导联(VR)和左下肢单极导联(VF)(图7-1-4)、(表7-1-2)。经改良后振幅可增加50%,这种导联方式称为加压单极肢体导联,分别以aVL、aVR和aVF表示。

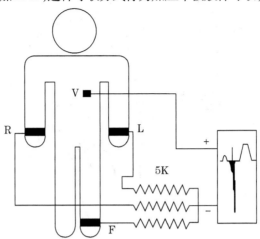

图7-1-4 加压单极肢体导联连接方式

表7-1-2 加压单极肢体导联正负电极的安放位置

导联	正电极位置	负电极位置
aVR	右上肢	中心电端(采用加压法)
aVL	左上肢	中心电端(采用加压法)
aVF	左下肢	中心电端(采用加压法)

设想在每一个导联正负极之间有一连线,亦称为导联轴。所谓六轴系统,亦即将设想的肢体导联轴Ⅰ导联、Ⅱ导联、Ⅲ导联、aVL、aVR和aVF"六轴"一并平移,通过坐标图的轴心"O"点,构成六轴系统,用于反映心电图的额面心电向量(图7-1-5)。

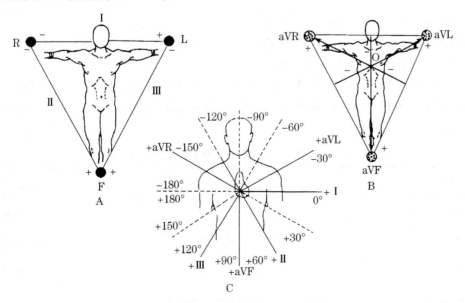

图7-1-5 额面六轴系统

3. 胸导联　把探查电极放置在胸前的一定部位,亦属单极导联,常用胸导联位置(图 7-1-6)、(表 7-1-3)。$V_{1,2}$ 导联面对右室壁,V_5、V_6 导联面对左室壁,V_3、V_4 介于两者之间。

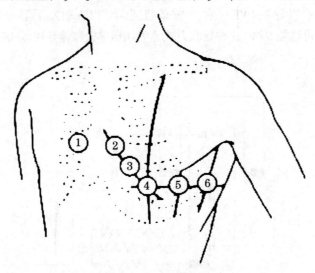

图 7-1-6　胸导联连接方式

表 7-1-3　胸导联正负电极的安放位置

导联	正电极位置	负电极位置
V_1	胸骨右缘第 4 肋间	中心电端
V_2	胸骨左缘第 4 肋间	中心电端
V_3	V_2 与 V_4 连线的中点	中心电端
V_4	左锁骨中线第 5 肋间	中心电端
V_5	左腋前线平 V_4 水平	中心电端
V_6	左腋中线平 V_4 水平	中心电端

将设想的胸导联 V_1、V_2、V_3、V_4、V_5、V_6 导联轴,一并通过坐标图的轴心"O"点,构成胸导联轴系统,用于反映心电图的横断面的心电向量(图 7-1-5)。

4. 心电图附加导联　常规心电图检查上述 12 种导联可满足临床需要,但在某些特殊情况下,如下壁心肌梗死、右心室肥大、右位心等尚需加做 V_7、V_8、V_9、$V_3R \sim V_6R$ 等附加导联。附加导联正负电极的安放位置见表 7-1-4。

表 7-1-4　附加导联正负电极的安放位置

导联	正电极位置	负电极位置
V_7	左腋后线平 V_4 水平	中心电端
V_8	左肩胛线平 V_4 水平	中心电端
V_9	后正中线平 V_4 水平	中心电端
$V_3R \sim V_6R$	相当 $V_3 \sim V_6$ 相对应的右前胸部	中心电端

知识链接 ....

人体是一个容积导体,将两个电极分别放置于人体表面两个不同部位,用导线与心电图机相连,构成电路,这种放置电极与心电图机相连的线路,称为心电图导联。根据电极放置的部位和连接方法的不同,可组成多种心电图导联。为便于不同病人之间或同一病人在不同时期的心电图进行比较,故对导联的连接方式做人为规定。目前临床上广泛应用的导联体系有,常规 12 导联体系,包括标准导联Ⅰ、Ⅱ、Ⅲ,加压单极肢体导联 aVR、aVL、aVF 六种肢体导联和胸导联 V_1、V_2、V_3、V_4、V_5、V_6六种导联。

国产心电图机设置通常常规设置 12 种导联连接方式,并将引出的导线用不同颜色标记,与肢体连接的导线分别用红、黄、绿、黑 4 种颜色标记;与胸部连接的导线用白色标记,胸部导线可分为 6 条,末端分别标记有 V_1、V_2、V_3、V_4、V_5、V_6 或 C_1、C_2、C_3、C_4、C_5、C_6 字样。心电图检查前,首先将红色导线接右上肢,黄色导线接左上肢,绿色导线接左下肢,黑色导线接右下肢,胸部 6 条导线分别连接胸部所规定部位,然后接通电源、启动心电图机,可记录常规 12 导联的心电图。

情景反馈 ....

1. 思考情景一中病人可能的临床诊断是什么?为什么要做心电图检查?可能有哪些异常表现?

2. 思考情景二中病人可能的临床诊断是什么?要做哪些检查?会有哪些异常表现?

第二节　正常心电图

临床情景 ....

情景一:某女性病人,52 岁,半小时前突发心前区持续疼痛,面色苍白、大汗,患高血压病史 12 年,糖尿病病史 10 年。

情景二:某男性病人,56 岁,心悸、气急 2 年,夜间不能平卧 2 个月,今天感到症状加重,头晕、乏力,到医务室就诊,曾患高血压病史 20 年,平时不正规用药。

情景分析 ....

心脏每一次心动周期所产生电激动在体表的变化利用心电图机描记出一连续性的曲线,也即心电图。心脏每一次心动周期在心电图纸上描记出一连续性的波段,分别为 P 波、P-R 间期、QRS 波群、S-T 段、T 波、Q-T 间期、U 波。观察、测量、分析心电图各波段时间及振幅,以判断心电图正常与否,在临床工作中具有重要意义。

理论讲述

一、心电图各波段的组成与命名

(一) 心电图各波段的组成及意义

心脏的传导系统包括窦房结、结间束(前、中、后结间束)、房室结、希氏束、房室束、束支(左、右束支)及终末支(浦氏纤维)(图 7-2-1)。心脏的最高兴奋点是窦房结,其产生的心电冲动首先兴奋心房同时经结间束传导到房室结、希氏束、房室束、束支(左、右束支)及终末支(浦氏纤维),最终心室肌兴奋。正常心电活动的有序传导,表现在心电图上每个心动周期相应的波段按序发生。

1. 各波段的组成　典型心电图图形主要包括 P 波、P-R 间期、QRS 波群、S-T 段、T 波、Q-T 间期、U 波(图 7-2-2)。

2. 各波段的临床意义

(1) P 波:为心房除极波,代表左右心房除极的电位变化和时间长短。

(2) P-R 间期:指从 P 波起点至 QRS 波群起始点的直线距离,代表激动从窦房结传到心室所花去的

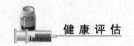

时间。

（3）QRS波群：为心室的除极波，代表左右心室除极的电位变化和时间长短。

（4）S-T段：指QRS波群终点至T波起点之间的一段基线，代表心室缓慢复极的电位变化。QRS波群与S-T段的交界点称为J点。

（5）T波：指QRS波群后一个较宽而平缓的波，代表心室快速复极的电位变化和时间长短。

（6）Q-T间期：指QRS波群起始点至T波终点之间的直线距离，代表心室除极和复极所花去的总时间。

（7）U波：紧跟在T波后一个较小的波，其发生机理不清，可能与心肌激动的"后继电位"有关。

（二）各波形的命名原则

1. P波　无论形态是直立、倒置、低平、双向等均统称为P波。

2. QRS波群　因QRS波群在不同的导联上有显著差别，所以需要统一命名：在QRS波群中，第一个向上的波称为R波；R波之前向下的波称为Q波；R波之后向下的波称为S波；整个波群全部向下称为QS波；整个波群全部向上称为R波。根据QRS波群中各波振幅的相

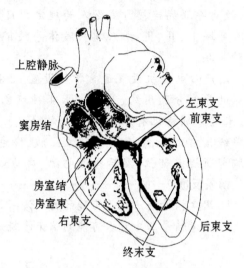

图7-2-1　心脏的传导系统

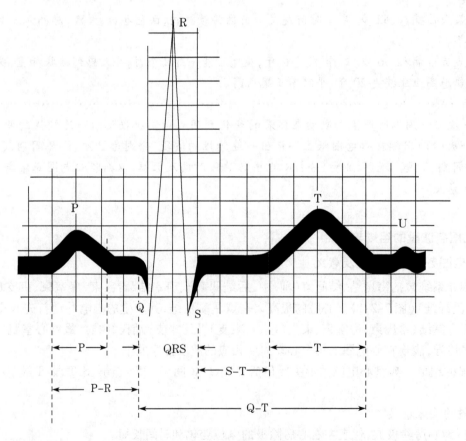

图7-2-2　心电图各波段组成示意图

对大小,可分别用英文字母的大、小写形式来表示 QRS 波群的形态,如 qR 型、rS 型、RS 型、Qr 型、qRs 型、RSR′型等(图 7-2-3)。

3. T 波　无论形态是直立、倒置、低平、双向等均统称为 T 波。

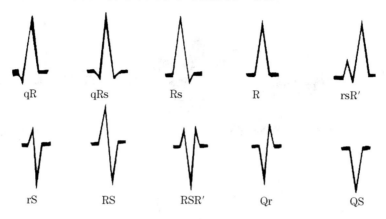

图 7-2-3　QRS 波群的命名

二、心电图的测量方法

(一)心电图记录纸的特点

心电图记录纸中有纵横线交错而成的正方形格子,小方格各边均为 1 mm,纵横每 5 个小方格被粗线隔为一个中方格,每 5 个中方格被粗线隔开(含 25 个小方格)(图 7-2-4)。

1. 横线　代表时间,用以计算各波和各间期所占时间。通常记录纸的走纸速度为 25 mm/s,故每一小方格的宽度代表 0.04 s,每一中方格的宽度代表 0.20 s。

2. 纵线　代表电压,用以计算各波振幅的高度与深度。当输入 1 mV 电压能使定准电压曲线移动 10 mm(10 个小方格)的高度时,每一小方格的高度代表 0.1 mV。若在描记时发现波形振幅过大,可将定准电压调整为 1 mV 等于 5 mm(5 个小方格)的高度(即电压减半),此时每一小方格的高度则代表 0.2 mV。

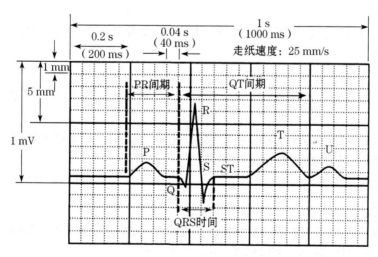

图 7-2-4　心电图记录纸示意图

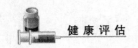
（二）各波段电压及时间的测量原则

测量心电图各波段电压及时间,首先要核对标准电压数值及走纸速度,应选择基线平稳、波形大而清楚的导联进行测量。测量的方法应遵循以下原则(图7-2-5)。

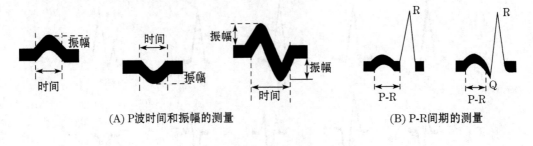

（A）P波时间和振幅的测量　　　　　　　（B）P-R间期的测量

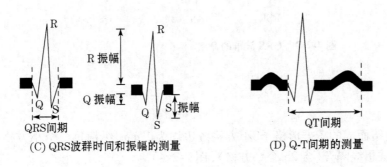

（C）QRS波群时间和振幅的测量　　　　（D）Q-T间期的测量

图7-2-5　各波段电压及时间的测量示意图

1. **各波振幅(电压)测量**　测量向上波形的振幅,应从基线(等电位线)的上缘垂直测到波形的顶点;测量向下波形的振幅,应从基线的下缘垂直测到波形的低端。若为双向的波,其上下振幅的绝对值之和为其电压数值。

2. **各波时间的测量**　应从波形起始部位内缘测量至波形终末部位的内缘。

3. **各间期的测量**

（1）P-R间期:从P波的起点测至QRS波群的起点,若有Q波则为P-Q间期,一般选择P波明显的导联(常用Ⅱ导联)测量。

（2）S-T段:选择等电位线较为平直的导联,在J点后的0.04 s处测量。S-T段抬高者,应从等电位线的上缘垂直测至抬高的S-T段的上缘;S-T段压低者,则从等电位线的下缘垂直测至压低的S-T段的下缘。

（3）Q-T间期:从QRS波群的起点测至T波的终点,一般选择T波较为清晰的导联测量。心律不规则时,应取3~4个心动周期中Q-T间期的平均值。

（三）心率的计算

1. **心律规则时的计算法**

（1）公式法:测量P-P或R-R间距的时间(以s为单位)去除60,所得的数值即为心率。如测得的R-R间距的时间为0.80 s,则心房(室)率=60/0.80=75次/分。

（2）查表法:为了免去计算秒数的麻烦,可测量P-P或R-R间距的小方格数,再乘以4而得出的数值为依据,在心率推算表1与2项数字中,查其对应的数值即为心率。例如测得的R-R间距为20个小方格的宽度,则20乘以4,等于80,找到80对应的数值为75,那么心房(室)率即为75次/分。

表格中两项数值可以互用,即以其中一项为 R-R 间距,另一项则为心率次数(表 7-2-1)。

表 7-2-1 心率推算表

1	2	1	2	1	2	1	2	1	2	1	2
77.5	77.5	67	89.5	56	107	45	133	34	176	23	261
77	78	66	91	55	109	44	136	33	182	22	273
76	79	65	92.5	54	111	43	139	32	187	21	286
75	80	64	94	53	113	42	143	31	193	20	300
74	81	63	95	52	115	41	146	30	200	19	316
73	82	62	97	51	117.5	40	150	29	207	18	333
72	83	61	98.5	50	120	39	154	28	214	17	353
71	84.5	60	100	49	122.5	38	158	27	222	16	375
70	86	59	101.5	48	125	37	162	26	230	15	400
69	87	58	103	47	127.5	36	166.5	25	240	14	428
68	88	57	105	46	130	35	171.5	24	250	13	461

2. 心律不规则时的计算法

(1)求平均值法:心房率与心室率一致时,测量 5 个以上的 P-P 或 R-R 间距,取其平均值,然后再代入公式计算或查表,得出心率。若为心房颤动或心房扑动者,应连续测量 10 个 R-R 间距,分别取 R-R 间距的平均值,然后再代入公式计算或查表,分别得出心房率和心室率。

(2)数格法:选择记录时间较长的导联,以任何一个 P 波或 R 波作为起点,数 30 个中方格宽度(共 6 s)内包含 P 波或 R 波的个数(作为起点的 P 波或 R 波不计算在内),然后再乘以 10,分别得出心房率或心室率。

三、心电图各波段正常值范围

(一) P 波

1. 形态　多呈钝圆形,可有轻度切迹,但切迹双峰间距 <0.04 s。

2. 方向　Ⅰ、Ⅱ、aVF、$V_4 \sim V_6$ 导联直立,aVR 导联倒置,其余导联出现直立、双向、倒置、低平均可。

3. 时间　小于 0.12 s。

4. 电压　肢体导联 <0.25 mV,胸导联 <0.20 mV。

5. 临床意义　如 Ⅰ、Ⅱ、aVF、$V_4 \sim V_6$ 导联直立,aVR 导联倒置,称窦性 P 波;P 波在 Ⅰ、Ⅱ、aVF、$V_4 \sim V_6$ 导联中均为倒置,在 aVR 导联中直立,称为逆行 P 波,提示心脏激动起源于房室交界区;P 波 >0.12 s 提示左心房肥大;P 波电压 >0.25 mV,提示右心房肥大。

(二) P-R 间期

1. 正常范围　成人正常心率时,P-R 间期为 0.12 ~ 0.20 s。P-R 间期与年龄和心率有关,在幼儿及心动过速的情况下,P-R 间期相应缩短;在老年人及心动过缓的情况下,P-R 间期可略延长,但一般不超过 0.21 s。

2. 临床意义　P-R 间期异常延长,见于房室传导阻滞;P-R 间期缩短,多见于预激综合征。

(三) QRS 波群

1. 时间　成人一般在 0.06 ~ 0.10 s 之间,应 <0.11 s。儿童为 0.04 ~ 0.08 s,并随年龄的增长而逐渐

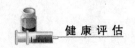
接近成人。室壁激动时间（VAT）是指从 QRS 波群的起点至 R 波顶峰与基线垂直线之间的时距。正常成人 V_1 导联的 VAT（右室壁激动时间）<0.03 s，V_5 导联的 VAT（左室壁激动时间）<0.05 s。室壁激动时间延长提示心室肥大、除极时间延长。

2. 波形与电压　正常 QRS 波群在不同导联上可呈多种不同的形态。

（1）肢体导联：① Ⅰ、Ⅱ、Ⅲ 导联的 QRS 波群在无电轴偏移情况下，其主波一般向上，Ⅰ 导联的 R 波 <1.5 mV。② aVR 导联的 QRS 波群的主波向下，可呈 QS、rS、RSR'、Qr 型，其中 R 波 <0.5 mV，否则提示右心室肥大。③ aVL 与 aVF 导联的 QRS 波群可呈 Qr、Rs、R、或 rS 型，aVL 导联的 R 波 <1.2 mV，aVF 导联的 R 波 <2.0 mV，否则提示左心室肥大。

（2）胸导联：QRS 波群在 V_1、V_2 导联多呈 rS 型，V_1 的 R 波 <1.0 mV；V_3、V_4 导联的 R 波与 S 波的振幅大体相等呈 RS 型；V_5、V_6 导联可呈 qR、qRs、Rs 或 R 型，V_5 的 R 波 <2.5 mV。在正常人的胸导联中，$V_1 \sim V_6$ 表现为 R 波逐渐增高，S 波逐渐变小，V_1 的 R/S <1，V_3 的 R/S 约等于 1，V_5 的 R/S >1（图 7-2-6）。$R_{V_1} + S_{V_5} < 1.2$ mV，$R_{V_5} + S_{V_1} < 3.5$ mV（女）或 <4.0 mV（男），电压值大于正常范围常提示心室肥大。

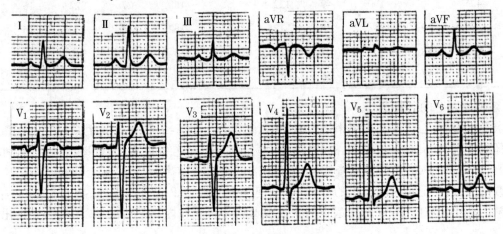

图 7-2-6　正常人心电图

（3）Q 波：除 aVR 导联外，其余导联的 Q 波振幅都不应超过同导联 R 波的 1/4，时间不应大于 0.04 s。正常人 V_1、V_2 导联不应有 q 波，但偶可呈 QS 型。V_3 导联极少有 q 波，V_5、V_6 导联常可见正常范围的 q 波。超过正常范围的 Q 波称为异常 Q 波，常提示心肌组织坏死。

（4）低电压：在肢体导联中，每一个 QRS 波群的电压（向上与向下波形其电压的绝对值之和）均 <0.5 mV，及在胸导联中，每一个 QRS 波群的电压（绝对值之和）均小于 0.8 mV，均称为低电压。低电压可见于肺气肿、心包积液、胸腔积液或积气、高度水肿等，偶尔也见于正常人。

（四）S-T 段

1. 正常范围　S-T 段为一等电位线，可向上或向下有轻度偏移。在任何导联中，S-T 段下移均应 <0.05 mV；S-T 段上移，在肢体导联及胸导联的 $V_4 \sim V_6$ 均应 <0.1 mV，在 V_1、V_2 导联应 <0.3 mV，在 V_3 导联应 <0.5 mV。

2. 临床意义　S-T 段下移超过正常范围提示心肌缺血；S-T 段上移超过正常范围常提示心肌损伤（表现为弓背向上性的上移）、急性心包炎（表现为弓背向下性的上移）。

（五）T 波

1. 方向　正常情况下，T 波的方向多与 QRS 波群主波方向一致，否则称为 T 波倒置。正常 T 波在 Ⅰ、Ⅱ、$V_4 \sim V_6$ 导联应为向上，上升缓慢，下降较快，前后肢不对称；在 aVR 导联向下；在其他导联呈现向上、双向或向下均可。T波在 V_1 导联如向上,则在 V_2 导联就不应向下。

2. 电压 在以 R 波为主的导联中,T 波不应低于同导联 R 波的 1/10,否则称为 T 波低平。胸导联的 T 波有时可高达 $1.2 \sim 1.5$ mV,但 V_1 导联的 T 波一般不超过 0.4 mV。

3. 临床意义 T 波低平或倒置常见于心肌缺血、低血钾等;T 波显著增高则见于心肌梗死超急性期及高血钾。

（六）Q-T 间期

1. 正常值范围 心率在 $60 \sim 100$ 次/分时,Q-T 间期应为 $0.32 \sim 0.44$ s。Q-T 间期长短与心率快慢密切相关,心率越快,Q-T 间期越短,反之则越长。

2. 临床意义 Q-T 间期延长可见于心肌缺血与损伤、低血钙、奎尼丁中毒等;Q-T 间期缩短常见于高血钙、洋地黄效应等。

（七）U 波

1. 正常值范围 U 波是在 T 波之后出现的小波,多与 T 波方向一致,振幅很低小,在肢体导联不易辨认,在胸导联较易见到,尤其 V_3 导联较为明显。

2. 临床意义 U 波明显增高见于血钾过低、服用奎尼丁等;U 波倒置见于高血钾、冠心病及心肌梗死等。

四、心电轴

临床上习惯以额面 QRS 环的平均电轴代表心电轴,以额面 QRS 环的平均心电轴与 I 导联电轴正侧所构成的角度来表示心电轴的角度(图 7-2-7)。常用的测量方法有目测法、振幅法及查表法。

1. 目测法 是最简易的方法,目测 I 与 III 导联 QRS 波群的主波方向,大致估计心电轴是否偏移。如 I 与 III 导联主波均向上,表示电轴不偏;如 I 导联主波向上,III 导联主波向下,表示电轴左偏;如 I 导联主波向下,III 导联主波向上,表示电轴右偏;如 I 与 III 导联主波均向下,则不能判定电轴是否偏移(图 7-2-8)。

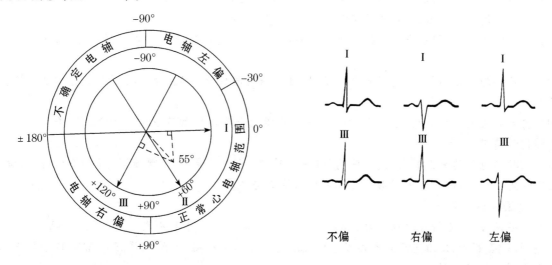

图 7-2-7 正常心电轴及其偏移示意图　　图 7-2-8 心电轴目测法

2. 振幅法 此方法较准确,首先分别计算出 I、III 导联 QRS 波群正负波振幅值的代数和(R 波为正值,Q 与 S 波为负值),然后再按这两个代数和分别在 I、III 导联轴上找出相应的位点,并通过此点画出垂直于本导联轴的垂直线后,找出两条垂直线的交点。最后经过两垂直线交点和 I、III 导联轴 0°点做连线,此连线即为心电轴的方位,测量该连线与Ⅰ导联轴正侧的夹角即为心电轴的角度(图7-2-9);也可按Ⅰ与Ⅲ导联QRS波群正负波振幅值代数和的两个数值通过查表直接查得心电轴。

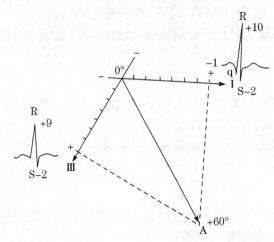

图7-2-9　心电轴测量振幅法

3. 心电轴的临床意义　正常人的心电轴可变动在0°～+90°之间。0°～-30°为轻度左偏,见于横位心(肥胖体形、妊娠晚期、大量腹水等)及左室肥大;达-30°以上为显著左偏,见于左前分支阻滞及下壁心肌梗死。+90°～+110°为轻度右偏,见于垂位心(儿童、瘦长体形者)、右室肥大、侧壁心肌梗死;大于+110°以上为显著右偏,见于左后分支阻滞和重度右室肥大(图7-2-7)。

知识链接 ••

1. 心电图检查在临床应用范围　临床上心电图检查对某些疾病有重要的诊断价值,如心律失常、心肌梗死,但心电图仅反映心脏电活动,并不能诊断心脏疾病的病因,也不能反映心脏收缩力强弱及心功能状态,因此,在临床应用有其局限性。

(1) 心律失常:心电图检查对各种心律失常的诊断最有价值,尤其是听诊不能确诊的心律失常,如早搏和阵发性心动过速的性质、房室传导阻滞、束支传导阻滞等。

(2) 心肌梗死:心电图检查对心肌梗死的诊断准确性较高,既能确定诊断,又能明确梗死部位、范围、病期。

(3) 冠状动脉供血不足:心电图检查对急、慢性冠状动脉供血不足的病人,可用普通心电图检查或加做心脏负荷试验心电图协助诊断。

(4) 房室肥大与心肌损伤:通过测量心电图各波段电压和时间的变化,协助诊断各房室肥大及心肌缺血与损伤的情况。

(5) 药物与电解质紊乱的影响:某些药物(如洋地黄、奎尼丁等)和电解质紊乱(如低血钾、高血钾等)对心脏有一定影响,通过心电图图形的变化可协助诊断与观察。

2. 心电图阅读分析方法

(1) 一般阅读:首先将各导联心电图浏览一遍,检查导联标记有无错误、导联有无接错、有无交流电压干扰、基线是否移动、定准电压是否准确、走纸速度是否正常稳定、有无电压倍数增减的导联或电极板接触不良等引起的伪差等。

(2) 确定心律和心率:根据P波出现的规律和形态,确定是否为窦性心律。若无P波,注意有无其他波取代之,分析哪一种异位心律起主导作用。通过测量P-P或R-R间期间距,计算出心房率和心室率。

(3) 判断心电轴:根据Ⅰ导联、Ⅲ导联QRS波群的主波方向和振幅,确定心脏电轴有无偏移。

(4) 观察与测量:通过观察与测量各导联的P波、QRS波群、S-T段、T波、U波的形态、方向、时间及电压,测量 P-R 间期、Q-T 间期,判定是否属于正常。

(5)做出诊断:根据心电图特征,结合临床其他资料进行综合分析,做出心电图诊断。心电图诊断内容:心律类型、心率快慢、有无心电轴偏移、心电图是否正常。

情景反馈

1. 思考情景一中病人可能发生了什么?建议病人做哪些检查?
2. 思考情景二中病人可能发生了什么?心电图检查可能出现的异常有哪些?

第三节 异常心电图

临床情景

情景一:某女性病人,25 岁,突发心悸半天,2 周前上呼吸道感染,到医院就诊。

情景二:某男性病人,61 岁,入院前 1 小时高脂餐后突发中上腹疼痛伴恶心、呕吐,门诊按急性胃肠炎给予补液、抗生素、解痉止痛治疗半小时腹痛未见好转,且疼痛进行性加重,面色苍白、烦躁不安、大汗淋漓、呼吸急促。既往高血压病史 18 年,糖尿病史 15 年不正规治疗,肥胖。医嘱做心电图检查。

情景分析

临床上部分异常心电图表现对疾病有确定诊断的价值,如心律失常、心肌梗死,部分异常心电图表现对疾病的诊断有协助作用,心电图检查异常的类型、异常的程度对疾病的诊断与鉴别具有重要意义。心电图检查的动态观察、动态变化发展,也是临床上诊断疾病和观察病情变化的一个重要征象。

理论讲述

一、心房与心室肥大

心房与心室肥大多因心房或心室内压力增高及负荷过重引起,最终导致心肌肥厚与内腔扩大,这种心脏形态学变化也可引起心电图的相应改变。分析心电图的改变对心房与心室肥大的诊断有一定帮助。

(一)心房肥大

心房肥大时,心房除极电向量增大,传导时间增加,表现 P 波电压增高或(和)时间延长。由于 P 波的前 1/3 由右房除极、中 1/3 为左右房同时除极、后 1/3 为左房除极所引起,所以右心房肥大以 P 波电压增高为主,而无时间延长;左心房肥大以 P 波时间延长为主,而电压无显著增高。如果双房肥大,则 P 波不仅电压增高,而时间也可延长。

1. 右心房肥大 心电图表现(图 7-3-1)。

(1)P 波高而尖:电压≥0.25 mV,在 Ⅱ、Ⅲ、aVF 导联表现最显著。因常见于肺源性心脏病、肺动脉高压等,故又称为"肺型 P 波"。

(2)V₁ 导联 P 波特点:V₁ 导联 P 波直立时,电压≥0.15 mV;如 P 波呈双向时,其振幅的代数和≥0.20 mV。

2. 左心房肥大 心电图表现(图 7-3-2)。

(1)P 波增宽:时间>0.11 s,其顶端常伴

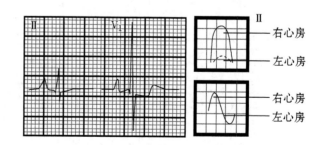

图 7-3-1 右心房肥大心电图

有切迹呈双峰型,峰间距≥0.04 s,此改变在 Ⅰ、Ⅱ、aVL 导联较为明显。因常见于风湿性心脏病二尖瓣狭窄,故称为"二尖瓣型 P 波"。

(2)V₁ 导联 P 波特点:V₁ 导联 P 波呈先正后负的双向,负向波较宽,测量 P 波负向部分的宽度(s)与深度(mm)乘积,称为 V₁ 导联的 P 波终末电势,通常用 PtfV₁ 表示,左房肥大时绝对值≥0.04 mm·s(图 7-3-3)。

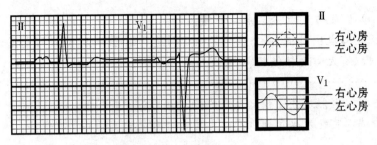

图7-3-2 左心房肥大心电图

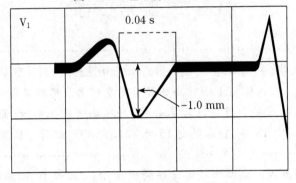

$PtfV_1=-1.0\ mm \times 0.04\ s=-0.04\ mm·s$

图7-3-3 V_1 导联的 P 波终末电势测算示意图

3. 双房肥大 心电图表现 P 波电压和时间均超过正常值时,提示左、右心房均肥大。

（二）心室肥大

当心室肥大时,某些导联中 QRS 波群电压增高和时间延长;也可表现心电轴偏移;因肥大心肌相对缺血可出现继发性 S-T 波和 T 波的变化。

1. 左心室肥大 心电图表现(图7-3-4)。

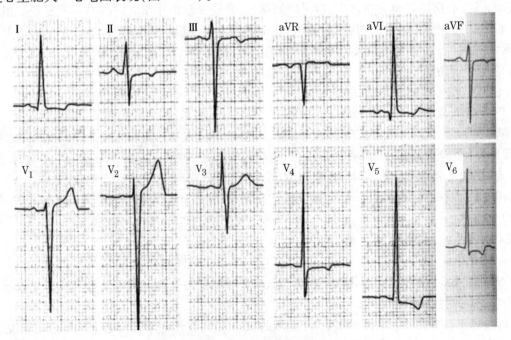

图7-3-4 左心室肥大心电图

（1）反映左室面导联的 QRS 波群电压增高：① $R_I > 1.5$ mV 或 $R_I + S_{III} > 2.5$ mV。② $R_{aVL} > 1.2$ mV 或 $R_{aVF} > 2.0$ mV。③ R_{V_5}（或 R_{V_6}）> 2.5 mV，$R_{V_5} + S_{V_1} > 3.5$ mV（女）~ 4.0 mV（男）。

（2）QRS 时间延长：不超过 0.11 s，但左室壁激动时间（VAT_{V5}）可 > 0.05 s。

（3）心电轴偏左：一般在 $-30°$ 左右；若达 $-45°$，应考虑是否有左室肥大合并左前分支传导阻滞的可能。

（4）S-T 段及 T 波改变：在以 R 波为主的导联中 S-T 段下移大于 0.05 mV，T 波低平、双向或倒置。在以 S 波为主的导联中（如 V_1 导联）出现直立的 T 波。当 QRS 波群电压增高伴有 S-T 段及 T 波改变时，提示左室肥大伴心肌劳损。

2. 右心室肥大　因右室壁厚度仅为左室壁的 1/3，所以当右心室壁厚度达到一定程度时才显示出右心室肥大图形，心电图特征（图 7-3-5）：

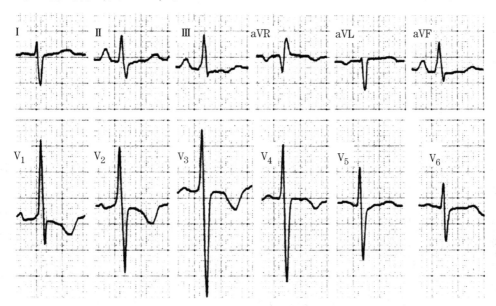

图 7-3-5　右心室肥大心电图

（1）反映右室导联的 QRS 波群电压增高：① $R_{aVR} > 0.5$ mV 或 aVR 导联 R/S > 1。② V_1（或 V_3R）导联 R/S > 1。③ $R_{V_1} > 1.0$ mV 或 $R_{V_1} + S_{V_5} > 1.2$ mV。

（2）QRS 时限虽正常，但右室壁激动时间（VAT_{V_1}）> 0.03 s。

（3）心电轴 $> +90°$（右室肥厚明显者可 $> +110°$）。

（4）S-T 段及 T 波改变：$V_1 \sim V_3$ 导联可表现 S-T 段下移伴 T 波双向或倒置。

3. 双侧心室肥大　左、右心室均发生肥大时，心电图可有以下表现。

（1）大致正常心电图图形：由于两心室的综合心电向量均增大而相互抵消所致。

（2）一侧心室肥大心电图图形：以单独表现左心室肥大为多见，右心室肥大易被掩盖，故双侧心室增大时仅表现左心室肥大。

（3）双侧心室肥大心电图图形：同时具有左、右心室肥大心电图特征，此类图形相对少见。

二、心肌缺血

当冠状动脉狭窄心肌供血不足时，心肌细胞代谢减缓，能量产生不足，直接影响心肌正常的除极和复极，对心肌的复极影响最早、最明显，在心电图上表现为 T 波与 S-T 段改变也最为突出。

（一）T 波改变

1. T 波高尖　当心内膜下心肌缺血时，复极由缺血面开始，分别向心内膜、心外膜推进，缺血心肌复极速度减慢,以致最后复极接近完成时已没有与之相抗衡的心电向量存在,导致面向缺血区导联的 T 波向量增加。心电图上表现为 T 波与 QRS 波群的主波方向一致,振幅加大,基底变窄、前后肢对称,T 波高尖。

2. T 波倒置　当心外膜下心肌缺血时,该处心肌复极迟缓,以致心肌复极先从心内膜下开始,再向心外膜下扩展,与正常心肌复极方向相反,形成复极顺序逆转。心电图上表现为 T 波方向与 QRS 波群的主波方向相反,倒置 T 波前后肢对称。此种表现多见于冠状动脉供血不足,故又称为"冠状 T 波"(图 7-3-6)。

3. T 波低平或双向　当心内膜和心外膜下心肌同时缺血或心内膜下心肌多部位缺血时,各部位心肌复极所产生的心电向量方向不同,其瞬间心电向量可相互抵消,在心电图上可表现为 T 波低平或双向。

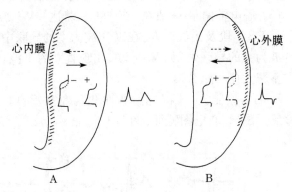

图7-3-6　心肌供血不足 T 波改变

(二) S-T 段改变

当心肌持续缺血时,心肌除极速度可变慢,表现部分心肌除极尚未结束,部分心肌复极则已开始,故心电图表现为 S-T 段发生移位改变(图 7-3-7)。

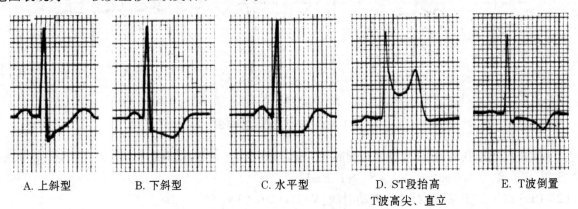

A. 上斜型　　　　B. 下斜型　　　　C. 水平型　　　　D. ST段抬高　　　　E. T波倒置
　　　　　　　　　　　　　　　　　　　　　　　　　　T波高尖、直立

图7-3-7　心肌缺血(S-T 段改变)心电图

1. S-T 段向下移位　当心内膜下心肌缺血时,可表现为 S-T 段下移≥0.05 mV。

2. S-T 段上移位　当心外膜下心肌缺血时,可表现为 S-T 段上移,在肢体导联及胸导联的 $V_4 \sim V_6$ 可 >0.1 mV,或在 V_1、V_2 导联可 >0.3 mV,或在 V_3 导联可 >0.5 mV。

3. S-T 段形态变化　S-T 段移位可有多种形态,S-T 段下移以水平型或下斜型(指通过 R 波顶点的垂线与 S-T 段的夹角≥90°)临床意义较大;S-T 段上移提示严重心肌缺血,以弓背向上型最具临床意义。

三、心肌梗死

心肌梗死是指心肌组织的缺血性坏死,多在冠状动脉粥样硬化的基础上,发生动脉血栓形成或栓塞,血流中断,使相应心肌组织发生持续而严重的缺血,而引起的缺血性坏死。心电图表现特征性改变及演变规律,是临床确定心肌梗死的诊断和判断病情的重要依据。

（一）心肌梗死的基本图形

1. 缺血型 T 波　在冠状动脉阻塞数分钟或数十分钟内,心肌组织缺血,引起复极过程改变,心电图表现为心肌缺血性 T 波改变,典型特征为早期 T 波高尖,上升肢与下降肢对称;心外膜下肌层或透壁性心肌缺血时,可见典型的"冠状 T 波"。

2. 损伤型 S-T 段　若心肌缺血时间进一步延长、程度进一步加重,心肌组织可造成损伤,心电图表现为 S-T 段抬高,并与 T 波相融合,形成弓背向上的单向曲线。

3. 坏死型 Q 波　若心肌缺血时间进一步延长、程度进一步加重,心肌组织可造成坏死,心电图表现为在面向坏死区导联上出现异常 Q 波或称坏死型 Q 波。

（二）心肌梗死图形的演变及分期

急性心肌梗死发生后,其心电图图形具有特征性改变,而且有一定的演变规律,按其心电图图形演变规律特征,临床可将心肌梗死分为超急期（早期）、急性期、亚急性期和陈旧期（愈合期）4 个阶段（图7-3-8）。

1. 超急期（早期）　起病后的数分钟或数小时内,主要表现为心肌缺血及心肌损伤的心电图表现,如 T 波高尖,前后两肢对称,S-T 段呈上斜型抬高,但不出现异常 Q 波。

2. 急性期　起病后数小时至 1~2 周,表现为心肌缺血、损伤和坏死的心电图特征,如 S-T 段呈弓背向上型抬高,与 T 波融合形成单向曲线,并出现坏死型 Q 波。T 波则逐渐降低至倒置,并逐渐加深。

3. 亚急性期　心电图表现为 S-T 段已恢复到等电位线,坏死型 Q 波持续存在,倒置 T 波逐渐变浅,直至基本稳定,一般持续 3~6 个月。

4. 陈旧期（愈合期）　心电图表现为 T 波直立,S-T 段和 T 波不再发生变化,坏死型 Q 波持续存在,部分病例其坏死型 Q 波可逐渐变小或消失。此期一般在起病 3~6 个月后。

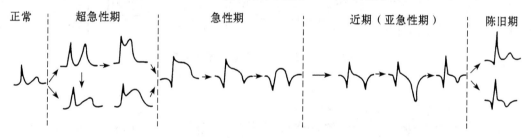

图 7-3-8　心肌梗死图形的演变及分期

（三）心肌梗死的定位诊断

心肌梗死部位与冠状动脉及分支闭塞的部位有关。临床上心肌梗死患者心电图的定位诊断与其病理解剖改变部位基本一致。主要依据心电图梗死基本图形（即异常 Q 波）所在的导联分布特征进行判断（表7-3-1）。

1. 前间壁（前间隔）梗死　在 V$_1$、V$_2$、V$_3$ 导联出现梗死图形（图7-3-9）。

2. 前壁梗死　在 V$_3$、V$_4$ 导联出现梗死图形（图7-3-10）。

3. 前侧壁梗死　在 V$_5$、V$_6$ 导联出现梗死图形。

4. 高侧壁梗死　在 I 、aVL 导联出现梗死图形。

5. 广泛前壁梗死　在 I 、aVL、V$_1$、V$_2$、V$_3$、V$_4$、V$_5$、V$_6$ 导联出现梗死图形。

6. 下壁梗死　在 II 、III 、aVF 导联出现梗死图形（图7-3-11）。

7. 后壁梗死　在 V$_7$、V$_8$、V$_9$ 导联出现梗死图形。

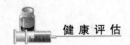

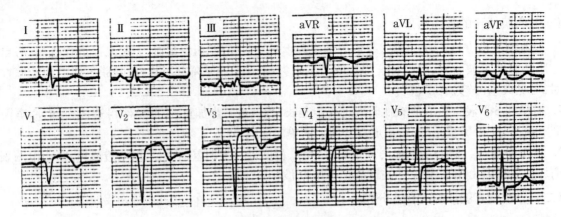

图7-3-9　急性前间壁心肌梗死心电图

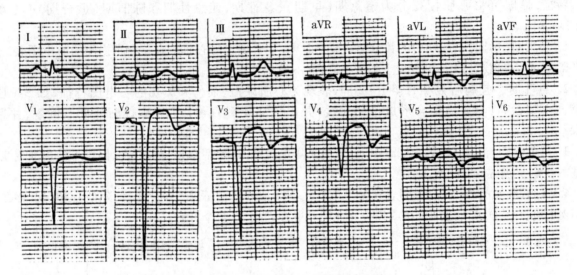

图7-3-10　急性前壁心肌梗死心电图

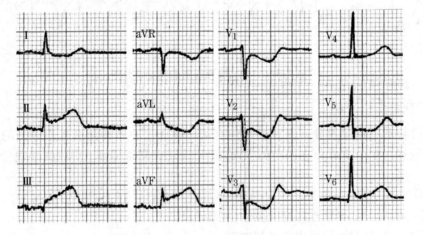

图7-3-11　急性下壁心肌梗死心电图

表7-3-1 心肌梗死定位诊断表

梗死部位	I	II	III	aVR	aVL	aVF	V₁	V₂	V₃	V₄	V₅	V₆	V₇	V₈	V₉
前间壁							+	+	+						
前壁								±	+	+					
前侧壁										±	+	+			
高侧壁	+				+						±	±			
广泛前壁	+				+		+	+	+	+	+	+			
下壁		+	+			+									
后壁													+	+	+

注:"+"表示该导联出现典型梗死图形;"±"表示该导联可能出现典型梗死图形。

四、常见心律失常

心律失常是指心脏电激动的起源异常或(和)传导异常。正常心脏起搏点位于窦房结,电激动由窦房结发出后,沿传导系统传导至心房和心室。心律失常类型较多,在心电图上一般分为激动起源异常和激动传导异常两大类(表7-3-2),心电图检查是诊断心律失常的重要手段。

表7-3-2 心律失常的心电图分类

激动起源异常	激动传导异常
(一)窦性心律失常	(一)传导阻滞
1. 窦性心动过速	1. 窦房传导阻滞
2. 窦性心动过缓	2. 房内传导阻滞
3. 窦性心律不齐	3. 房室传导阻滞
4. 窦性停搏	4. 室内传导阻滞
(二)异位心律失常	(1)左束支传导阻滞
1. 主动性异位心律	(2)右束支传导阻滞
(1)期前收缩(房性、交界性、室性)	(3)双侧支传导阻滞
(2)阵发性心动过速(房性、交界性、室性)	(二)干扰与干扰性房室脱节
(3)心房扑动与颤动	(三)预激综合征
(4)心室扑动与颤动	
2. 被动性异位心律	
(1)房性逸搏与房性逸搏心律	
(2)交界性逸搏与交界性逸搏心律	
(3)室性逸搏与室性逸搏心律	

(一)窦性心律失常

窦性心律是指起源于窦房结的心电激动所形成的心脏节律。成人正常窦性心律心电图特征(图7-3-12):① P波规律出现,在 I、II、aVF 导联直立,aVR 导联倒置。② P-R 间期≥0.12 s。③ P波的频率为60～100次/分。④同一导联中任意两个P-P间距之差<0.12 s。

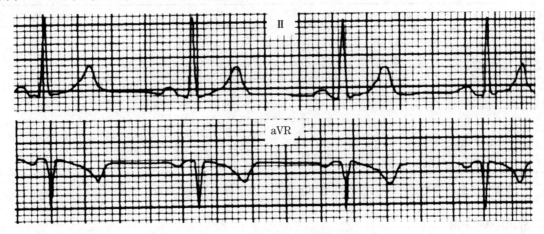

图7-3-12　正常窦性心律心电图

窦性心律失常是指窦房结发出激动的频率、节律或窦房传导障碍引起的心律失常。常见有以下几种。

1. 窦性心动过速　心电图特征为(图7-3-13)：窦性P波,频率>100次/分,大多<160次/分,但剧烈运动时可达180次/分。常见于情绪激动、运动、疼痛等生理反应,或见于感染、发热、贫血、甲状腺功能亢进、休克、心力衰竭和应用兴奋药等情况。

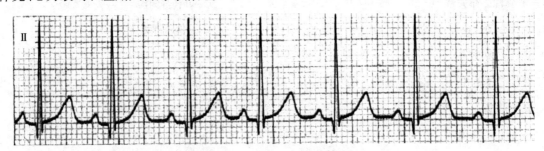

图7-3-13　窦性心动过速心电图

2. 窦性心动过缓　心电图特征为(图7-3-14)：窦性P波,频率<60次/分,但一般不低于40次/分。生理性：见于老年人和训练有素的运动员；病理性：见于颅内压增高、甲状腺功能减退、病态窦房结综合征、应用β-受体阻断剂等。

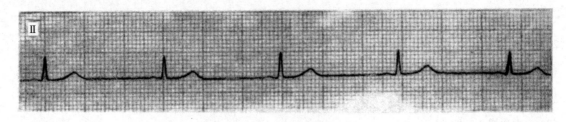

图7-3-14　窦性心动过缓心电图

3. 窦性心律不齐　心电图特征为(图7-3-15)：窦性P波,频率60～100次/分,同次同导联描记的心电图中,最长的P-P间期与最短的P-P间期之差>0.12 s。生理性：常见于青少年时期、自主神经功能失调、更年期综合征等；病理性：见于器质性心脏病和洋地黄中毒等。

II

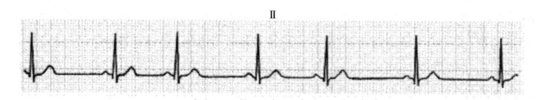

图 7-3-15　窦性心律不齐心电图

4. 窦性停搏　指窦房结在一段时间内不能发出激动,亦称窦性静止。心电图特征为(图7-3-16):窦性P波,在规律发生的P-P间期中P-P间期突发显著延长,延长的P-P间期与正常的P-P间期无倍数关系。窦性停搏见于较严重的器质性心脏病。

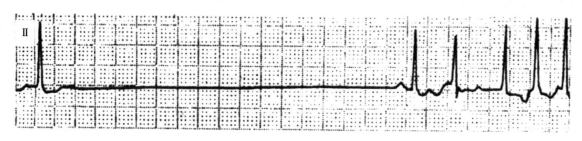

图 7-3-16　窦性停搏心电图

（二）期前收缩

期前收缩是指异位起搏点的兴奋性增高,在窦性激动兴奋心肌之前,异位起搏点提早使心房或心室产生激动而引起心脏收缩,亦称心脏过早搏动。期前收缩属于主动性心律失常,是激动起源异常最常见的一种心律失常。常见于过度劳累、过量饮酒、情绪激动、急性感染、手术麻醉、心肌炎、心肌梗死等。根据异位起搏点的位置不同,可分为房性、交界性和室性期前收缩。

1. 房性期前收缩　心电图特征(图7-3-17):① P′波提前出现,其形态与窦性P波不同。② P′-R间期 >0.12 s。③ QRS波群呈室上性,时间小于0.11 s,形态与窦性者基本相同,若房早伴室内差异性传导则 QRS波群宽大畸形,若房早未下传则 P′波后无 QRS波群。④ 代偿间歇不完全。

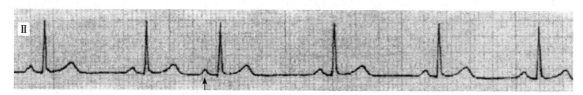

图 7-3-17　房性期前收缩心电图

2. 交界性期前收缩　心电图特征(图7-3-18):① 提前出现的 QRS波群呈室上性。② P′波在 aVR 导联直立,在I、II、V_5、V_6 导联倒置。③ 找 P′波:P′波若出现在 QRS波群之前,则 P′-R间期 <0.12 s,P′波若出现在 QRS波群之后,则 R-P′间期 <0.20 s,P′波若融合在 QRS波群中,则无 P′波。④ 代偿间歇多为完全。

aVF

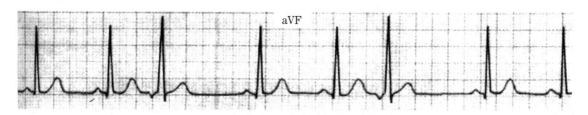

图 7-3-18　交界性期前收缩心电图

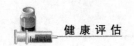

3. 室性期前收缩 心电图特征(图7-3-19):① QRS 波群提前出现,宽大畸形,时限≥0.12 s。② 提前出现的 QRS 波群无相关 P 波。③ T 波与 QRS 波群主波方向相反。④ 代偿间歇完全。

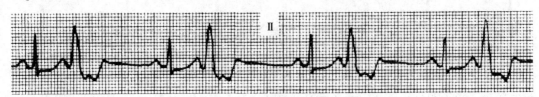

图7-3-19 室性期前收缩心电图

(三) 阵发性心动过速

阵发性心动过速是指由心脏内异位起搏点自律性增高引发连续 3 次或 3 次以上的期前收缩。其临床特征是突然发作、突然停止、反复发作,发作时频率 150 ~ 240 次/分,心律多为规则。根据异位起搏点的部位不同,可分为房性、交界性、室性阵发性心动过速 3 种。

1. 室上性阵发性心动过速 本质上是连续出现 3 次或 3 次以上的房性或交界性期前收缩。其心电图特征(图7-3-20):① 心室率 160 ~ 240 次/分,节律绝对规整,突发突停。② QRS 波群呈室上性,形态、时间正常,若伴有束支或室内传导阻滞,可出现宽大的 QRS 波群。③ P′波常被埋入前一个心动周期波形内不易辨别。若能确定有 P′波,且 P′-R 间期 >0.12 s,则为房性阵发性心动过速;如能确定有逆行 P′波,且 P′-R 间期 <0.12 s 或 R-P′间期 <0.20 s,则为交界性阵发性心动过速。④ 可伴有 S-T 段降低,T 波低平、双向或倒置。

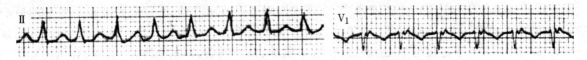

图7-3-20 室上性阵发性心动过速心电图

2. 室性阵发性心动过速 本质上是连续出现 3 次或 3 次以上的室性期前收缩。其心电图特征(图7-3-21):① 心室率在 150 ~ 220 次/分,偶尔可低于或高于此限,节律基本规整。② QRS 波群呈室性,宽大畸形,时限≥0.12 s。③ QRS 波群前无相关的 P 波,若有 P 波,则 P-R 无固定关系,呈房室分离现象。④ T 波与 QRS 波群主波方向相反。⑤ 偶有心室夺获和室性融合波,心室夺获和室性融合波是诊断室性阵发性心动过速的重要依据。

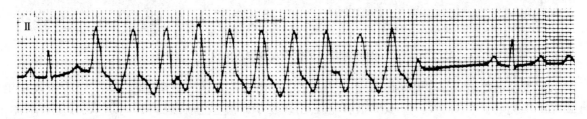

图7-3-21 室性阵发性心动过速心电图

(四) 扑动与颤动

扑动与颤动是一种频率较阵发性心动过速更快的异位快速性心律失常,频率常在 250 ~ 600 次/分。按激动起源的不同,可分为心房扑动与颤动或心室扑动与颤动。

1. 心房扑动 心电图特征(图7-3-22):① 正常 P 波消失,代之心房扑动波(F 波),其频率为 250 ~ 350 次/分,波形大小一致、间隔规则的大锯齿状。② QRS 波群呈室上性,形态和时限基本正常。③ 房室下传比例在 2:1~4:1 之间,可固定或不固定;心室律可规则或不规则,心室率快慢取决于房室下传比例。

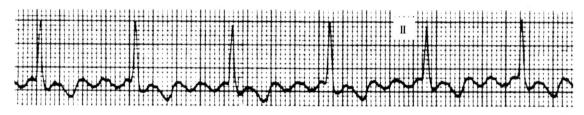

图 7-3-22 心房扑动心电图

2. 心房颤动 心电图特征(图 7-3-23):① 正常 P 波消失,代之心房扑动波(f 波),其频率为 350~660 次/分,f 波形大小不等、形态各异、间隔不同,有时 f 波非常细小,甚至难以辨认。② QRS 波群呈室上性,形态和时限基本正常,但若发生室内差异性传导,则 QRS 波群可宽大畸形。③ 房室下传导比例极不固定,致 R-R 间期极不规则,心室率常 >100 次/分。

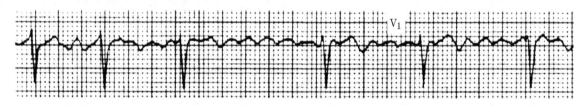

图 7-3-23 心房颤动心电图

3. 心室扑动与颤动

(1)心室扑动心电图特征(图 7-3-24):① 心电图的基本图形(P-QRS-T 波)消失,代之形态一致、宽大整齐的正弦样波。② 频率在 200~250 次/分。

(2)心室颤动心电图特征:① 心电图的基本图形(P-QRS-T 波)完全消失,代之形态、振幅、时限均不规则的颤动样波形。② 频率在 180~500 次/分。

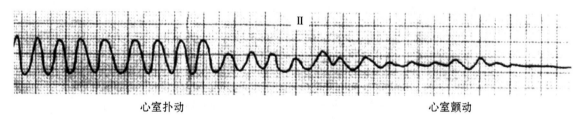

心室扑动   心室颤动

图 7-3-24 心室扑动与颤动心电图

(五)房室传导阻滞

房室传导阻滞(AVB)是指心房电激动传经房室交界区向心室传导时出现传导的延迟或中断。按阻滞的程度可分为一度、二度Ⅰ型、二度Ⅱ型和三度。

1. 一度房室传导阻滞 心电图特征(图 7-3-25):成人 P-R 间期 >0.20 s,老年人 P-R 间期 >0.22 s,或 P-R 间期在正常范围,但在无心率变化的情况下,比过去心电图中 P-R 间期延长超过 0.04 s;每一个 P 波后均有相关的 QRS 波群。

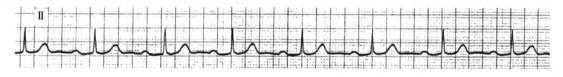

图 7-3-25 一度房室传导阻滞心电图

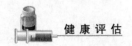
2. 二度房室传导阻滞　心房激动不能完全传入心室,造成部分心室漏搏。根据心电图特点可分为二度 I 型和二度 II 型:

(1) 二度 I 型房室传导阻滞(莫氏 I 型):心电图特征(图 7-3-26):P-R 间期逐渐延长,R-R 间期逐渐缩短,直至 P 波不能下传,其后 QRS-T 波群脱漏,漏搏后的 P-R 间期最短,之后又复逐渐延长,如此周而复始,这种现象称文氏现象。

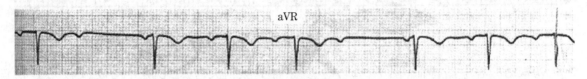

图 7-3-26　二度 I 型房室传导阻滞心电图

(2) 二度 II 型房室传导阻滞(莫氏 II 型):心电图特征(图 7-3-27):P-R 间期固定,部分 P 波不能下传,其后 QRS-T 波群脱漏;房室传导比例可为 5:4、4:3、3:2、2:1 等;若半数以上的 P 波未下传,称为高度房室传导阻滞。

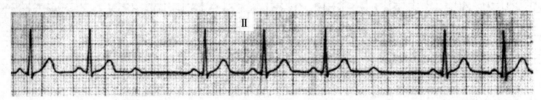

图 7-3-27　二度 II 型房室传导阻滞心电图

3. 三度房室传导阻滞　又称为完全性房室传导阻滞,主要表现为心房与心室活动脱节、互不相关。心电图特征(图 7-3-28):① P-P 间期相等,R-R 间期相等,P 波与 QRS-T 波群无固定关系,P-R 间期不固定。② 心房率 > 心室率。③ QRS 波群形态与心室起搏点的位置有关,如位于房室束分支以上,QRS 波群形态基本正常,频率在 40~60 次/分;若位于房室束分支以下,QRS 波群形态宽大畸形,频率 <40 次/分。

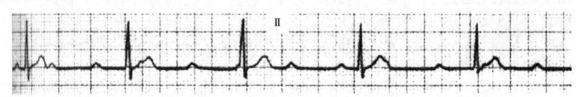

图 7-3-28　三度房室传导阻滞心电图

五、洋地黄中毒、电解质紊乱的心电图

(一) 洋地黄类

洋地黄制剂是治疗心力衰竭和室上性心律失常的常用药物,但洋地黄类药物治疗剂量与中毒剂量十分接近,在治疗中容易引起中毒。心电图检查可及时监测洋地黄制剂用药后的反应。

1. 洋地黄效应　仅表明近期用过洋地黄类药物,并非洋地黄中毒。其心电图特征(图 7-3-29):① 在以 R 波为主的导联中,S-T 段呈斜行下移(细而长),T 波倒置或先负后正双向(上行肢短而陡),形成"鱼钩样"特征改变。② Q-T 间期缩短。

2. 洋地黄中毒　除表现有胃肠道症状、神经系统症状外,各种心律失常是洋地黄中毒的重要表现。故在使用洋地黄类药物治疗过程中,心电图检查出现以下特征时应考虑洋地黄中毒:① 室性期前收缩:如频发性、多源性、成对的期前收缩,尤其是室性期前收缩呈二联律或三联律。② 传导阻滞:如严重的窦性

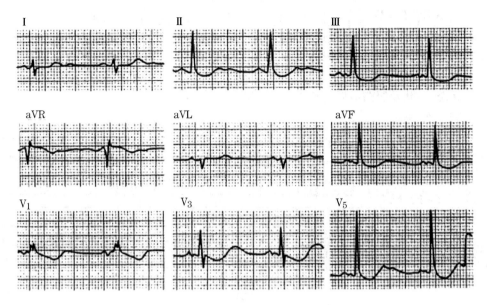

图 7-3-29　洋地黄效应心电图

心动过缓、房室传导阻滞,特别是二度和三度房室传导阻滞。③ 阵发性心动过速:如室上性阵发性心动过速、室性阵发性心动过速,严重者可引起心室扑动及颤动等。

（二）电解质紊乱对心电图的影响

1. 低血钾　细胞外血钾浓度 <3.5 mmol/L 为低血钾,其心电图特征为:① S-T 段压低,T 波低平或倒置。② U 波振幅增高,甚至大于 T 波,或见 T-U 融合呈双峰状样,Q-T 间期一般正常或轻度延长。③ 低血钾严重时,可见 QRS 波群时限延长,P 波增高。④ 严重者可并发各种心律失常,以期前收缩、阵发性心动过速及各种传导阻滞等多见(图 7-3-30)。

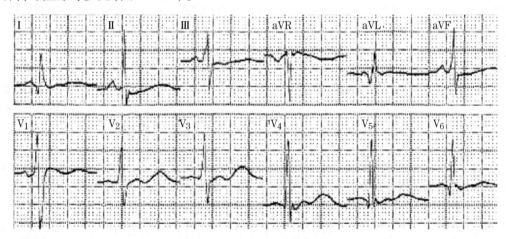

图 7-3-30　低血钾心电图

2. 高血钾　细胞外血钾浓度 >5.5 mmol/L 为高血钾。其心电图特征为(图 7-3-31):① 早期 T 波高尖,基底部变窄,呈帐篷状样。② 随血钾浓度增高,P-R 间期延长,QRS 波群增宽,R 波电压降低,S 波加深,S-T 段压低。③ 严重高血钾(>7.0 mmol/L)时,P 波、QRS 波群进一步增宽,振幅降低,P-R 间期延长,甚至 P 波消失。④ 血钾进一步增高,可表现为 QRS 波群与 T 波融合,呈正弦波样,引起室性阵发性心动过速、心室扑动或颤动,甚至心脏骤停。

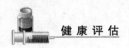
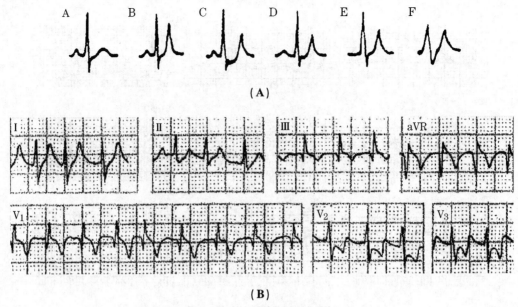

（A）

（B）

图7-3-31 高血钾心电图

知识链接 ···

室内传导阻滞是指发生于房室束分叉以下的心室内传导阻滞，又称束支传导阻滞，可分为右束支、左束支及左束支分支阻滞等。当一侧束支发生传导阻滞时，健侧心肌首先除极，心电激动再从健侧心肌传向患侧使之除极，因心肌除极顺序发生变化，心室除极减慢，故QRS波群形态和时间发生异常改变，复极过程也受影响则产生继发性S-T段和T波的异常改变。

1. **右束支传导阻滞** 又分为完全性右束支传导阻滞和不完全性右束支传导阻滞。其心电图特征（图7-3-32）：① QRS波群形态在V_1导联呈RSR′型，或R波宽大并有切迹（呈M样），在V_3、V_6导联S波宽而深，在以R波为主的肢导联中S波粗钝。② S-T段和T波改变，在V_1、V_2导联S-T段降低，T波倒置，V_5、V_6导联S-T段抬高，T波直立。③ QRS波群时间＜0.12 s称不完全性右束支传导阻滞，QRS波群时间≥0.12 s称完全性右束支传导阻滞。

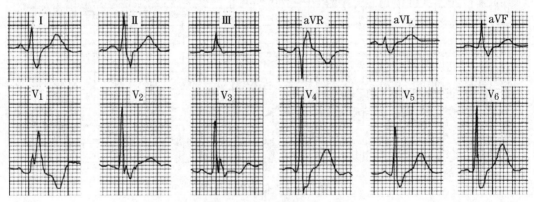

图7-3-32 右束支传导阻滞心电图

2. **左束支传导阻滞** 可分为完全性左束支传导阻滞和不完全性左束支传导阻滞。其心电图特征（图7-3-33）：① QRS波群在V_1导联呈QS型或rS型；在V_3、V_6导联R波宽大、粗钝或有切迹；Ⅰ、aVL导联形态与V_3、V_6相似，Ⅲ、aVR导联形态与V_1导联相似。② S-T段和T波改变，在V_1、V_2导联S-T段抬高，T波直立，V_5、V_6导联S-T段降低，T波倒置。③ QRS波群时限＜0.12 s称不完全性左束支传导阻滞,QRS 波群时间≥0.12 s 称完全性左束支传导阻滞。

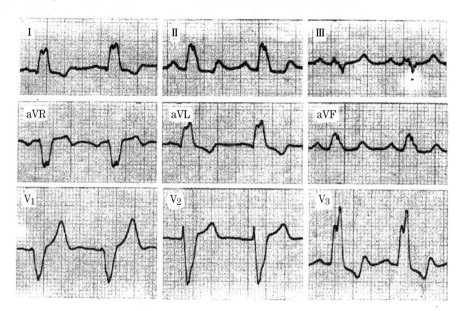

图 7-3-33 左束支传导阻滞心电图

3. 左束支分支传导阻滞 左束支自房室束分出后,又分为左前分支、左后分支。

(1)左前分支传导阻滞:其心电图特征(图 7-3-34):① 心电轴左偏,-30°~-90°之间,若≥-45°有确定诊断的价值。② 在 Ⅱ、Ⅲ、aVF 导联 QRS 波群呈 rS 型,$S_Ⅲ > S_Ⅱ$,在 Ⅰ、aVL 导联呈 qR 型。③ QRS 波群时间正常或轻度延长,一般不超过 0.11 s。

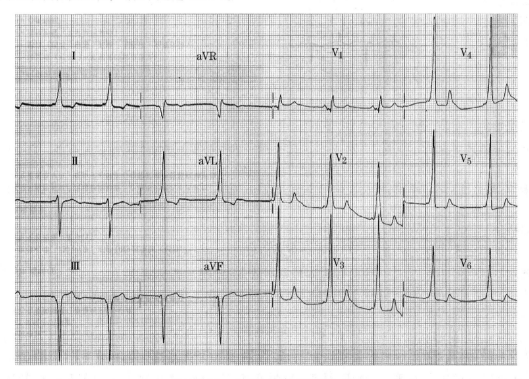

图 7-3-34 左前分支传导阻滞心电图

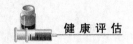

（2）左后分支传导阻滞：其心电图特征（图7-3-35）：① 心电轴右偏，＋90°～＋180°之间，多在＋110°以上。② QRS 波群在Ⅰ、aVL 导联呈 rS 型，在Ⅱ、Ⅲ、aVF 导联呈 qR 型。③ QRS 波群时间正常或轻度延长，一般不超过 0.11 s。

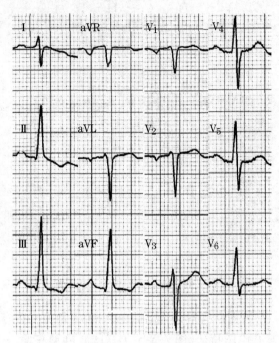

图7-3-35　左后分支传导阻滞心电图

情景反馈 ···

1. 思考情景一中病人可能的临床诊断，应建议病人做哪些检查？可能出现的异常有哪些？

2. 思考情景二中病人为什么要做心电图检查？该病人心电图检查可能会出现哪些异常？

第四节　心 电 监 护

临床情景 ···

情景一：某男性病人，36 岁，因反复左上腹疼痛 7 年，加重 1 周，伴黑粪 2 次入院，行胃大部切除术。

情景二：某男性病人，64 岁，因反复胸闷不适，爬楼梯感到气急，多次常规心电图检查正常，临床拟诊冠心病。

情景分析 ···

普通心电图检查只能观察描记心电图当时短暂的心脏电活动情况，而心电监护则是通过显示屏连续地观察监测心脏电活动情况，是一种无创伤性的监测方法，可即时观察病情，提供可靠的、有价值的心脏电活动指标，为临床诊断及治疗提供重要的指导，目前已广泛用于临床实践。

理论讲述

心电监护是监测心脏电活动的一种手段，通过检测心脏电活动在人体体表特定两点间的电位差变化，将心电活动曲线连续地呈现于显示屏，以反映心脏的工作状况。心电监护仪不仅监护心电活动，同时还可以提供病人的呼吸、血压、体温、脉搏等生理参数，直观地将所检测和监控的数据显示到显示器上。仪器可以将监控的生理参数设置安全值，如病人的监测实际值不在安全值之内，可自动报警。

一、适应证

1. 心肺复苏 心肺复苏过程中的心电监护有助于分析心脏骤停的原因和指导治疗(如除颤等);监测体表心电图可及时发现心律紊乱;复苏成功后应监测心律、心率变化,直至稳定为止。

2. 心律失常高危患者 许多疾病在疾病发展过程中可以发生致命性心律紊乱。心电监护是发现严重心律紊乱、预防猝死和指导治疗的重要方法。

3. 危重急症患者 如急性心肌梗死、心力衰竭、心源性休克、心肌炎、心肌病、预激综合征、严重感染、心脏手术后和某些有心肌毒性或影响心脏传导系统的药物治疗(如洋地黄制剂、抗心律失常药物)等,都应进行心电监护。此外,各种危重症伴严重缺氧、酸碱平衡和电解质紊乱、多系统脏器衰竭,亦应采取心电监护。

4. 某些特殊诊疗操作 如心导管检查、气管插管、心包穿刺、安装心脏起搏器等,可引发心律失常,导致猝死,操作时必须进行心电监护。

5. 病房监护 部分医院在冠心病监护病室(Coronary Care Unit, CCU)及重症监护病室(Intensive Care Unit, ICU)均配备有心电监护设备,部分病房配有便携式心电监护仪。心电监护系统同时还有体温、血氧饱和度、呼吸频率、有创或无创血压监测功能及除颤器,便于临床抢救使用。

二、心电监护设备

心电监护设备一般包括:心电示波屏、记录装置、心率报警和心律紊乱报警等部分,可持续监测心率和心律的变化。心脏监护系统可以是单独一台主机,也可多台分机组成网络,设置监护总站,通过有线或无线遥测。

三、心电监护常规电极安置

目前心电监护导联常用电极安置有:常规心电图 12 导联;双极胸导联;四角五电导联 3 类。

1. 常规心电图导联 可用 12 导联中任何一个导联进行监护。常用 Ⅱ 或 V_1 导联做监护导联。

2. 双极胸导联 双极胸导联一般使用一组三条线的专用导联线。每组导联线终末分别有红黄黑、红绿黑或黄、白、黑等三色标志,或导联线联合处有"＋"、"－"标志。如其联合处标出 LL、LA、RA 标志者,LL 为正极,RA 为负极,LA 为地极,如不标明"＋"、"－"及英文代号,通常黄、绿色为正极,红或白色为负极,黑色为地极或无关电极。常用双极胸导联见表7-4-1。

表 7-4-1 常用双极胸导联

	正极(LL)	负极(RA)	无关电极(LA)
MV1	V_1	左锁骨下	右锁骨下
C ml	V_1	胸骨柄	右锁骨中线第 5 肋间
Cm5	V_1	胸骨柄	V_5R
CR1	V_1	右锁骨外端下方	左锁骨外端下方

3. 四角导联 也称"四角五电导联",常用于 CCU 或 ICU 监护,使用专用五线导联线,右手电极置于右肩(RA 放在右锁骨外 1/3 下方),左手电极置于左肩(LA 放在左锁骨外 1/3 下方),右脚电极置于右侧腋前线肋缘处(RL),左脚电极置于左侧腋前线肋缘处(LL),V_1 电极置于 V_1 处。一般选用 Ⅱ、V_1 导联监护。

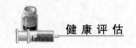

四、心电监护的种类

目前在临床应用主要有动态心电图监测、床边心电图监测和电话传输心电图监测 3 种类型。

1. 动态心电图监测　又称 Hoter 监测,可 24 小时连续记录受检者动态心电活动信息,了解病人在活动状态、症状发作、服药前后等情况下的心电变化情况。记录结果经计算机回放系统进行综合分析,为诊断心律失常、心肌缺血等提供依据。

2. 床边心电图监测　目前应用最为广泛,利用床边心电监测仪、无线遥控心电监测仪或中央心电监测系统,连续不断地监测危重病人的心电图变化,对病人的瞬间心电改变进行及时分析诊断,并采取相应紧急治疗措施。

(1) 床边心电监测仪:多配备在抢救室、手术室,这种心电监护仪设备结构较简单,通过导联线直接从人体表面引入心电信号并显示于显示器中,医护人员在床边对病人进行心电观察。

(2) 无线遥控心电监测仪:将病人心电活动信号通过无线电发射器,发射到心电监测仪的无线电遥控器上,病人可在一定遥控距离(100 m 以内)内自由活动,这样一种心电监护设备称无线遥控心电监测仪。

(3) 中央心电监测系统:通常由一台中央监测仪和 4～8 台床旁监测仪组成,可同时监测呼吸、血压、体温等生命体征,床旁监测仪置于病人床旁,中央监测仪放置在护士办公室或护士站,心电信号通过导线遥控输入中央监测台,一般配备于医院 ICU/CCU 内。

3. 电话传输心电图监测　是将远距离监测的人体心电活动改变,将心电信号调制为声波信号,通过电话传送到医院的中央处理系统,声波信号再转化为心电信号显示在荧光屏上或打印出心电图波形,供医护人员分析与诊断。

五、心电监护图像分析程序

1. 分析心电图图像是否正常　按心电图的正常值范围对照心电监护图像首先做出大致判断,必要时做常规 12 导联心电图确定。

2. 确定有无心律失常及其类型　通过观察心率、心律,分析图像各波段形态、振幅及时间等,确定有无心律失常;如存在心律失常要分辨其类型,明确其危害性。

3. 观察有无 S-T 段及 T 波改变　及时发现心肌缺血、低血钾、高血钾及洋地黄中毒等。

4. 观察有无异常 Q 波　及时发现急性心肌梗死等。

5. 注意鉴别干扰及伪差　常见有以下几种。

(1) 肌肉颤动引起的伪差:表现为示波基线及各波段均有毛刺状颤动波,常因精神紧张、室温太低所致。

(2) 基线不稳:表现为基线上下大幅度的摆动,常因电极板下皮肤电流、病人过度呼吸、导线接触部分发生松脱等引起。

(3) 交流电干扰:表现为心电图中出现频率约 50 次/秒的细小波纹,常因周围环境中有交流电电器工作或监测仪器接地不良引起。

(4) 不规则杂波:常因电极板与皮肤接触处污物所致,使电极板与皮肤紧密接触则可避免杂波的产生。

知识链接 ∙∙

心电监护的目的在于及时发现心率过缓、过速和/或心律失常及心律失常种类等情况,而不是常规心电图那样分析 S-T 段异常,或更详尽地分析和解释心电图,所以电极放置部位与常规心电图检查不同,临床上常称作监测导联,其电极放置部位应满足以下条件:① P 波清晰、明显。② QRS 波振幅要清晰、幅度较大。③ 不妨碍临床治疗及抢救操作(如电除颤等)。

情景反馈 ···

　　1. 思考情景一中病人在术中及术后都应密切观察病情变化,最常用的监测方式是什么？可监测哪些内容？

　　2. 思考情景二中病人,建议患者进一步做何种检查？为什么？可能有什么异常表现？

（吕建中）

第八章　影像学检查

◎学习目标

1. 掌握 X 线、DSA、CT、MRI、超声、内镜等各种影像检查之前的准备工作。
2. 熟悉 X 线的特性及 X 线检查的临床应用。
3. 了解 DSA、CT、MRI、超声、内镜等检查方法的特点和临床应用。

影像学检查是一种特殊的检查方法,是借助于不同的成像手段,使人体内部器官和结构显出影像,从而了解人体解剖与生理功能状况以及病理变化,以获得直观、准确的健康资讯,以达到诊断和治疗的目的。影像学检查包括 X 线检查、数字减影血管造影技术(Digital Subtraction Angiography,DSA)、计算机体层摄影(computed tomography,CT)、磁共振成像(magnetic resonance imaging,MRI)、超声检查(ultrasonography,USG)、内镜检查等内容。

第一节　X 线 检 查

临床情景

情景一:某女性病人,68 岁,咳嗽 5 年,3 个月来痰中带血,消瘦,X 线胸片示左上肺密度较高圆形阴影。

情景二:某男性病人,5 岁,发热,咳脓痰 1 周,体温波动于 38 ℃ ~39.5 ℃,X 线胸片示右肺下叶大片致密影,右胸腔积液。

情景分析

1895 年德国物理学家伦琴发现 X 线以后,很快就被用于人体疾病诊断,形成了 X 线诊断学(X-ray diagnosis),并为医学影像学(medical imaging)奠定了基础。X 线检查技术是最早应用于临床影像诊断的检查手段。

理论讲述

一、基本检查方法

【X 线的特性】

真空管内高速行进的电子流轰击钨靶时,即产生 X 线。X 线发生装置主要包括 X 线管、高压变压器和操作台。临床上采用 X 线进行影像学检查,是因为 X 线具有以下特性。

（一）穿透性　X 线波长很短,能穿透普通光线所不能穿透的物质(包括人体)。X 线穿透物体的程度与物体的密度和厚度相关,这是 X 线成像的基础。

（二）荧光效应　X 线能激发荧光物质(如硫化锌镉、钨酸钙等),产生肉眼可见的荧光,即所谓的 X 线的荧光效应,这是 X 线透视检查的基础。

（三）感光效应　涂有溴化银的胶片，经 X 线照射后可以感光产生潜影，经显影定影处理便形成黑白影像，这是 X 线摄片的基础。

（四）电离效应　X 线通过任何物质都可使该物质发生电离，X 线进入人体也产生电离作用，使人体产生生物效应，可对人体细胞生长造成损伤，它是放射治疗学的基础，也是进行 X 线检查时需要注意防护的原因。

【X 线成像基本原理】

X 线能使人体结构在荧光屏上或胶片上形成影像，一方面是由于 X 线具有上述特性，另一方面是基于人体组织具有密度和厚度的差别，因此到达荧光屏或胶片上的 X 线量即有差异，从而形成黑白明暗对比不同的影像。

人体各组织器官之间的密度、厚度各不相同，就是同一组织内，病变组织与正常组织之间，也存在密度厚度的差异，因此对 X 线的吸收程度不同。这种自然存在的对比差异，称为自然对比。

对于缺乏自然对比影像的组织或器官，人为地导入一定量的某种物质（称造影剂或对比剂），使之产生人工密度差，称为人工对比。

【X 线检查方法】

X 线检查方法分为普通检查、特殊检查和造影检查三类。

（一）普通检查　包括荧光透视和摄片。

1. 荧光透视　是常用的 X 线检查方法。此方法能观察器官的形态和动态变化，但影像有时欠清晰，受器官密度和厚度的影响，且缺乏图像记录，不便于对患者做随访观察。

2. X 线摄片　是临床应用最广泛的检查方法，X 线摄片的优点是成像清晰，对比度、清晰度较好，随摄片条件的调整一般不受密度和厚度的影响，可作为客观记录留存，便于复查时对照和会诊。缺点是不能动态观察脏器功能，费用较高。计算机 X 线摄影（Computed Radiography，CR）和数字化 X 线摄影（Digital Radiography，DR）等数字 X 线摄影技术，提高了影像诊断的准确性。

（二）特殊检查　由于普通检查受诸多因素的影响，如影像前后重叠、脏器运动等，有时使病灶难以清晰显示，故采用有关的特殊检查方法。如体层摄影、放大摄影、软 X 线检查等。

（三）造影检查　造影检查是将造影剂引入器官内或其周围，使之产生人工对比以显示其形态和功能的方法。

1. 造影剂　分为高密度造影剂和低密度造影剂两类。高密度造影剂如用于消化道造影的钡剂，用于心血管、泌尿系统及神经系统等造影的碘剂；低密度造影剂有空气、氧气、二氧化碳等，临床已很少使用。必须重视对造影反应的预防和处理，才能保证造影检查的顺利进行。

2. 造影方法

（1）直接导入法：包括口服法、灌注法和穿刺法。

（2）间接导入法：经静脉注入或口服的造影剂，选择体内某一器官排泄，使该器官显影。

【X 线检查前评估对象的准备】

（一）透视检查前准备　简单向患者说明检查的目的和需要配合的姿势，消除患者的恐惧。尽量除去透视部位的衣物及影响 X 线穿透的物品，如发夹、金属饰物、敷料等，以免影响诊断治疗。

（二）X 线摄片检查前准备　向患者解释摄片的目的、方法、注意事项。除急腹症外，腹部摄片前应先清理肠道，以免气体或粪便影响摄片质量。创伤患者摄片时尽量少搬动，危重患者摄片必须有医护人员监护。

（三）造影检查前准备

（1）向患者做必要的解释，了解患者有无造影的禁忌证，如严重心、肾疾病或过敏体质等。对接受含

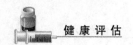

碘造影剂做检查的患者须做碘过敏试验,造影前静脉注射 1 ml 30% 造影剂,观察 15 分钟,若出现胸闷、气短、恶心、皮肤瘙痒和皮疹等,为碘剂过敏试验阳性,不宜造影检查。碘剂过敏试验阴性者也可发生反应,所以造影检查前要准备好抢救过敏的药品和器械。

(2)胃肠道钡剂造影需禁食、水 6 小时;对胃内有大量滞留液者,应先抽出再行检查;结肠造影需在检查前清洁肠道,常用口服硫酸镁或甘露醇等药物;检查前 3 天禁用含有重金属(铋剂、铁剂、钙剂等)和影响胃肠功能的药物;怀疑有胃肠道穿孔、肠梗阻的患者,禁行钡剂造影检查,可用泛影葡胺检查;近期有上消化道大出血患者,应在出血停止后 10 ~ 15 天进行钡剂造影检查。

(3)钡剂灌肠检查前一天进食少渣半流质饮食,下午至晚上饮水 1 000 ml 左右;如做钡气双重造影,检查前一天晚上须服用番泻叶导泻;检查当日禁早餐;检查前 2 小时做彻底清洁灌肠。

【X 线检查的防护】

X 线穿透人体将产生一定的生物效应,过量照射会给人体带来辐射危害,尤其以性腺、晶体最为敏感。

日常工作中要注意防护:选择恰当的 X 线检查方法,设计正确的检查程序;注意对敏感部位的保护;尽可能缩小照射野;用铅或含铅的物质作为屏障以吸收不必要的 X 线,或通过增加 X 线源与人体间距以减少曝射量;定期监测射线工作者所接受的剂量。

二、常见的影像学改变

【呼吸系统】

X 线检查可检出大部分胸部病变,可以清楚显示病灶部位、形状、大小及密度等情况,是诊断肺部病变最有效和经济的方法。缺点是对小病灶和被重叠的病灶有时容易漏诊。普通检查包括透视和摄片。特殊检查包括体层摄影、支气管造影等,目前已不常应用。

(一) 正常 X 线表现

正常胸部 X 线影像是胸腔内、外各种组织和器官重叠的综合投影(图 8-1-1)。只有熟悉各种影像的正常及变异表现,才能对疾病的各种异常征象进行认识和分析。

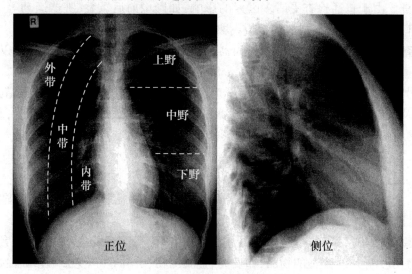

图 8-1-1　正常胸片

1. 胸廓　由软组织与骨骼构成。

(1)软组织:

1)乳突肌及锁骨上皮肤皱褶:胸锁乳突肌在两肺尖内侧形成外缘锐利、均匀致密的影像。锁骨上皮肤皱褶为锁骨上缘 3 ~ 5 mm 宽的薄层软组织影,与锁骨上缘平行,内侧与胸锁乳突肌影相连,形成光滑的锐角,系锁骨上皮肤及皮下组织的投影。

2）胸大肌:于两侧肺野中外带形成扇形致密影,下缘锐利,呈斜线与腋前皮肤皱褶连续,一般右侧较明显。

3）女性乳房及乳头:乳房可在两下肺野形成下缘清楚、上缘欠清晰的半圆形致密影。乳头可在两肺下野大致相当于第 5 前肋处形成小圆形致密影,一般两侧对称。

（2）骨骼:包括肋骨、肩胛骨、胸骨及胸椎、锁骨。

1）肋骨:共 12 对,前后肋骨投影互相交叉而呈方格状。勿将第 1 肋软骨钙化误诊为肺内病变。

2）肩胛骨:肩胛骨体重叠于肺野外带时,不能误认为是胸膜增厚。

3）胸骨及胸椎:正位胸片胸骨和胸椎与纵隔阴影重叠,不要误认为肿大的淋巴结。

4）锁骨:两侧锁骨内端与中线距离相等。锁骨内端下缘一凹陷为菱形窝,不可认为骨质破坏。

2. 纵隔 纵隔位于两肺之间,胸骨之后,脊柱之前。包括心脏、大血管、食管、气管及支气管、淋巴组织、胸腺、神经及脂肪组织等。气管及支气管由于含气可以分辨,其余结构只能观察其外形轮廓。正常情况下纵隔位置居中,病变情况下可出现移位。

3. 横膈 正常呈圆顶形,隔肌与前后方及胸壁之间的夹角叫肋膈角,与心脏之间的夹角叫心膈角。呼吸时两膈上下呈对称运动,活动范围为 1～3 cm。

4. 胸膜 胸膜分为两层,一层覆盖于肺表面为脏层,一层附着于胸壁为壁层,两层之间有一间隙为胸膜腔。胸膜很薄,一般不显影,只有在胸膜反褶处当 X 线与胸膜走向平行时胸膜才显影,正位胸片常可见到横裂显影,侧位常见到斜裂及横裂显影。

5. 气管及支气管 气管及支气管在胸片上观察,效果不满意,在体层摄影和支气管造影时可清楚地显示。

6. 肺 肺投影在胸片上,表现为肺野、肺门和肺纹理。

（1）肺野:肺泡内充满气体,表现为均匀一致的透明阴影,称为肺野。肺野透明度与含气量成正比,吸气时透明度增强,呼气时减低。为了便于指明病变的位置,通常将肺野纵向分成三等分,称为内、中、外带;自两侧第 2、4 肋骨前端下缘各画一条横线,又将肺野分成上、中、下三野。

（2）肺门:由肺动脉、肺静脉、支气管及淋巴结所组成。肺门位于两侧肺野内带,左侧较右侧约高 1 cm。右肺门区可见右下肺动脉阴影,成人正常宽度不超过 1.5 cm,肺动脉压升高时可增宽。

（3）肺纹理:肺纹理主要为肺动脉分支所组成,肺静脉、支气管及淋巴组织亦参与其中,在胸片上表现为自肺门向周围肺野呈放射状分布的树枝状阴影,逐渐变细变多,直至肺野外带消失。通常其分布内带较多、中带均匀、外带较少;肺下野纹理较上野明显,尤其是右下肺野,不可误认为肺纹理增强。

（二）基本病变的 X 线表现

不同病因的疾病在其发展过程中,可出现共同的 X 线表现,即基本 X 线表现。

1. 支气管阻塞性改变 支气管阻塞由腔内阻塞或外在性压迫导致。前者的阻塞物多为痰液、异物、结核性肉芽组织及肿瘤等;后者多系受到肿大淋巴结或肿瘤的压迫。由于阻塞程度不同,可以产生肺气肿及肺不张两种不同征象。

（1）阻塞性肺气肿:局限性阻塞性肺气肿 X 线表现为肺部局限性透明度增加,肺纹理稀疏,纵隔向健侧移位,病侧横膈下降。弥漫性阻塞性肺气肿 X 线表现为两肺透亮度增强,常伴有肺大泡出现,肺纹理稀疏。

（2）阻塞性肺不张:

1）小叶不张:X 线表现为两侧肺野多发性小片状阴影,周围可有透明的气肿带。

2）肺段不张：单纯肺段不张较少见，后前位一般呈三角形致密影，基底向外，尖端指向肺门，肺段缩小。

3）肺叶不张：不张的肺叶体积缩小，密度增高，均匀一致，叶间裂呈向心性移位。纵隔、肺门及膈肌可有不同程度的向患侧移位，邻近肺叶可出现代偿性肺气肿。

4）一侧性肺不张：X线表现为患侧肺野一致性密度增高，纵隔向患侧移位，膈肌升高，肋间隙变窄，健侧可有代偿性肺气肿。

2. 肺实质病变的基本 X 线表现

（1）渗出与实变：为机体的急性炎性反应。X线表现为中等密度的片状阴影或云絮状阴影，渗出性病变和正常肺之间无明显的界限，边缘模糊。渗出扩散至整个肺叶时则形成实变，常见于各型肺炎及浸润型肺结核。

（2）增殖：增殖是机体的慢性炎性反应。病理改变为肺内肉芽组织增生。X线表现为密度较高的结节状或梅花瓣状阴影，边缘清楚。常见于肺结核、各种慢性肺炎和矽肺等。

（3）纤维化：肺组织遭到破坏后，由纤维组织所代替。X线可表现为条索状影，密度高，走行僵直。如病变被较大的纤维组织取代，则形成密度高、边缘清晰的块影，气管、纵隔、肺门可被牵拉移位。常见于肺脓肿、肺结核、弥漫性间质肺炎、肺尘埃沉着症等。

（4）空洞与空腔：

1）空洞：肺组织坏死后，坏死物沿引流支气管排除，在肺内残留的腔隙即成为空洞。X线表现为圆形、半圆形或不规则的透亮区，周围被空洞壁所环绕，常见于肺结核、肺脓肿及肺癌。

2）空腔：是由肺内腔隙的病理性扩大，形成局部的肺大泡、肺气囊和含气的肺囊肿。在 X 线上表现与薄壁空洞表现类似，呈局限性边缘清楚的密度减低区，无完整的壁，腔内多无液平，周围无实变和炎症反应。而囊状支气管扩张性囊腔及化脓性肺炎形成的肺气囊，腔内可出现液平，周围可出现炎症实变区。

（5）结节与肿块：可分为肿瘤性肿块和非肿瘤性肿块。X线表现为圆形、卵圆形或不规则的致密阴影，良性肿瘤多有包膜，边缘锐利光滑。恶性肿瘤边缘不锐利，可见毛刺。

（6）钙化：为慢性炎症性病变愈合的一种表现，X线表现为高致密度、边缘清楚锐利的斑点状或片状不规则阴影或球形阴影。常见的有肺结核的钙化。

3. 肺纹理改变 肺纹理增加常见于心血管疾病导致的肺充血与肺淤血，支气管疾病引起的支气管壁增厚。X线表现为肺纹理增多增粗，边缘清楚或模糊，可延伸至肺野外带。肺纹理减少主要见于先天性心脏病如肺动脉狭窄、法洛四联症等。

4. 胸膜病变

（1）胸腔积液：多种疾病可累及胸膜产生胸腔积液。

1）游离性胸腔积液：液量达 250 ml 左右时，仅见肋膈角变钝、变浅。随液量增加可依次闭塞外侧肋膈角，掩盖膈顶，其上缘在第4肋前端以下，呈外高内低的弧形凹面。中量积液上缘在第4肋前端平面以上，第2肋前端平面以下，中下肺野呈均匀致密影。大量积液上缘达第2肋前端以上，患侧肺野呈均匀致密阴影。

2）局限性胸腔积液：切线位片上，包裹性积液表现为自胸壁向肺野突出之半圆形或扁丘状阴影，其上下缘与胸壁的夹角呈钝角，密度均匀，边缘清楚，常见于结核。

3）叶间积液：侧位易于发现，典型表现是叶间裂部位的梭形影，密度均匀，边缘清楚。叶间积液可由心衰或结核引起，少数肿瘤转移也可表现为叶间积液。

4）肺底积液：为位于肺底与横膈之间的胸腔积液，右侧较多见。被肺底积液向上推挤的肺下缘呈圆顶形，易误诊为横膈升高。

（2）气胸及液气胸：空气进入胸膜腔形成气胸，X线表现为肺野外带呈高度透亮区，无肺纹理，可见压缩肺的边缘。胸腔内液体及气体同时存在时称液气胸，X线立位检查能见液平面，其上可见萎缩肺组织的空气带。

（3）胸膜增厚、粘连及钙化：表现为肋膈角变浅、变平、膈运动轻度受限。大面积胸膜增厚粘连时，可见患侧胸廓塌陷，肋间隙变窄，肺野密度增高，肋膈角近似直角或闭锁，横膈升高且顶变平。横膈运动微弱或不动，纵隔向患侧移位。胸膜钙化时在肺野边缘呈片状、不规则点状或条状高密度影。

（三）常见疾病的X线表现

1. 肺炎

（1）大叶性肺炎：由肺炎球菌引起的肺部急性炎症病变，范围可累及肺叶或肺段，多见于青壮年。大叶性肺炎病理上分为4期：即充血期、红色肝样变期、灰色肝样变期和消散期。X线表现：充血期可正常或仅出现病变区肺纹理增多，透明度略低或出现淡片状模糊阴影；实变期（包括红肝样变和灰肝样变期）为片状或大片状均匀致密影，边缘模糊。当累及至叶间裂时，病变边缘清楚。有时在实变的致密影中可见支气管气像；消散期为实变的致密影范围逐渐缩小，密度逐渐减低，为散在分布大小不等、密度不均的斑片状阴影（图8-1-2）。

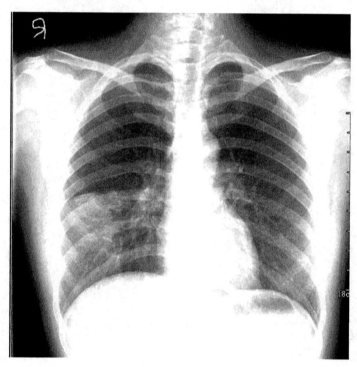

图8-1-2 大叶性肺炎

（2）支气管肺炎：又称小叶性肺炎，致病菌常为链球菌、葡萄球菌和肺炎球菌，好发于婴幼儿、老年人和极度衰弱的患者。X线表现为两肺中下野内中带肺纹理增多，沿肺纹理分布不规则的小片状或斑点状模糊阴影，病变融合时可呈大片状阴影，肺门阴影可增大。

2. 肺结核 肺结核是结核杆菌引起的肺内慢性特异性炎性病变，目前仍为肺部常见疾病，发病率较高。X线检查不但能发现早期病变，而且能确定病变范围、部位、性质及其转归，为治疗和判断预后提供依据。

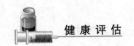

（1）原发型肺结核（Ⅰ型）：原发型肺结核的X线表现，根据病变发展过程可分为：

1）原发病灶：多位于中上肺野，为局限性斑片状阴影，中央较浓密。

2）淋巴管炎：从原发病灶向肺门走行的条索状阴影，不规则，此阴影仅一过性出现，一般不易见到。

3）肺门、纵隔淋巴结肿大：结核菌沿淋巴管引流至肺门和纵隔淋巴结，引起肺和纵隔淋巴结肿大。表现为肺门增大或纵隔边缘肿大淋巴结突向肺野。当原发病灶吸收后，原发性肺结核则表现为胸内或纵隔内淋巴结结核。

（2）血行播散型肺结核（Ⅱ型）：根据结核杆菌进入血循环的途径、数量、次数以及机体反应，可分为急性血行播散性肺结核和亚急性或慢性血行播散性肺结核。

1）急性血行播散型肺结核：又称急性粟粒性肺结核，X线表现为两肺野出现弥漫性粟样阴影，粟粒大小为1～2 mm，边缘清晰。粟粒影像特点主要为三均匀，即分布均匀、大小均匀和密度均匀（图8-1-3）。

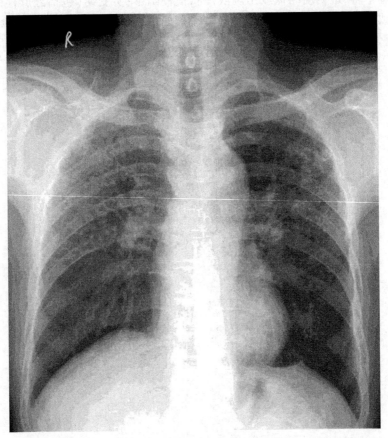

图8-1-3　急性血行播散性肺结核

2）亚急性或慢性血行播散型肺结核：多在肺上野出现多种性质的病灶，范围化较局限，亦有仅见于一侧肺野者。X线表现可见单侧或双侧上、中肺野大小不等的、分布不均匀且密度不同的斑点状阴影，边缘模糊或锐利，新旧病灶同时存在。

（3）继发性肺结核（Ⅲ型）：是成年人肺结核中最常见的类型。病变发展过程较为复杂，渗出、增殖、播散、纤维化和空洞等多种性质的病灶可同时存在。

1）浸润性肺结核：多为已静止的原发病灶的重新活动，或为外源性再感染。病变常局限于肺的一部分,多在肺上叶尖段、后段及下叶背段。X 线表现:局限性斑片阴影:见于两肺上叶尖段、后段和下叶背段,右侧多于左侧;干酪性肺炎:X 线表现为整个肺叶呈大片密度增高阴影,其内有多数不规则而模糊的早期空洞改变,形如蜂窝状的透明区,同侧或对侧肺野出现广泛性支气管播散性病灶;结核球:干酪样病变被显微组织包绕,X 线表现为圆形或椭圆形阴影,大小 0.5~4 cm 不等,常见 2~3 cm,边缘光滑锐利,中心密度不均或见其中有钙化和不规则干酪坏死溶解的半透明区。结核球形周围存在的增殖性或纤维病灶,称为"卫星病灶"。

2)慢性纤维空洞型肺结核:继发性肺结核晚期类型,由于未经彻底治疗,病变恶化,反复进展演变,肺组织受破坏形成慢性纤维空洞,有多种不同性质的病变,病程达数年或数十年之久。X 线表现为一侧或两侧肺的上野或上中野呈大片致密阴影,密度不均,其中有索条及空洞,同侧或对侧肺下野可见斑点状支气管播散性病灶。大量纤维组织增生可引起周围组织位置变化,如肺门上提、肺纹理呈垂柳状、气管向病侧移位和肋间隙变窄等。

(4)结核性胸膜炎(Ⅳ 型):可分干性及渗出性两种,前者 X 线不易显示,后者 X 线检查可见不同程度的胸腔积液表现,慢性者可见胸膜广泛或局限性增厚表现。

3. 原发性支气管肺癌 简称肺癌,起源于支气管上皮、腺体或细支气管及肺泡上皮,按照肺癌的发生部位分为 3 型。

(1)中央型:肿瘤发生在肺段和段以上支气管,以鳞状上皮细胞癌(鳞癌)多见。X 线表现肿瘤早期局限于支气管黏膜内,肺门影增深、增大和肺门区块影为其直接征象,或出现阻塞性肺气肿、阻塞性肺炎、肺膨胀不全等,晚期可出现阻塞性肺不张。发生于右上肺的支气管肺癌,肺门部肿块和右上叶不张连在一起,下缘形成典型倒"S"征(图 8-1-4)。

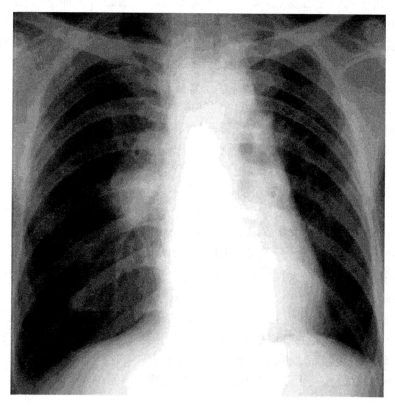

图 8-1-4 中央型肺癌

(2)周围型:发生于肺段以下支气管,以腺癌多见,其次为鳞癌和腺鳞癌。X 线表现为肺内球形肿块。

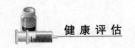

肿块常见不规则的分叶、短细的毛刺和不规则的厚壁空洞等。鳞癌由于中心坏死,可形成偏心空洞、内壁不整、壁厚、多无液平的癌性空洞。

(3)弥漫型:肿瘤发生在细支气管或肺泡,弥漫分布两肺。细支气管肺泡细胞癌常见。X线表现为两肺广泛分布的细小结节,较多为不对称分布。病变呈进行性发展,融合病灶呈肿块状。在融合病灶内可出现不规则支气管充气征。

4. 转移性肺肿瘤 任何部位的恶性肿瘤都有可能转移到肺部,其转移途径可经血循环或淋巴管蔓延,X线表现为两肺多发棉球样结节,密度均匀,大小不一,轮廓清楚。

【循环系统】

X线检查可以观察心脏、大血管的外形轮廓,还可以观察其内部状态,对于心血管疾病的诊治具有非常重要的价值。普通检查包括透视和摄片。造影检查能详细的显示血流动力学方面的改变和心肺、大血管内部的解剖结构及其功能状况。

(一)正常心脏、大血管的X线表现

1. 心脏、大血管在各投影位置上的正常影像

(1)后前位(又称正位):心脏和大血管投影位于胸部中线偏左侧。心右缘分上、下两段,之间有一较浅的切迹,上段无明显向外突出,为上腔静脉与升主动脉复合阴影;下段弧度较深,向外突出较明显,由右心房所组成。心左缘可分3段,上段为主动脉结,呈半球形突出,由主动脉弓与降主动脉起始部构成;中段为肺动脉段,此段弧度最小也可稍平直或稍凹陷,主要由肺动脉主干构成;下段为左心室,此段最长,呈明显的弧形突出影,由左心室构成。左室的下部形成心尖,向左下方突出。

(2)右前斜位:适于观察左心房、肺动脉干和右心室。心前缘自上而下为主动脉弓、肺动脉主干和肺动脉圆锥部,下段大部分为右心室,仅最下段心尖的一小部分为左心室。心后缘上段为左心房,下段右心房构成。食管与左心房的后缘相邻接,可通过吞硫酸钡食管显影,观察食管以判断左心房有无增大。

(3)左前斜位:心前缘上段为右心房,下段为右心室。心后缘上段为左心房,占心后缘的小部分,下段为左心室,与脊椎前缘相邻近。左前斜位可见到升主动脉和弓降部,并与心影上缘围成称主动脉窗的透明区。其中可见肺动脉、气管分叉、左主支气管及与其伴行的左肺动脉。

(4)左侧位:心前缘下段是右室前壁,上段则由右室漏斗部、肺动脉主干和升主动脉构成。心后缘上中段由左房构成,下段由左室构成,与膈形成锐角,下腔静脉可在此显影。

2. 心脏、大血管的大小与形态 心脏后前位片上测量心胸比率是判断心脏有无增大最简单的方法。心胸比率是心影最大横径与胸廓最大横径之比。心影最大横径是心影左右两缘最突出一点到胸正中线的垂直距离之和。胸廓最大横径是在右膈顶平面两侧胸廓肋骨内缘间的距离。正常成人心胸比率≤0.5。心脏后前位片上,正常心脏大血管的形态可分为横位心、斜位心和垂位心。横位型心脏常见于矮胖体形者,胸廓较宽,心脏横径增大,心胸比率常大于0.5;斜位型心脏常见于适中体形者,心胸比率等于0.5;垂位型心脏常见于瘦长体形者,胸廓、心影狭长,心胸比率小于0.5。

3. 影响心脏大血管形态和大小的生理因素 正常心脏大血管形态和大小的变化常受年龄、呼吸和体位等多因素影响。新生儿、婴幼儿心脏似球形,横径较大;老年人胸廓较宽,膈位置较高,心影趋于横位。深吸气时膈位置下降,心膈接触面减少,心影趋向垂位心;深呼气时膈上升,心影趋向横位心。卧位时膈升高,心脏上移,心影趋于横位心,由于腔静脉回流受阻,上腔静脉影增宽,心影增大,立位时膈下降,心影相应狭长。

(二)基本病变的X线表现

1. 心脏增大 普通X线检查不能区分心壁肥厚和心腔扩大,故统称为增大。最简单的方法是测量心

胸比率。临床上以 0.51~0.55 为轻度增大;0.56~0.60 为中度增大;0.60 以上为重度增大。X 线检查中常将心脏增大归纳为二尖瓣型、主动脉型及普遍增大型。

（1）二尖瓣型:心向两侧扩大,心腰饱满或呈弧形突出,主动脉球缩小。此型心脏外形呈梨形。这种心型多见于风湿性心脏病二尖瓣狭窄或狭窄伴有关闭不全、肺源性心脏病,以及房、室间隔缺损等以右室增大为主的心脏疾病。

（2）主动脉型:主动脉阴影增宽,主动脉球突出,心腰凹陷,左室向左隆凸。心外形呈靴形。这种心形常见于主动脉瓣膜病、高血压、主动脉缩窄等以左室扩大为主的心脏疾病。

（3）普遍增大型:心脏普遍性增大即心脏各个心腔都有增大。常见于严重的心力衰竭、扩张型心肌病或心包积液等。

2. 心脏血循环障碍所引起的肺血管变化　心脏疾患与肺血管的变化有密切关系,并可互为因果,即心脏疾患可引起肺血管的变化;反之,肺血管的变化亦可引起心脏增大。常见的肺部血管变化现分述如下。

（1）肺淤血:① 肺门阴影增大并较模糊。② 肺门周围血管扩张。③ 肺纹理增多增粗,边缘模糊,有时可蔓延至肺野外带。④ 肺透亮度减低。⑤ 胸腔及叶间可有积液。

（2）肺充血:① 两侧肺门阴影增大,肺血管纹理增粗、增多,边缘清楚。② 右下肺动脉干扩张(成人超过 1.5 cm)透视下有时可见扩张性搏动,即"肺门舞蹈"。③ 肺动脉段凸出,搏动增强。④ 肺野透亮度正常,同肺淤血有明显不同。

（3）肺水肿:X 线表现可分实质性肺水肿及间质性肺水肿两种。实质性肺水肿表现为两肺中下野大片状致密阴影,自肺门向外呈蝶翼状。间质性肺水肿可见肺门周围纹理增多,边缘模糊,呈索条状向外延伸,肺野透亮度减低。

（4）肺血流量减少:X 线表现为肺血管纹理普遍变细稀少,肺野透亮度增加。

（5）肺动脉高压:① 显著的肺动脉凸出。② 肺门及其周围的血管阴影明显扩张,而外周血管细而稀少,肺外带透明度增加。③ 右心室不同程度扩大。

（三）常见循环系统疾病的 X 线表现

1. 风湿性心脏病二尖瓣狭窄　风湿性心脏瓣膜病中最常见的类型,X 线表现:

（1）后前位:心脏外形呈梨形,左心缘可出现四个弧段(主动脉球缩小,肺动脉干膨隆,左心房耳段凸出,左心室变短),以致出现双弧或双重阴影。两肺门阴影增大、模糊,肺纹理增多,肺野透亮度减低。

（2）右前斜位:可见右心室增大,心前间隙缩小以致闭塞,肺动脉圆锥部高度隆起。

（3）左前斜位:左心房向上增大,主动脉窗消失,左主支气管抬高或变形。

2. 慢性肺源性心脏病　是长期肺实质或肺血管的原发病变和其他胸部病变所引起的心脏病。X 线表现:

（1）慢性肺原发病变,有慢性支气管炎、阻塞性肺气肿等。

（2）肺动脉段膨出,右心室增大、心影呈梨状,呈二尖瓣心型。

（3）右下肺动脉干增粗,周围肺动脉骤然变细,呈阶段状,肺门波动增强。

3. 高血压性心脏病　高血压在临床为一种常见病、多发病,可分为原发性和继发性两类。X 线表现:早期左心室呈向心性肥厚,心影外形可无明显改变;持续血压增高可使主动脉增宽迂曲,左心室显示各种不同程度的增大,心腰部相对凹陷得更加显著,心外形呈靴形(图 8-1-5）。

【消化系统】

消化道与邻近的组织器官缺乏自然对比,必须借助于造影方法,才能显示其大小、形状、位置、轮廓、黏膜皱襞及运动功能等方面的表现。

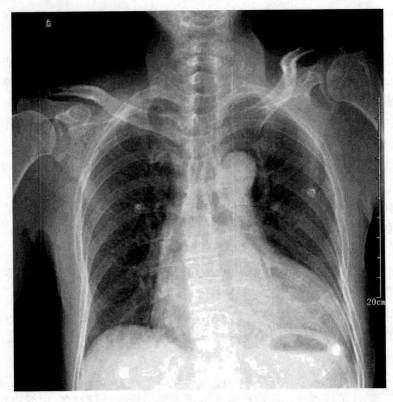

图 8-1-5　高血压性心脏病

（一）检查方法

1. 普通检查　腹部透视和平片主要用于急腹症的诊断和不透 X 线的异物检查。

2. 造影检查

（1）胃肠道造影：常用的造影剂为医用硫酸钡。硫酸钡对人体无毒副作用，不易被 X 线穿透，进入胃肠道内使其显影并与周围组织器官形成明暗对比。

（2）血管造影：主要用于钡剂造影检查未能发现的胃肠道出血和肿瘤。

（二）正常胃肠道 X 线表现

1. 食管　食管位于中线偏左，轮廓光整，管壁柔软，宽度为 2～3 cm。其前缘由上至下分别为主动脉弓压迹、左主支气管压迹和左心房压迹。食管的黏膜皱襞影为数条纵行纤细且相互平行的条纹影，经过贲门与胃小弯的黏膜皱襞相连续。

2. 胃　胃的位置和形状与体形、胃张力、体位和神经功能状态等因素有关，常分牛角型胃、钩型胃、长型胃（无力型胃）、瀑布型胃 4 种。正常胃小弯和胃窦大弯侧轮廓光滑整齐，胃底和胃体大弯侧轮廓略不规则，常呈锯齿状。胃黏膜皱襞呈条纹状影，胃底部的黏膜皱襞较粗而弯曲，呈不规则网状。胃体部黏膜皱襞为纵行条纹影，胃小弯处平行整齐，向大弯处逐渐变粗为横行或斜行而呈锯齿状。胃窦部黏膜皱襞为胃体小弯侧黏膜皱襞的延续，可斜行或与胃小弯平行。

3. 十二指肠　分为球部、降部、水平部和升部，全程呈"C"字形，将胰头包绕其中。十二指肠球部轮廓光整，黏膜皱襞像为纵行的条纹影集中于球顶部。降部以下肠管黏膜皱襞影与空肠相似，可呈纵行、横行的羽毛状影。

4. 空肠和回肠　空肠上接十二指肠，回肠经回盲瓣与结肠相连，空肠主要位于左上、中腹部，黏膜皱襞较密集，呈环状条纹或羽毛状影，蠕动活跃。回肠位于右中、下腹和盆腔，肠腔变小、肠壁变薄，黏膜皱襞少而浅,蠕动慢而弱,回肠末段的黏膜皱襞常为纵向走行的条纹影。一般服钡剂后 2~6 小时可到达盲肠,小肠的排空时间为 7~9 小时。

5. 结肠　包括盲肠、升结肠、横结肠、降结肠、乙状结肠和直肠。结肠袋呈基本对称的袋状凸出影,自降结肠以下结肠袋逐渐变浅,乙状结肠基本消失,直肠没有结肠袋。结肠黏膜皱襞为纵、横、斜行相互交错的不规则条纹影。

（三）基本病变的 X 线表现　消化道基本病变的 X 线表现可归纳为形态和功能两个方面,两者间关系密切,相互联系。

1. 形态改变

（1）黏膜皱襞:胃肠道病变早期,多出现黏膜皱襞增粗、紊乱、变细、破坏、中断和集中,可见于胃肠道炎症、水肿、肿瘤和溃疡性病变。

（2）狭窄与扩张:胃肠道发生炎症、肿瘤、瘢痕、粘连、痉挛、外在压迫或发育不良等时,可以产生管腔局部变窄。狭窄的边缘可整齐、对称或不规则。狭窄的近侧常出现扩张。

（3）充盈缺损:胃肠道内占位性病变形成局限性的肿块向腔内生长,占据一定的空间,不能被硫酸钡充填,切线位上表现为胃肠轮廓某局部向腔内突入的密度减低区,称充盈缺损。多见于消化道肿瘤、肉芽肿和异物等。良性肿瘤其边缘多光滑整齐,恶性肿瘤边缘不规则。

（4）龛影:某些病变侵蚀胃肠道内壁致局部出现溃烂缺损,造影剂充填于其中,X 线从切线位投照时表现为向腔外突出的阴影,称为龛影。

2. 功能性改变

（1）张力:张力增高表现为管腔变窄,局部持续性收缩,称为痉挛;当平滑肌呈舒张状态时,表现为松弛无力,管腔扩张,运动减弱,称为张力低下。

（2）蠕动:蠕动增强表现为蠕动波加快、频率加快,见于局部炎症或远端梗阻;蠕动减弱或消失,即蠕动波变浅、速度变慢或长时间无蠕动波出现,见于肿瘤浸润或梗阻晚期肌张力低下;反向蠕动,亦称逆蠕动,蠕动方向呈上行性,见于胃肠道梗阻。

（3）分泌功能:小肠分泌功能增加,形成不规则的点片状致密影,为沉淀现象。大肠分泌液增多时,钡剂形成线条状致密影,为线样征。

（4）动力:指钡餐后钡剂到达或离开某部的时间长短,反映其动力的快慢。

（四）常见疾病的 X 线表现

1. 食管静脉曲张　是门静脉高压的重要并发症,常见于肝硬化,食管钡剂造影检查是临床有效的主要诊断方法。X 线表现:早期表现为食管下段黏膜皱襞迂曲、增宽,食管边缘略呈锯齿状。随静脉曲张的加重而出现典型表现,为食管中、下段黏膜皱襞明显增宽、迂曲,呈蚯蚓状或串珠状充盈缺损,食管边缘不规则呈锯齿状,并可出现食管壁张力降低、管腔扩张、蠕动减弱及排空延迟。

2. 食管癌　主要症状是进行性吞咽困难,X 线表现:黏膜皱襞消失、中断、破坏,代之以癌瘤表面杂乱不规则的影像;管腔狭窄,管壁僵硬;腔内有形状不规则、大小不等的充盈缺损;不规则的龛影;受累段食管局限性僵硬。

3. 胃、十二指肠溃疡　主要症状为反复发作的上腹部疼痛,有一定的规律性和周期性,钡剂造影检查能明确诊断此病。X 线表现:直接征象为溃疡本身的形态改变,间接征象为溃疡所致的功能性和瘢痕性改变。

（1）胃溃疡:直接征象是龛影。切线位龛影位于胃轮廓外,呈边缘光整,密度均匀的乳头状、锥状或其他形状钡影。溃疡口部可见由黏膜炎性水肿所致的透亮带影,是良性溃疡的特征,切线位龛影口部呈带状透亮影,犹如一个项圈,称"项圈征";龛影口部明显狭窄犹如狭长的颈状,称"狭颈征"。溃疡慢性愈

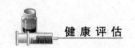

合形成瘢痕收缩,造成周围的黏膜皱襞呈放射状向龛影口部集中,并逐渐变窄,是良性溃疡的另一特征。胃溃疡的间接征象主要有:① 痉挛性改变,表现为溃疡对应部位胃壁上的凹陷,如小弯侧溃疡时,大弯侧的相对部位出现深的胃壁凹陷,即为痉挛性切迹。② 分泌增加,表现为空腹滞留液增多。③ 胃蠕动增强或减弱,张力增高或减低,排空加快或延迟。④ 瘢痕性改变,瘢痕收缩可造成胃腔的变形和狭窄。

(2) 十二指肠溃疡:龛影是十二指肠溃疡的直接征象。十二指肠溃疡90%以上发生在球部,且大都在球的前壁或后壁,常表现为类圆形的边缘光整的钡斑影,周围可见黏膜炎性水肿形成的"月晕征",周围黏膜因瘢痕收缩而呈放射状向龛影部位集中。十二指肠溃疡间接征象有:① 球部变形可呈山字形、三叶形和葫芦形等。② 球部激惹征,表现为钡剂不在球部停留,迅速排出。③ 幽门痉挛、排空延迟。④ 胃分泌液增多。⑤ 局部压痛。

4. 胃癌　是胃肠道最常见的肿瘤,可发生在胃的任何部位,以胃窦、小弯和贲门区常见。临床表现主要是上腹部疼痛,不易缓解,吐咖啡色血液或有柏油便,可以摸到肿块或发生梗阻症状。X线造影表现:充盈缺损,形状不规则;胃腔狭窄、胃壁僵硬;龛影多呈半月形,外缘平直,内缘不整齐而有多个尖角;皱襞异常粗大、僵直或如杵状和结节状;癌瘤区蠕动消失。

5. 肠癌　结肠癌好发生于直肠和乙状结肠。临床表现为腹部肿块、便血和腹泻。X线检查主要采用钡剂灌肠检查。表现:肠腔内可见肿块,其轮廓不规则;肠管狭窄,肠壁僵硬;较大的龛影,形状多不规则,龛影周围常有的充盈缺损和狭窄。

6. 肠结核　肠结核多继发于肺结核,青壮年多,常与其他的腹部结核同时存在。X线表现:溃疡型肠结核主要表现为局部黏膜皱襞紊乱、破坏,肠管痉挛收缩,病变肠管无钡剂充盈或只有少量钡剂呈细线状充盈,称为"跳跃征",是溃疡型肠结核典型的X线表现;增殖型肠结核主要表现为肠腔变窄,肠壁僵硬,肠管缩短,轮廓不规则,黏膜皱襞紊乱或消失,常见大小不等的息肉样充盈缺损。

【骨、关节系统】

骨、关节疾病种类繁多,除骨、关节外伤、炎症肿瘤和营养代谢性疾病外,尚可罹患全身性的骨病,包括先天性畸形、发育障碍、内分泌疾病等。

(一) X线检查方法

1. 普通检查　骨、关节的检查一般以摄片为主,较少使用透视。摄片的投照位置,除了常规的正、侧位以外,还可以摄斜位、切线位和轴位片等。

2. 造影检查

(1) 关节造影:关节内的软骨盘、关节囊、滑膜及韧带等均为软组织,在平片上缺乏对比,这些软组织的损伤和病理改变需向关节腔内注入对比剂才能观察,即关节造影。

(2) 血管造影:血管造影多用于肢体动脉。主要用于血管性疾病的诊断及良、恶性肿瘤的鉴别。

(二) 正常骨、关节X线表现

1. 骨　骨在X线片上呈高密度影,软骨除非其中有钙化,X线上是不显影的。人体骨骼因形状不同而分为长骨、短骨、扁骨和不规则骨4类。骨质按其结构又可分为密质骨和松质骨两种。

(1) 小儿长骨:出生时,长骨骨干已大部分骨化,仅两端仍为软骨,即骺软骨。因此,小儿长骨的主要特点是有骺软骨,且未完全骨化。

(2) 成人长骨:X线显示有骨干和由松质骨构成的骨端。骨端有一薄层壳状骨板为骨性关节面,表面光滑。

2. 四肢关节　包括骨端、关节软骨和关节囊。由于关节软骨、关节囊都是软组织密度,X线不能显示,X线所见关节间隙是指关节软骨及其间的真正微小间隙和少量滑液。

3. 脊柱　脊柱由脊椎和其间的椎间盘所组成。除第1~2颈椎外,每一脊椎分椎体和椎弓两部分。

在正位片上,椎体呈长方形,从上向下依次增大,主要由松质骨构成,周围为一层致密的骨皮质。椎体两侧有横突影,在横突内侧可见椭圆形环状致密影,为椎弓根横断面影像,称椎弓环。椎体中央的偏下方呈尖向上类三角形的致密影,为棘突的投影。在侧位片上,椎体也呈长方形,其上、下缘与后缘呈直角。椎弓居其后方。在椎体后方的椎管显示为纵行的半透明区。椎板位于椎弓根与棘突之间。棘突在上胸段斜向后下方,不易观察,于腰段则向后突,易于显示。上、下关节突分别起于椎弓根与椎板连接之上、下方。椎间盘系软组织密度,呈宽度匀称的横行透明影,称为椎间隙。

(三)基本病变 X 线表现

1. 骨骼的基本病变

(1)骨质疏松:是指一定单位体积内正常钙化的骨组织减少。骨质疏松 X 线表现主要为骨密度减低,松质骨中骨小梁变细、减少,间隙增宽,骨皮质出现分层和变薄现象。椎体结构呈纵形条纹,周围骨皮质变薄。

(2)骨质软化:骨质软化是指一定单位体积内骨组织有机成分正常,矿物质含量减少。骨质软化的 X 线表现主要是由于骨内钙盐含量减少而引起的骨密度减低。

(3)骨质破坏:骨质破坏是局部骨质为病理组织所代替而造成的骨组织消失。X 线表现为骨质局限性密度减低,骨小梁稀疏或形成骨质缺损,其中多无骨质结构。

(4)骨质增生硬化:骨质增生硬化是一定单位体积内骨量的增多。X 线表现为骨质密度增高,伴有或不伴有骨骼的增大。骨小梁增粗、增多、密集,骨皮质增厚、致密,明显者则难于区分骨皮质与骨松质。

(5)骨膜增生:骨膜增生又称骨膜反应,系因骨膜受到刺激,骨膜内层成骨细胞活动增加所引起的骨质增生,通常表示有病变存在。X 线表现在早期是一段长短不定与骨皮质平行的细线状致密影,骨皮质间可见 $1 \sim 2$ mm 宽的透明间隙,继则骨膜新生骨增厚。

(6)骨质坏死:骨质坏死是骨组织局部代谢的停止,坏死的骨质称为死骨。形成死骨的原因主要是血液供应的中断。X 线表现为骨质局限性密度增高。

(7)软组织病变:外伤和感染引起软组织肿胀时,X 线表现为局部软组织肿胀、密度增高、正常软组织层次模糊不清。

2. 关节的基本病变

(1)关节肿胀:X 线表现为关节周围软组织肿胀、密度增高,大量关节积液时可见关节间隙增宽。

(2)关节破坏:X 线表现是当破坏累及关节软骨时,仅见关节间隙变窄,累及关节面骨质时,则出现相应区的骨质破坏和缺损。严重时可引起关节半脱位和变形。

(3)关节退行性变:多见于老年,也常见于运动员和搬运工人,还可见于地方病。为缓慢发生的软骨变性、坏死和溶解,以承受体重的脊柱和髋、膝关节为明显,是组织衰退的表现。早期 X 线表现主要是骨质关节面模糊、中断、消失;中晚期表现为关节间隙狭窄、关节边缘硬化和骨性关节面边缘骨赘形成。

(4)关节强直:X 线表现为关节间隙明显变窄或消失,并有骨小梁通过关节连接两侧骨端。纤维性强直也是关节破坏的后果。虽然关节活动消失,但 X 线上仍可见狭窄的关节间隙,且无骨小梁贯穿。

(四)常见疾病 X 线表现

1. 骨关节外伤　骨关节外伤主要引起骨折和关节脱位。X 线检查不仅可明确诊断,还可详细了解骨折和脱位情况以指导临床治疗,以及观察复位愈合情况。

(1)骨折:指骨或者软骨结构发生断裂,骨的连续性中断,以长骨和脊椎骨折常见。

1)长骨骨折:骨折是骨的连续性中断。骨折的断裂多为有规则的断面,X 线上呈不规则的透明线,称为骨折线,于骨皮质显示清楚整齐,在松质骨则表现为骨小梁中断、扭曲和错位。严重骨折骨骼常弯曲变

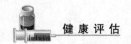

形。嵌入性或压缩性骨折骨小梁紊乱,甚至骨密度增高而看不到骨折线(图8-1-6)。儿童长骨骨折X线片上只见骺线增宽,骨骺与干骺端对位异常。儿童的骨骼柔韧性大,外力不易使骨质完全断裂,仅见局部骨皮质和骨小梁的扭曲,而不见骨折线,或只引起骨皮质发生皱褶、凹陷或隆起,称青枝骨折。

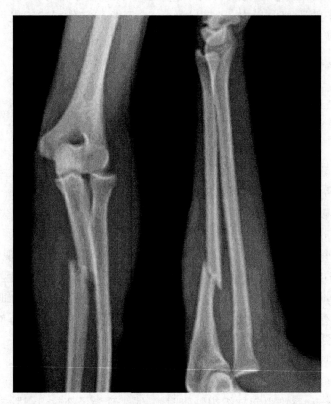

图8-1-6　长骨骨折

2)脊椎骨折:X线表现为规则线状致密带,有时椎体前上方有分离的骨碎片,上、下椎间隙一般保持正常。严重时常并发脊椎后突成角、侧移,甚至发生椎体错位,压迫脊髓而引起截瘫。

(2)**关节脱位**:以肩和肘关节常见,肘关节脱位常并发骨折。

(3)**椎间盘脱出**:常见于腰椎和颈椎。X线平片可见:① 椎间隙均匀或不对称性狭窄。② 椎体边缘骨赘增生,尤其是后缘出现骨赘。③ 脊椎排列变直或有侧弯现象。

2. 骨、关节化脓性感染

(1)**急性化脓性骨髓炎**:X线主要表现为不同范围的骨质破坏,不同程度的骨膜增生和死骨。以骨质破坏为主,在骨质破坏周围有骨质密度增高现象。

(2)**慢性化脓性骨髓炎**:X线片可见明显的修复,即在骨质破坏周围有骨质增生硬化现象。骨膜的新生骨增厚,并与骨皮质融合,呈分层状,外缘呈花边状。骨内膜也增生,致使骨密度明显增高,但病灶中仍可见骨质破坏和死骨。

3. 骨、关节结核　骨、关节结核是以骨质破坏和骨质稀疏为主的常见慢性病,多发生于儿童和青少年。常见的类型有:

(1)**骨骺、干骺端结核**:X线片表现为松质骨骨质疏松,随着病变的发展融合为骨脓肿,腔内可出现砂粒状死骨,骨膜反应较轻微。干骺端病变易通过骺软骨板侵犯骨骺并侵入邻近关节,形成关节结核,但很少向骨干发展,与化脓性骨髓炎相反。

（2）关节结核：关节结核可继发于骨骺、干骺端结核，为骨型关节结核，也可为细菌经血行先累及滑膜，为滑膜型结核。

1）骨型关节结核：X 线表现为在骨骺、干骺部结核征象的基础上，有关节周围软组织肿胀、关节间隙不对称性狭窄或关节骨质破坏等。

2）滑膜型关节结核：早期 X 线表现为关节囊和关节软组织肿胀，密度增高，关节间隙正常或增宽及骨质疏松。

（3）骨干结核：骨干结核可发生于短骨或长骨。

1）短骨骨干结核：多发生于 5 岁以下儿童的掌骨、跖骨、指或趾骨，初期改变为骨质疏松，继而形成囊性破坏，骨皮质变薄，骨干膨胀，故又有骨囊样结核和骨"气鼓"之称。

2）长骨骨干结核：主要表现为骨松质局限性破坏，很少骨质增生，可侵及骨皮质，且可有轻微骨膜增生，死骨少见。

（4）脊椎结核：以腰椎最多，主要 X 线变化是椎体骨质破坏、变形，椎间隙变窄或消失及周围软组织冷性脓肿的形成。

4. 骨肿瘤　X 线检查在骨肿瘤的诊断中占重要地位，不仅能显示肿瘤，还常能判断其为良性或恶性及原发性或转移性。

（1）良性骨肿瘤：

1）骨软骨瘤：顶端为分化程度及含量不一的软骨帽，有完整的骨皮质，与主骨相连。X 线表现：多见于股骨及肱骨等长骨干骺端；结构肿瘤顶端软骨含量及钙化程度变异大，多者可为不规则钙化如菜花状；肿瘤较大可压迫邻近骨骼，而造成边缘整齐的压迹，甚至引起畸形和骨发育障碍。

2）骨巨细胞瘤：好发于长骨骨端，X 线表现典型，多为偏侧性骨破坏，边界清楚，有不规则、多少不等的骨嵴，将破坏区分隔为大小不等的小房，呈泡沫状表现。如肿瘤呈弥漫浸润性破坏，边缘模糊，骨膨胀不明显，环绕骨干出现软组织肿块影时，即为恶性骨巨细胞瘤。

（2）骨肉瘤：骨肉瘤是起于骨间叶组织最常见的恶性骨肿瘤。骨肉瘤的 X 线表现多种多样，根据其瘤骨形成和骨质破坏的程度不同，大致分为成骨型、溶骨型和混合型 3 类。主要为骨髓腔内不规则骨质破坏和增生、骨皮质破坏、不同形式（平行、层状或放射针状）骨膜增生及骨膜新生骨的破坏、软组织肿胀和其中的瘤骨形成等表现较为典型。

（3）转移性骨肿瘤：为身体其他结构的恶性肿瘤经循环系统转移至骨骼，或直接侵犯骨骼。常见的原发肿瘤部位为乳腺、前列腺、肺及肾。X 线表现如下。

1）溶骨型：早期为多发的斑点状骨质破坏，边缘无硬化现象，严重者可造成病理性骨折。椎体转移瘤破坏严重时，被压缩呈扁平形，绝大多数无骨膜反应。

2）成骨型：多为生长缓慢的转移瘤，在骨内呈片状或团状边缘模糊的致密影，因而不易产生病理性骨折，也不见骨膜反应。

3）混合型：兼有溶骨型和成骨型转移瘤的特点。

【泌尿系统】

（一）X 线检查方法

1. 普通检查　腹部平片主要用于观察肾脏轮廓、大小、形态、位置、有无泌尿系统内阳性结石或异常钙化影，也可同时观察脊柱、骨盆及腰大肌阴影。

2. 造影检查　可显示泌尿器官的解剖结构，检查前除做上述一般检查前准备工作外，还应根据具体造影方法做好必要的准备，如碘过敏试验等。

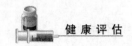

（1）排泄性尿路造影：又称静脉尿路造影，是指将有机碘剂注入静脉内，经肾脏排泄后，使肾和输尿管、膀胱、尿道显影，以观察其有无器质性或功能性改变。

（2）逆行肾盂造影：是膀胱镜检查时，以导管插入输尿管，注入造影剂而使肾盂显影。

（3）膀胱及尿道造影：主要用于诊断膀胱肿瘤、膀胱憩室、外在压迫如前列腺肥大等。尿道造影可显示男性尿道的病变，在排泄性尿路造影终了，也可进行排尿期尿道造影。

（4）腹主动脉造影与选择性肾动脉造影：主要用于诊断大动脉炎和肾血管性疾病，如肾动脉狭窄，也用于观察肾肿瘤和肾上腺肿瘤尤其是嗜铬细胞瘤。

（二）正常 X 线表现

1. 肾　腹部平片上可看到两肾的轮廓，正常肾边缘光滑，密度均匀。肾影长 12～13 cm，宽 5～6 cm，其上缘约在第 12 胸椎上缘，下缘位于第 3 腰椎下缘水平，一般右肾略低于左肾。造影主要显示肾盏和肾盂，严重肾功能不良时可不显影。

2. 输尿管　输尿管全长约 25 cm，上端与肾盂相接，沿着脊椎旁向前下行。入盆腔后，多在骶髂关节内方行走，过骶骨后弯向外下斜形进入膀胱。

3. 膀胱　充盈满意的膀胱呈卵圆形，横置于耻骨联合之上，其下缘多与耻骨上缘相平。边缘光滑整齐，密度均匀。

4. 尿道　男性尿道可分前后两部，前尿道较宽，长 13～17 cm。后尿道较窄，长 3～4 cm。

（三）常见疾病 X 线表现

1. 泌尿系统结石　泌尿系统结石是泌尿系统最常见的疾病，X 线平片常能显示阳性结石影，平片观察应包括结石的定位、数目、大小及形态等。尿路造影是诊查阴性结石的一种重要方法。

（1）肾结石：男性较女性好发，X 线平片显示在肾盂肾盏区一个或数个大小不等的圆形、卵圆形、鹿角形或不定形密度增高结石影。

（2）输尿管结石：平片可见圆形、卵圆形、桑塔形或枣核样结石影，其长轴和输尿管一致，位于脊柱两旁的输尿管行径上。静脉尿路造影可有肾盂、肾盏扩大、变形、积水的表现。

（3）膀胱结石：多见于男性儿童。结石位于骨盆中下部耻骨联合上方，密度深浅不一，有的核心透亮、外周成层、形如树木横断面的年轮，边缘光整或毛糙，通常为单个。

2. 泌尿系统肿瘤

（1）肾肿瘤：肾肿瘤分为肾实质肿瘤和肾盂肿瘤两类。前者以肾癌常见，后者又分乳头状瘤及乳头状癌，但 X 线不易区分。

1）肾癌：肾癌常见于 40 岁以上的男性。腹部平片可见肾影增大，呈分叶或局限性隆凸。尿路造影见肾盏伸长，狭窄，受压变形，如肿瘤较大涉及多个肾盏，可使肾盏互相分离与移位，造成"手握球"或"蜘蛛足"样表现。肿瘤的侵蚀可形成肾盏、肾盂的充盈缺损，肿瘤压迫可变形移位等。

2）肾盂肿瘤：造影可见肾盂或肾盏内出现固定不变的充盈缺损，形状不规则。肾盏和肾盂有不同程度的扩大。肾盂恶性肿瘤可侵及肾实质，并使肾盏移位变形。

（2）膀胱肿瘤：多为乳头状瘤和乳头状癌。膀胱造影可显示大小不同的充盈缺损，呈结节状或菜花样。

情景反馈 ···

1. 思考情景一患者进一步检查、临床诊断及护理诊断。

2. 思考情景二患者可能出现的其他临床表现及护理诊断。

第二节　数字减影血管造影技术检查

临床情景

情景一：某女性患者,40 岁,运动中突然出现头痛头晕,头痛剧烈,伴有呕吐,经住院治疗病情好转,后 DSA 检查提示左侧后交通动脉起始部 1.2 mm×2 mm 动脉瘤。

情景二：某女性患者,60 岁,DSA 示左侧大脑中动脉狭窄达 90%,病变长约 6 mm。

情景分析

数字减影血管造影(Digital subtraction angiography)简称 DSA,是常规血管造影术和电子计算机图像处理技术相结合的产物,即通过数字化处理,只保留血管影像。

DSA 由于没有骨骼与软组织影的重叠,使血管及其病变显示更为清楚,可实现观察血流的动态图像,已代替了一般的血管造影,是血管疾病检查的"金标准"。

理论讲述

一、基本检查方法

【DSA 的成像基本原理】

普通血管造影图像具有很多的解剖结构信息,例如骨骼、肌肉、血管及含气腔隙等,DSA 成像基本原理是将受检部位没有注入对比剂和注入对比剂后的血管造影,经计算机处理并将两幅图像的数字信息相减,去除骨骼、肌肉和其他软组织,只留下单纯血管影像的减影图像,通过显示器显示出来。

DSA 具有对比分辨率高、对比剂用量少、可以实时显影等优点,已广泛应用在全身各部位的血管和肿瘤的检查和介入治疗。

【DSA 成像系统构成】

DSA 数字成像系统主要由 5 部分构成：

（一）射线质量稳定的 X 线机

由 X 线发生器和影像链构成。

（二）快速图像处理机

接受模拟图像进行数字化并实时地处理系列图像并显示。

（三）X 线定位系统和机架

包括导管、床和支架。

（四）系统控制部分

用于协调 X 线机、机架、计算机处理器和外设联动等。

（五）其他

图像显示、存储等外部设备和网络传输部分。

【DSA 的减影方式】

（一）时间减影　时间减影是 DSA 的常用方式,在注入的造影剂进入兴趣区之前,将一帧或多帧图像储存起来,并与时间顺序出现的含有造影剂的充盈像一一地进行相减。这样,两帧间相同的影像部分被消除了,而造影剂通过血管引起高密度的部分被突出地显示出来。

（二）能量减影　能量减影也称双能减影,即进行兴趣区血管造影时,同时用两个不同的管电压,如 70 kV 和 130 kV 取得两帧图,作为减影对进行减影,临床较少应用。

（三）混合减影　先做能量减影再做时间减影,对设备及 X 线球管负载的要求都较高,临床较少

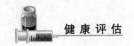

应用。

【DSA 的成像方式】

（一）静脉 DSA（intravenous DSA，IVDSA） 凡经静脉途径置入导管或套管针注射造影剂行 DSA 检查者，皆称之为 IVDSA，静脉内注射的造影剂到达靶动脉碘浓度低，图像质量差，现在较少应用。

（二）动脉 DSA（intraarterial DSA，IADSA） 有经股动脉、肱动脉及腋动脉穿刺等途径，特殊情况下还有经颈动脉和锁骨下动脉穿刺途径。非选择性 IADSA 多用于主动脉或其主干病变的诊断，如动脉导管未闭、主肺动脉间隔缺损、肾动脉狭窄以及心脏病变。选择性 IADSA 则被广泛应用于脏器的各种病变和累及左心、冠状动脉的病变诊断。IADSA 血管成像清楚，对比剂用量少，目前广泛应用。

（三）动态 DSA 随着 DSA 技术的发展，对于运动部位的 DSA 成像，以及 DSA 成像过程中球管与检测器同步运动而得到的系列减影像已成为现实。所以，将 DSA 成像过程中，在球管、人体和检测器的规律运动的情况下获得 DSA 图像的方式，称之为动态 DSA。

1. 数字电影减影（DCM） 用于心脏、冠状动脉等运动的部位，也用于不易配合的患者的腹部、肺部、头颅的血管成像。

2. 旋转式心血管减影（旋转 DSA） 非常适合心脏，头颅等部位的造影。

3. 步进式血管造影 主要用于四肢动脉 DSA 检查和介入治疗。

4. 遥控造影剂跟踪技术 在减影或非减影方式下都可实时地观察摄影图像。

5. 自动最佳角度定位系统 帮助操作者找到任何感兴趣的血管的实际解剖位置的最佳视图，操作者只要简单的取任意特殊血管的两个视图，系统就可自动的处理，给出能反映出这段血管最佳视图的相应角度。

（四）二氧化碳 DSA（CO_2-DSA） CO_2 是无色、无味的气体，在血液中的溶解度是氧气的 20 倍，当血液流经肺毛细血管时又能经肺排出体外，推荐静脉造影时 CO_2 每次注射不应多于 50 ml，动脉应少于 100 ml，重复注射应间隔 1~2 分钟的时间。其主要特点为：

（1）由于黏度小，对微小的动静脉短路、四肢动脉狭窄及肝动脉——门静脉瘘分流成像明显优于常规造影剂。

（2）CO_2 极易通过细小出血的血管逸出，可显示胃肠道肿瘤极小量出血和外伤性腹、盆腔小量出血灶，此特点使其明显优于普通碘剂造影。

（3）CO_2 同样可用于四肢及胸腹部的静脉造影。

（4）CO_2 无过敏反应，几乎没有肾毒性。

（5）对实质性脏器，造影显示的细小血管和血管染色明显差于碘剂。

（6）CO_2 血管造影是安全的，少数患者出现发热，极少数患者出现一过性呼吸困难和心动过速。

【检查前的准备】

（1）DSA 检查前应更换衣服和鞋子，防止病人将灰尘带进 DSA 机房污染手术空间。

（2）DSA 检查前应向病人做好解释工作，解决患者的思想顾虑和紧张情绪。

（3）检查前请病人除掉检查部位的饰物和异物，防止异物产生伪影。

（4）进行胸、腹部 DSA 检查前，做好呼吸训练，减少由于病人呼吸而产生的移动伪影。

（5）检查前 4 小时禁食。

（6）对昏迷和不合作的病人，可适当给予镇静剂，特殊情况下应给予麻醉剂。

【检查中的防护】

（1）加强防护意识，避免盲目和不必要的检查照射。

（2）在不影响诊断的情况下，尽量缩小检查野，减少病人受到的 X 线辐射剂量，减少病人检查时间与造影次数。

二、常见的影像学改变

【颈及颅内动脉 DSA 检查】

正常脑动脉走行自然,由近及远逐渐分支、变细,管壁光滑,分布均匀,各分支走行较为恒定。

1. 颅内动脉瘤　DSA 是临床诊断动脉瘤的金标准及最有价值的方法,可清楚地显示动脉瘤的位置、大小及与载瘤动脉的关系,还可以发现是否存在脑血管痉挛。造影显示颅内动脉呈囊状、梭状或任一形状的局部膨突,边缘可光整或不整形,其基底部可呈窄的蒂状或宽的基底与载瘤动脉相连。

2. 脑动脉硬化　动脉迂曲、延长、狭窄、闭塞,有时可见溃疡龛影。动脉分支粗细不均、扭曲、不规则,有时见狭窄及扩张。

3. 脑梗死　动脉闭塞,局部脑血管减少,脑水肿引起局部占位或半球占位改变,脑循环延迟,局部小动脉扩张。

4. 颅内肿瘤　颅内占位病变使脑血管受压移位、聚集或者分离,牵直或者扭曲。供血动脉粗大迂曲,终末向肿瘤分出的小动脉呈丛状、毛刷状或喷泉状。肿瘤中毛细血管为造影剂充盈后呈边界清楚、密度均匀的致密块影,状如雪团,有时出现透亮区,表明肿瘤坏死或囊性变。

5. 锁骨下动脉窃血综合征　局限或阶段性狭窄-闭塞改变,狭窄可呈向心性,闭塞可呈截断、杯口或鸟嘴状。患侧椎动脉-锁骨下动脉充盈时间晚于对侧。其他侧支循环,如肋颈干粗大与颈外动脉吻合支开放。

【循环系统 DSA 检查】

1. 冠心病　管壁不规则呈"虫蚀状",管腔局限性对称或偏心狭窄,管样或线样多阶段狭窄,冠状动脉瘤形成及管腔闭塞,侧支开放等(图 8-2-1)。冠心病还需行常规左室造影,可以显示左室形态、大小和左室整体及节段性的收缩运动功能,计算左室射血分数。室壁瘤表现为室壁局限性膨凸,伴有局部室壁运动功能消失,反向运动。

2. 风湿性心脏瓣膜病　由于二尖瓣狭窄有不同程度的左房扩大,造影显示冠脉的左房支增粗、增长并有扭曲。左房内有血栓形成时,部分病例可在局部形成不规则新生血管丛,造影剂从瘘口逸出,飘向左房,形成"冒烟状"改变。

3. 主动脉夹层　① 主动脉呈双腔,真腔多受压、变窄,假腔多扩张。② 造影剂充盈后,真、假腔之间可见线状负影,为内膜片指征。③ 可见造影剂自真腔向假腔喷射的内膜破口。④ 假腔内血栓充盈闭塞时显示主动脉壁明显增厚。

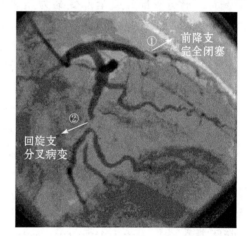

图 8-2-1　冠心病

【呼吸系统 DSA 检查】

1. 肺动脉栓塞　① 肺动脉血管腔内充盈缺损。② 肺动脉突然中断或截断。③ "剪支征"即肺动脉分支切割样改变。④ 肺血流不对称,某一肺区血量减少。⑤ 动脉期延长,静脉期迟缓。⑥ 肺血管扭曲。其中前两项是肺栓塞的特异性依据。

2. 支气管肺癌　① 支气管动脉主干增粗。② 肿瘤内小血管分支增多。③ 肿瘤血管不规则扩张呈纺锤样,粗细不均、分布紊乱、走向不一,扭曲呈簇状或网状。④ 支气管动脉分支因受压或侵蚀发生移位,或显示包绕征、僵直、不规则狭窄。⑤ 部分支气管动脉有截断、闭塞和推移改变。⑥ 肿瘤侵蚀破坏可形

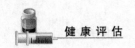
成异常交通,支气管动脉向肺动脉分流。⑦ 当肺门、纵隔淋巴结转移时,在相应区域可见肿瘤血管和肿瘤染色。⑧ 肺动脉分支在肿瘤周围截断、狭窄、包绕肿瘤。

3. 支气管扩张　① 病变区支气管数目增多、充血。② 病变支气管动脉增粗、扭曲,远端血管床扩张。③ 体循环与肺循环有分流现象。④ 急性咯血期可见造影剂外溢。

【消化系统 DSA 检查】

1. 肠血管异常增生　肠系膜动脉造影为该病首选诊断手段。动脉期可见局部一粗大迂曲成团的病理血管,毛细血管病变区无肿瘤染色、动脉包绕、动脉移位等征象。

2. 肠缺血　① 血管闭塞,可见一半圆形充盈缺损。② 在阻塞血管周围可见粗大迂曲并向缺血区引流的侧支血管。③ 血管闭塞累计的部位常伴有血管收缩。④ 腹腔主动脉韧带压迹。⑤ 有时仅见肠血管纤细,血循环减慢,为肺闭塞性肠缺血。

3. 原发性肝癌　① 动脉期清楚显示粗细不均、形态不一、排列紊乱的肿瘤血管。② 毛细血管期可见瘤体"染色"。③ 动脉的弧形推移。④ 动脉不规则僵直或中断。⑤ 血管湖或血管池,造影剂呈湖样或池样聚积。⑥ 动静脉瘘或静脉瘤栓。⑦ 侧支供血。⑧ 肝实质像。

4. 肝血管瘤　DSA 是肝血管瘤的主要检查方法,表现:① 供血动脉不增粗,不迂曲扩张,与肝癌不同。② 血管湖,多成梭形或类圆形,分布于瘤体边缘。③ 巨块型呈"米花糖"状,结节型呈"爆米花"状。④ 瘤体中心表现无血管,形成环形或"C"形排列。⑤ 一次血管注入造影剂 1~2 秒即可显影,可持续 19 秒或更长。

【肾脏 DSA 检查】

1. 肾性高血压　① 肾动脉主干或分支狭窄,是本病的直接征象。② 狭窄后扩张。③ 动脉瘤形成,呈囊状或梭状扩张。④ 胸、腹主动脉狭窄和/或扩张。⑤ 侧支循环形成,狭窄越严重,侧支循环越丰富。⑥ 对侧肾动脉分支部分或全部变细为痉挛所致,扭曲、狭窄、管腔边缘不整为肾细小动脉硬化的表现。⑦ 严重狭窄或闭塞者,肾影显示迟缓或不显影。

2. 嗜铬细胞瘤　① 肾上腺动脉增粗、扩张、迂曲,增粗的肾上腺动脉弧形移位,如抱球状。② 肿瘤血管迂曲扩张,交织成网。③ 实质期可见肿瘤均匀或不均匀染色。④ 肾实质期见肾上极受压,肾向下移位。⑤ 恶性嗜铬细胞瘤还常见动静脉分流。

情景反馈
1. 思考情景一中患者的临床诊断及护理诊断。
2. 思考情景二中患者可能出现的临床表现及护理诊断。

第三节　计算机体层摄影检查

临床情景

情景一:某男性患者,11 岁,头痛、呕吐 1 周。颅脑 CT 示:第四脑室扩大,内有菜花样混杂密度,不均匀强化。

情景二:某女姓患者,22 岁,腰痛,伴双下肢麻木 2 周。腰椎 CT 示:腰椎椎体结核并右侧椎旁脓肿。

情景分析

计算机体层摄影(computed tomography, CT)是扫描仪利用 X 线对人体某一范围进行逐层的横断扫描,取得信息,经计算机处理后获得重建的图像。获得的图像为人体的横断解剖图,并可通过计算机处理得到三维的重建图像。

1969 年 Hounsfield 首先设计成电子计算机体层摄影装置,经神经放射学家 Ambme 应用于临床,开始只能用于头部。1974 年 Dedley 设计成全身 CT 装置,使之可以对全身各个解剖部位进行检查。

理论讲述

一、基本检查方法

【基本原理】

人体各种组织(包括正常和异常组织)对 X 线的吸收不等,CT 即利用这一特性,用 X 线束对人体某部一定厚度的层面进行扫描。透过该层面的 X 线,由探测器接收后,将模拟信号转换成数字信号输入计算机进行处理,处理后的数据进行图像重建。重建图像再经数/模转换器将数字转换为由黑到白的不等灰度的像素,并按矩阵排列,即构成 CT 图像。CT 所显示的是断层解剖图像,扩大了检查范围,提高了病变检出率和诊断的准确率。CT 设备主要由扫描设备、信息数据存储运算系统、图像显示和存储系统构成。

【CT 特点】

(一) **CT 为无创性检查**　检查方便、迅速,易为患者接受。

(二) **CT 图像是以不同的灰度来表示的**　反映器官和组织对 X 线的吸收程度,黑影表示低密度区,白影表示即高密度区。

(三) **CT 图像具有较高的密度分辨率**　图像清晰,解剖关系明确,可以更好地显示由软组织构成的器官,如脑、脊髓、肝胆、胰等,这是 CT 的优点。

(四) **CT 图像是重建图像**　能提供没有组织重叠的横断面图像,并可进行冠状和矢状面图像的重建。

(五) **用造影剂进行增强扫描**　不仅提高了病变的发现率,而且有的能做定性诊断。

【检查方法】

CT 检查分平扫、造影增强扫描和造影扫描等。

(一) **平扫**　即普通扫描。腹部检查前禁食 4～8 小时。上腹部检查前 0.5 小时口服 2% 的泛影葡胺 300～600 ml,检查前追加 200 ml。中腹部检查提前 1 小时口服 2% 的泛影葡胺 300 ml,余同上腹部。盆腔检查前 1 小时需要清洁灌肠,口服造影剂方法同中腹部检查,检查时再用 2% 泛影葡胺 600～1 000 ml 保留灌肠,已婚女性病人同时放置阴道塞。检查膀胱者需等膀胱充盈尿液时再扫描。对临床疑有胆道结石、畸胎瘤者,可改为口服白开水或脂性造影剂。

(二) **对比增强扫描**　是经静脉给予水溶性碘造影剂,增加病变组织与正常组织之间的差别,以显示平扫上未被显示或显示不清的病变,通过病变有无强化和强化类型,对病变组织类型做出判断。血液内高密度的碘浓度增高后,血管和血供丰富的器官或病变组织密度增高,而血供少的组织则相对低密度,形成密度差。造影剂最后经泌尿道排泄,可使泌尿道强化。除头颅外伤、脑血管意外以及椎间盘检查的患者外,一般需要在平扫后加做增强扫描。增强扫描前 15 分钟必须做碘过敏试验,肾脏病人的碘过敏试验要提前 1 日完成或当日平扫后才进行,如过敏试验阳性禁忌检查。对比增强扫描方法常用团注法,是将一定剂量的高浓度造影剂加压快速注入静脉,然后立即行增强扫描的方法,一般要求用 60% 的碘造影剂 80～100 ml,以 2 ml/s 的速度注射。其特点是增强效果较好,节约时间,但产生副作用机会增多。

(三) **造影扫描**　是先做器官或结构的造影,然后再行扫描的方法。可更好地显示某一器官或结构,从而发现病变。常用的如脑池造影 CT、脊髓造影 CT、胆囊造影 CT 等。

【检查前准备】

向患者说明 CT 是一种方法简单、迅速、参考价值高的检查方法。对于女性育龄患者要了解是否怀孕,有妊娠者,应停止检查。对于增强扫描,根据不同的检查部位服用不同的造影剂,检查前询问患者有无过敏史并做好碘过敏试验,观察 15 分钟,有无过敏反应。患者不要服用含金属和含碘的药物,不要做

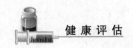
胃肠钡餐检查;去除检查部位的金属异物,如发卡、金属拉链、金属扣子等。肺与纵隔扫描者,需训练患者吸气与屏气,以免呼吸移动造成图像模糊。检查时做好患者的防护工作,对照射野相邻的性腺,应用铅橡皮加以遮盖。

二、常见的影像学改变

【中枢神经系统】

CT 是颅脑疾病检查中最常用、诊断价值较高的方法。如对颅内肿瘤、脓肿与肉芽肿、寄生虫病、外伤性血肿与脑损伤、脑梗死与脑出血以及椎管内肿瘤与椎间盘脱出等诊断效果好,较为可靠。

(一)脑出血 急性期血肿呈边界清楚的肾形、类圆形或不规则形均匀高密度影,周围水肿带宽窄不一,局部脑室受压移位。吸收期始于 3~7 天,可见血肿周围变模糊,水肿带增宽,血肿缩小并密度减低。囊变期始于 2 个月以后,血肿吸收后常伴有脑萎缩(图 8-3-1)。

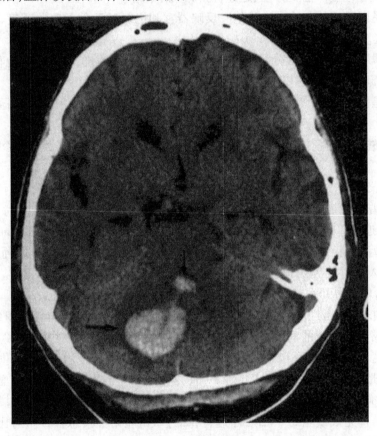

图 8-3-1 脑出血

(二)脑梗死 多发生于大脑中动脉供应区,动脉主干闭塞,多累及多个脑叶的皮质和髓质,呈扇形或楔形,边界不清,有占位表现。增强后出现脑回状或斑状强化。由终末小动脉闭塞引起的腔隙性梗塞,多见于基底节区和顶叶放射冠区,表现为直径小于 1 cm 的边界清楚低密度灶,无占位效应。出血性脑梗塞表现为大片低密度区中出现不规则的略高密度出血斑。

(三)动脉瘤 好发于基底动脉环或交通支动脉,平扫呈类圆形略高密度影,边界清楚,无占位效应,增强后均一明显强化。

(四)动静脉畸形 多表现为不规则低密度灶中见斑点状钙化,亦无占位表现,增强扫描可见明显强化和病灶周围异常强化、迂曲粗大的血管影。动脉瘤畸形破裂出血可见蛛网膜下隙、脑内或脑室积血影。

（五）脑脓肿 表现为边缘密度稍高、中心密度低的病灶,增强后呈薄壁环状强化。无论脓肿大小如何,以及数目多少,均可表现为广泛的水肿区。

（六）脑膜瘤 多表现为高密度、边界清楚、球形或分叶状病灶,且与颅骨或小脑幕或大脑镰相连。增强后明显强化。

（七）脑转移瘤 多在皮层及皮层下区,呈小的低、高或混杂密度病灶,增强后呈环状强化或均匀强化,病灶多发对诊断意义较大。

【骨、关节系统】

（一）椎间盘突出 椎间盘变形的程度由轻到重可分为椎间盘变性、椎间盘膨出、椎间盘突出。

1. 椎间盘膨出 CT表现为椎间盘的边缘均匀地超出相邻椎体终板的边缘,椎间盘后缘与相邻椎体终板后缘形态一致即向前微凹,也可呈平直或对称性均匀一致的轻度弧形。

2. 椎间盘突出 直接征象是突出于椎体后缘的局限性弧形软组织密度影,其内可出现钙化;间接征象是硬膜外脂肪层受压、变形甚至消失。硬膜级受压和一侧神经根鞘受压。

（二）骨肉瘤 松质骨的斑片状缺损,骨皮质内表面的侵蚀或骨皮质全层的虫蚀状、斑片状破坏。松质骨内不规则斑片状高密度影和骨皮质增厚。软组织肿块边缘模糊而与周围分界不清,其内常见大小不等的坏死囊变区。血管神经等结构受侵表现为肿瘤组织直接与这些结构相切或包绕它们,两者之间无脂肪层相隔。低密度含脂肪的骨髓为软组织密度的肿瘤所取代。

（三）转移性骨肿瘤

1. 溶骨型转移 松质骨或（和）皮质骨的低密度缺损区,边缘清楚,无硬化,常伴有软组织肿块。

2. 成骨型转移 松质骨内斑点状、片状、棉团状或结节状边缘模糊的高密度灶,一般无软组织肿块,少有骨膜反应。

【呼吸系统】

（一）原发性支气管肺癌

1. 中央型肺癌

1）支气管壁的不规则增厚、狭窄、腔内结节。

2）支气管腔内或壁外肿块、管壁不规则,管腔呈鼠尾样狭窄或截断。

3）边缘不规则的肺门肿块,发生肺不张时则表现为肺叶或肺段的均匀性密度增高并伴有容积缩小。

4）侵犯纵隔时受侵犯的血管可表现受压移位、管腔变窄或闭塞、管壁规则等改变。

5）肺门淋巴结转移。

2. 周围型肺癌

1）不规则的分叶、放射状毛刺和偏心性厚壁空洞。

2）直径3 cm以下的肺癌,肿块内可见小圆形及管状低密度影的空泡征或支气管充气征。

3. 弥漫型肺癌

1）两肺弥漫不规则分布的结节,多在1 cm以下,边缘模糊,常伴有肺门、纵隔淋巴结转移。

2）病变融合后可见大片肺炎样实变影,近肺门部可见支气管充气征。

3）细支气管肺泡细胞癌由于癌细胞分泌多量黏液,实变区密度较低呈毛玻璃样改变,并可见到其中高密度的隐约血管影,为其重要特征。

（二）大叶性肺炎 充血期可发现病变区呈磨玻璃样阴影,边缘模糊。实变期时可见呈大叶或肺段

分布的致密阴影。消散期随病变的吸收,实变阴影密度减低,呈散在、大小不等的斑片状阴影,最后可完全吸收。

【腹部及盆腔脏器疾病】

主要用于肝、胆、胰、脾、腹膜腔及腹膜后间隙以及泌尿和生殖系统的疾病诊断,尤其是占位性、炎症性和外伤性病变等。

(一)原发性肝癌　边缘轮廓局限性突起,肝实质内出现单发或多发、圆形或类圆形的边界清楚或模糊的肿块,肿块多数为低密度,周围可见低密度的透亮带为肿瘤假包膜。巨块型肝癌中央可发生坏死而出现更低密度区。如发生血管侵犯或癌栓形成,可见门静脉、肝静脉或下腔静脉扩张;胆道扩张;肝门部或腹主动脉旁、腔静脉旁淋巴结增大。

(二)肝硬化　CT扫描是最有价值的影像学检查。显示肝的密度降低,弥漫性脂肪浸润表现全肝密度降低,局灶性浸润则表现肝叶或肝段局部密度降低;肝内血管密度相对高,但走向、排列、大小、分支正常,没有受压移位。

(三)胆结石　可见肝内、外胆管或胆囊内单发或多发、圆形、多边形或泥沙状的高密度影,其位置可随体位变换而改变。胆总管结石可见上部胆管扩张。结石部位的层面,扩张的胆管突然消失,同时见到高密度结石呈"靶征"或"半月征"。

【心及大血管疾病】

CT对平片检查较难显示的部分,如与心脏、大血管重叠病变的显示具有优越性。主要用于心包病变的检查,冠状动脉和心瓣膜的钙化、大血管壁的钙化和动脉瘤改变等。

情景反馈 ···

1. 思考情景一中患者可能出现的其他临床表现、护理诊断及护理诊断。

2. 思考情景二中患者的进一步检查、临床诊断及护理诊断。

第四节　磁共振成像检查

临床情景 ···

情景一:某男性病人,48岁,间断恶心、左上腹疼痛1个月。MRI影像:胰头体积不规则增大,边缘凹凸不平。

情景二:某男性病人,65岁,头晕间断发作4年,加重伴语言障碍1天。MRI影像:脑干左侧可见点状等T1稍长T2信号影,左侧半卵圆中心区可见点片状稍长T1长T2信号影。

情景分析 ···

磁共振成像(magnetic resonance imaging,MRI)是利用原子核在磁场内共振所产生的信号经重建成像的一种成像技术。MRI提供的信息量不但大于医学影像学中的许多其他成像技术,其提供的信息也不同于已有的成像技术,属于无创伤性检查,所以用它诊断某些疾病具有优越性。

理论讲述

一、基本检查方法

【基本原理】

磁共振是一种核物理现象。含单数质子的原子核,在均匀的磁场中,用特定频率的射频脉冲进行激发,能发生磁共振现象。停止发射射频脉冲,则被激发的氢原子核把所吸收的能逐步释放出来,其相位和能级都恢复到激发前的状态。

人体不同器官的正常组织与病理组织的T1值是相对固定的,而且它们之间有一定的差别,T2值也是如此。这种组织间弛豫时间上的差别,是磁共振成像诊断的基础。MRI 的成像系统包括 MR 信号产生、数据采集处理、图像显示 3 部分。

【MRI 图像特点】

（一）多参数灰阶图像　具有一定 T1 差别的各种组织,包括正常与病变组织,转为模拟灰度的黑白影,则可使器官及其病变成像。MRI 的影像虽然也以不同灰度显示,但反映的是 MR 信号强度的不同或弛豫时间 T1 与 T2 的长短,无论哪一种加权像,白影都表示为高信号,黑影都表示为低信号。

（二）多方位成像　MRI 可获得人体横断面、冠状面、矢状面和任何方向断面的图像,有利于病变的三维定位。

（三）流空效应　心血管内的血液由于流动迅速,采集不到信号呈黑影,这就是流空效应。这一效应使心腔和血管显影。采用呼吸和心电图门控成像技术,不仅能改善心脏大血管的 MRI 成像,还可获得其动态图像。

【检查前准备】

（一）解释　向患者解释 MRI 检查的目的、意义,检查的过程和时间。

（二）禁忌证　装有心脏起搏器者为绝对禁忌证;体内检查部位有铁磁性金属植入物者不能做此项检查;妊娠 3 个月内者应延期或停止检查。

（三）注意　眼部检查勿化妆;盆腔检查需保留尿液,充盈膀胱;小儿及不能合作者需镇静;不可携带金属物品以及磁性物体;不可随便改变体位。

二、常见的影像学改变

【MRI 的临床应用】

（一）中枢神经系统　MRI 在神经系统的应用较为成熟。病变定位诊断更为准确,并可观察病变与血管的关系。对脑干、幕下区、枕骨大孔区、脊髓与椎间盘的显示明显优于 CT。对脑脱髓鞘疾病、多发性硬化、脑梗死、脑与脊髓肿瘤、血肿、脊髓先天性异常与脊髓空洞症的诊断有较高价值。

（二）头颈部　MRI 具有软组织高分辨特点及血管流空效应,可清晰显示咽、喉、甲状腺、颈部淋巴结、血管及颈部肌肉（图 8-4-1）。

（三）胸部　由于纵隔内血管的流空效应及纵隔内脂肪的高信号特点,形成了纵隔 MRI 图像的优良对比。MRI 对纵隔及肺门淋巴结肿大和占位性病变的诊断具有较高的价值。运用心电门控触发技术,可对心肌、心包病变、某些先天性心脏病做出准确诊断。MRI 可显示心脏大血管内腔,故对心脏大血管的形态学与动力学的研究,可在无创的检查中完成。

（四）腹部与盆部器官　如肝、肾、膀胱、前列腺和子宫,颈部和乳腺,MRI 检查也有相当价值。在恶性肿瘤的早期显示、对血管的侵犯以及肿瘤的分期方面优于 CT。

（五）骨骼肌肉系统　MRI 对四肢骨骨髓炎、四肢软组织内肿瘤及血管畸形有较好的显示效果,可清晰显示软骨、关节囊、关节液及关节韧带。对关节软骨损伤、韧带损伤、关节积液等病变,在关节软骨的变性与坏死诊断中,早于其他影像学方法。

（六）发展前景　MRI 有望于对血流量、生物化学和代谢功能方面进行研究,对恶性肿瘤的早期诊断也带来希望。

【异常信号】

T1WI 上为高信号的,可以是脂肪、出血、黑色素瘤、蛋白含量较高的液体、钙化。

T2WI 上为低信号的,可以是异常血管、钙化、急性出血、纤维化、黑色素瘤。

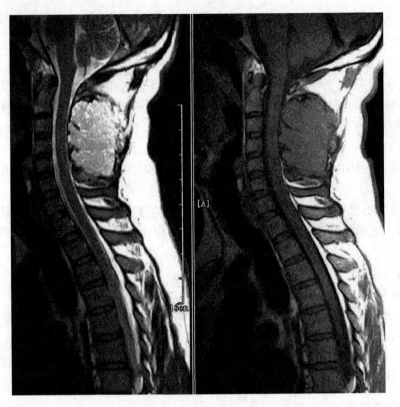

图 8-4-1　颈椎神经纤维瘤

【常见疾病 MRI 影像改变】

（一）骨肉瘤　骨质破坏、骨膜反应、瘤骨和瘤软骨钙化均表现为低信号影，大多数骨肉瘤在 T1WI 上表现为不均匀的低信号，而在 T2WI 上表现为不均匀的高信号。肿块外形不规则，边缘多不清楚。

（二）腰椎间盘突出　矢状面上突出的椎间盘呈半球状、舌状向后方或侧后方伸出。在横断面上突出的椎间盘呈三角形或半圆形局限，突出于椎体后缘，边缘规则或略不规则。

（三）主动脉夹层　真假双腔信号强度可相同，亦可不同；两者之间可见线状结构的内膜片，通常假腔明显大于真腔。内膜破口或再破口表现为内膜片连续中断；电影 MRI 可见破口处血流往返或假腔侧的血流信号喷射征象。再破口位于病变远端。主要分支血管受累情况，包括血管起源于假腔、血管狭窄和内膜片累及血管，以及实质脏器血流灌注减低。相关并发症包括主动脉瓣关闭不全、左心功能不全、心包积液、胸水、假性动脉瘤等。

（四）脑梗死　MRI 对脑梗死灶发现早、敏感性高。发病后 1 小时可见局部脑回肿胀，脑沟变窄，随后出现长 T1 和长 T2 信号异常。MRI 对基底节、丘脑、小脑和脑干的腔隙性梗死灶十分敏感。

（五）脑出血　急性期血肿 T1WI 呈等信号，T2WI 呈稍低信号，显示不如 CT 清楚；亚急性和慢性期血肿 T1WI 和 T2WI 均表现为高信号；囊肿完全形成时 T1WI 呈低信号，T2WI 呈高信号，周边可见含铁血黄素沉积所致低信号环。

情景反馈

1. 思考情景一中患者进一步的辅助检查及护理措施。

2. 思考情景二中患者的临床诊断及护理措施。

第五节　超声检查

临床情景 ··

情景一:某男性病人,69岁,间断胸闷3年,再发1月,既往有高血压病史10年。心脏超声提示:① 左室壁室间隔基底部增厚。② 左房增大伴轻度二尖瓣关闭不全。

情景二:某男性病人,55岁,腹部超声提示:肝外形增大,包膜不光整,实质回声增粗增强,分布欠均。

情景分析 ··

超声检查(ultrasonic examination)是指运用超声波的物理特性和人体器官组织声学性质上的差异,以波形、曲线或图像的形式显示和记录,从而对人体组织的物理特征、形态结构、功能状态做出判断,从而进行疾病诊断的一种非创伤性的检查方法。超声检查具有分辨率高、操作简便、可多次重复、能及时获得结论、无特殊禁忌证及无放射性损伤等优点。

理论讲述

一、基本检查方法

【超声检查的基本原理】

(一)超声波　超声波是指振动频率在20000赫兹(Hz)以上的机械波。超声波波长短,频率高,人耳听不到,它以纵波的形式在弹性介质内传播。医学诊断用超声波的频率在1～20 MHz之间(1 MHz = 100万Hz)。

(二)超声成像的特点

1. 指向性　超声波频率极高,波长很短,在介质中呈直线传播,具有良好的束射性或指向性,这是可用超声对人体器官进行定向探测的基础。

2. 反射、折射和散射　声束传播途中遇到大于波长且具有不同声阻抗的界面时,部分声束发生折射进入另一种介质,部分声束发生反射。

3. 吸收与衰减　超声在介质中传播时除了声束的远场扩散、界面反射和散射使其声能衰减外,还有介质吸收导致的衰减。不同生物组织对入射超声的吸收衰减程度不一。

4. 多普勒效应　超声束遇到运动的反射界面时,其反射波的频率将发生改变,此即超声波的多普勒效应。

【超声设备】

(一)A型超声　以波幅的高低代表界面反射信号的强弱,此法目前已基本淘汰。

(二)B型超声　以不同亮度的光点表示界面反射信号的强弱,具有实时性,分辨率高,可清晰显示脏器边缘轮廓及毗邻关系,以及软组织的内部回声、结构、血管与其他管道分布情况等。B型超声诊断法是目前临床使用最为广泛、最重要、最基本的超声诊断法。

(三)M型超声　将单声束超声波所经过的人体各层解剖结构的回声以运动曲线的形式显示的一种超声诊断法,常与扇形扫描心脏实时成像相结合使用。主要用于探测心脏,称M型超声心动图描记术。

(四)多普勒显示法　利用多普勒效应原理显示心血管内血液的流动方向、速度和状态。分为频谱多普勒和彩色多普勒血流显像。

【超声图像观察与分析】

(一)外形　脏器的形态轮廓是否正常,有无肿大或缩小。

(二)边界和边缘回声　观察肿块边缘回声光滑或粗糙、完整或有中断、边缘回声强度。

(三)内部结构特征　可分为结构如常、正常结构消失、界面增多或减少、界面散射点的大小与均匀

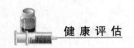

度以及其他各种不同类型的异常回声。

（四）后壁及后方回声　表现为后壁与后方回声的增强效应或减弱乃至形成"声影"。

（五）周围回声强度　当实质性脏器内有占位性病变时，可致病灶周围回声的改变。

（六）毗邻关系　根据解剖关系判断病变与周围脏器的连续性，有无压迫、粘连或浸润。

（七）脏器活动情况　脏器的活动可反映脏器组织的功能状况。

（八）脏器结构的连续性　分析脏器的连续性可为疾病诊断提供重要依据。

（九）血流的定性分析　主要分析血流速度、血流时相、血流性质和血流途径。

（十）血流的定量分析　包括血流量、压力阶差和瓣口面积的测量。

【超声检查前患者的准备】

（一）禁食　胆囊超声检查前8～12个小时应禁食水；腹部脏器如胰腺及腹膜后器官做超声检查前，除禁食水外，前一天最好不吃产气食物，如牛奶、豆类等，以免干扰超声波检查，造成误诊或漏诊。

（二）憋尿　男性前列腺和女性的子宫及附件等器官的超声检查，需要透过膀胱来观察，所以要做这些器官超声检查的患者应在检查前憋足尿，以免耽误时间，影响诊断。现在已经出现了腔内超声，可直接将探头放入直肠或阴道来观察前列腺或子宫等部位，无需再憋尿。

（三）2日避免　应避免行胃肠钡剂造影和胆系造影，检查前排空大便，使肠内无粪块或钡剂残留。

（四）婴幼儿及不合作者　可予水合氯醛灌肠，待安静入睡后再行检查。

二、常见的影像学改变

【循环系统】

（一）二尖瓣狭窄　二尖瓣回声增粗，反射增强；EF斜率随病情发展减慢，A峰逐渐消失，使正常的双峰曲线呈平台样。舒张期二尖瓣后叶与前叶呈同相运动。左房、右室扩大。多普勒超声心动图，频谱多普勒显示二尖瓣口舒张期血流速度增快，E峰下降速率明显减慢，且与狭窄程度相关。

（二）主动脉瓣狭窄　主动脉瓣瓣叶增厚、开放幅度变小。左室壁增厚、流出道增宽。多普勒超声显示瓣口血流速度加快。

【肝脏】

（一）原发性肝癌　肝实质内多发或单发的圆形或类圆形团块，多数呈膨胀性生长，局部肝表面隆起。肿块内部表现均匀或不均匀的弱回声、强回声和混杂回声。肿瘤周围可见完整或不完整的低回声包膜，在侧后方形成侧后声影。少数肿瘤周围血管受压，在肿瘤周围产生窄暗带环回声。门静脉、肝静脉、下腔静脉癌栓、胆管内癌栓，则在扩张的血管内或胆管内见到高回声的转移灶。同时可显示肝门、腹主动脉旁等腹腔淋巴结增大（图8-5-1）。

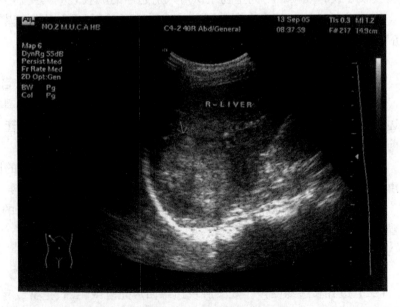

图8-5-1　原发性肝癌

（二）肝硬化　肝形态、大小失常，肝各叶比例失调，肝表面高低不平，呈波浪状，严重时肝脏萎缩。肝实质回声不均匀增强，肝脏纤维化,肝血流量明显减少。肝内门静脉变细、僵直、扭曲,并模糊不清。门脉高压征象:门静脉主干、脾静脉以及肠系膜上静脉扩张,侧支循环开放、脐静脉再通,脾肿大。

(三)脂肪肝　肝脏增大,肝实质表现"光亮肝",肝轮廓不清,肝角变圆钝。肝内血管明显变细而显示减少,肝内血管与肝实质回声水平接近,回声反差消失肝内血管结构不清。

【胆道系统】

(一)胆囊炎

1. 急性胆囊炎　超声显示胆囊肿大,壁增厚,轮廓模糊。

2. 化脓性胆囊炎　可见胆囊增大,胆囊轮廓线模糊,厚度超过0.3 cm,增厚胆囊壁呈强回声带,中间出现弱回声,呈现"双边影"。

3. 慢性胆囊炎　胆囊壁增厚毛糙、僵硬,胆囊腔可能缩小,其中液性暗区不清晰。

(二)胆囊结石　胆囊腔内有一个或数个形态稳定的新月形或不规则形强回声团;在强回声团后方有清晰的直线回声暗带,其宽度与结石大小一致;变换病人体位,该强回声团可随体位变动而移动。胆囊内充满结石时显示胆囊前壁及胆石前缘的强回声光带、后方为声影,胆囊内结石的形态及胆囊后壁均不显示或呈囊壁、结石和声影三合征(WES征)。

(三)胆总管疾病

1. 胆总管结石　可显示扩张胆管内有强的或较强回声光团,后方有声影。

2. 先天性胆总管囊肿　表现为胆总管囊状扩张亦可伴有肝内胆道(肝门部)扩张。

3. 胆道肿瘤　可显示扩张的胆道中有实质性低回声团块突入胆道与壁相连,或扩张的胆道突然中断。

【肾、膀胱、前列腺】

(一)肾结石　肾窦区内出现单发或多发点状或团块状强回声,直径大于0.3 cm结石后方常伴有声影。肾结石嵌顿导致肾积水时,表现为不规则无回声区。

(二)膀胱结石　膀胱无回声区内出现点状或团块状强回声,其后伴有声影。强回声团可随体位改变而移动。超声检查对于0.3 cm以上的膀胱结石几乎都能显示。

(三)肾癌　肾形态失常,表面隆起,肿块边缘不光整。小肾癌多呈高回声,大肾癌内由于出血、坏死、囊变钙化,多呈混杂回声或液性无回声区。

(四)前列腺增生症　前列腺径线超过正常值,以前后径增大为主,大多数病人前列腺外形规整,左右对称,也可呈分叶状,其包膜完整、光滑,无中断现象,但可增厚。多数增生的前列腺内部回声均匀。

【女性盆腔超声检查】

(一)子宫肌瘤　肌壁间肌瘤和黏膜下肌瘤时子宫常均匀增大;浆膜下肌瘤、较大或数目较多的肌壁间肌瘤常导致子宫不规则增大。

(二)卵巢肿瘤　良性肿瘤在声像图上显示轮廓清楚,边界整齐,内部回声分布均匀,无明显衰减;恶性肿瘤边界常不整齐,内部回声不均,壁厚,有明显衰减,常伴有腹水。

(1)卵巢囊性肿瘤显示盆腔囊性肿快,圆形或椭圆形,壁光带细而整齐,多为浆液性囊腺瘤。

(2)囊内有多数漂浮光点、光团及明显的乳头状突起时,应注意乳头状囊腺癌。

(3)黏液性囊腺瘤囊壁较厚,内部多有分隔或多房性。

(4)囊性畸胎瘤常见液性暗区中有多数细小光点漂浮,呈分层状,囊壁光滑,有时囊内可有强回声光团。

情景反馈 ··

1. 思考情景一中患者的临床诊断及护理措施。

2. 思考情景二中患者的进一步检查及护理措施。

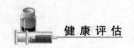

第六节 内镜检查

临床情景 ···

情景一:某男性病人,40 岁,间断上腹部疼痛 1 周。胃镜检查:胃窦黏膜光滑,红白相间,以红为主,充血水肿,窦后壁可见散在充血红斑。

情景二:某男性病人,62 岁,间断性咳嗽、咳血 10 天。支气管镜检查:支气管下段见不规则菜花状肉质样突起大部分阻塞管腔,表面糜烂,血管丰厚,见新鲜活动性出血,管腔成缝隙性狭窄。

情景分析 ···

内镜检查是指利用光学设备对体腔内器官进行检查和疾病诊断治疗的一种方法。可以直接观察到脏器内腔病变,确定其部位、范围,并可进行照相、活检或刷片,并可通过内窥镜下或小切口治疗的方法代替传统的手术。目前内窥镜现应用广泛,可对消化系统、呼吸系统、泌尿系统、生殖系统、胸腹腔病变进行诊断治疗。

理论讲述

一、基本检查方法

【上消化道内镜】

上消化道内镜检查包括食管、胃、十二指肠的检查,是应用最早、进展最快的内镜检查,通常称胃镜检查。

(一) 适应证

1. 一切食管、胃、十二指肠疾病诊断不明者 具体包括:咽下困难、胸骨后疼痛、烧灼、上腹部疼痛、不适、饱胀、食欲下降而原因不明者,上消化道出血患者,X 线钡餐检查不能确诊、疑有黏膜病变或肿瘤者,需随访观察的病变,药物治疗前后的观察或手术后随访。

2. 需做内镜治疗的患者 如取出异物、镜下止血及食管静脉曲张的硬化剂注射与结扎、狭窄扩张、上消化道息肉摘除等。

(二) 禁忌证及注意事项

(1) 严重心肺疾患,如严重心律失常、心力衰竭、心肌梗死急性期、严重呼吸衰竭及支气管哮喘发作期。

(2) 休克、昏迷等危重状态。

(3) 癫痫、神志不清、精神失常等不能合作者。

(4) 食管、胃、十二指肠穿孔急性期。

(5) 严重咽喉疾患、腐蚀性食管炎和胃炎、巨大食管憩室、主动脉瘤及严重颈胸段脊柱畸形。

(6) 急性传染性肝炎或胃肠道传染病应暂缓检查。

(7) 装有心脏起搏器、高血压、有麻醉药物过敏史、出血性疾病、急性咽炎、青光眼及其他异常者,应及时告知医师。

(8) 被检查者 2 小时后进温凉流质或半流质饮食。

(三) 检查前准备

(1) 检查前禁食水 8 小时,幽门梗阻患者洗胃后进行检查。

(2) 已做钡餐检查者必须在钡餐检查 3 天后再做胃镜检查。

(3) 做好解释工作,消除患者恐惧心理,禁止吸烟。

（4）检查前5～10分钟,吞服含1%丁卡因胃镜胶（10 ml）或2%利多卡因喷雾咽部2～3次。

（5）过分紧张者可用地西泮5～10 mg肌注或静注。

（6）检查胃镜及配件,内镜室应具有监护设施、氧气及急救用品。

（四）检查方法

（1）患者取左侧卧位,双腿屈曲,头垫低枕,颈部松弛,松开领口及腰带,取下义齿。

（2）嘱患者咬紧牙垫,铺上消毒巾或毛巾。

（3）医生右手持胃镜插入口腔,缓缓沿舌背、咽后壁插入食管。嘱患者深呼吸,配合吞咽动作。注意动作轻柔,勿误入气管。

（4）胃镜见十二指肠降段及乳头部后退镜,配合注气及抽吸,逐段检查十二指肠、胃窦、胃角、胃体、胃底及食管各段病变,注意各部位的大小、形态、黏膜皱襞、黏膜下血管、分泌物性状以及胃蠕动情况。

（5）对病变部位可摄像、染色、局部放大、活检、刷取细胞涂片及抽取胃液检查。

（6）退出胃镜时尽量抽气防止腹胀。

（五）并发症

1. 一般并发症　喉头痉挛、下颌关节脱臼、咽喉部损伤感染、腮腺肿大、食管贲门黏膜撕裂等。

2. 严重并发症　心律失常、心肌梗死、心跳骤停等心脏意外。吸入性肺炎。食管、胃肠穿孔。低氧血症。

【下消化道内镜】

下消化道内镜检查包括乙状结肠镜、结肠镜和小肠镜检查,本节只介绍结肠镜应用。

（一）适应证

（1）不明原因的便血、消瘦、贫血、腹痛、腹部包块、大便习惯改变等征象。

（2）钡剂灌肠检查有狭窄、溃疡、息肉、癌肿、憩室等病变,但不能定性者。

（3）转移性腺癌、CEA、CA199升高,需寻找原发病灶者。

（4）需行结肠腔内手术,如镜下止血、结肠息肉切除等。

（5）结肠癌术前确诊,术后随访,息肉摘除术后随访。

（二）禁忌证

（1）肛门、直肠严重狭窄、肛周脓肿、肛裂。

（2）急性重度结肠炎、重度放射性肠炎。

（3）急性弥漫性腹膜炎、腹腔脏器穿孔、多次腹腔手术、腹内广泛粘连及大量腹水者。

（4）妊娠期妇女。

（5）癌症晚期伴有腹腔内广泛转移者。

（6）严重心肺功能衰竭、高血压、脑血管病变、精神异常及昏迷患者。

（三）检查前准备

（1）检查前1日进流质饮食,检查当日禁食。

（2）口服药物清洁肠道者,服药后要多饮水,最后排出大便呈清水或淡黄色,无粪渣,为最佳的肠道清洁效果。

（3）做必要体检,60岁以上老人应行心电图检查。有腹部手术史,肠粘连,肠镜在通过时,患者会感到一些胀痛,不要过度紧张。

（4）术前5～10小时用阿托品0.5 mg肌注或山莨菪碱10 mg肌注,对青光眼、前列腺肥大或近期发生尿潴留者禁用。对情绪紧张者可肌注地西泮5～10 mg。

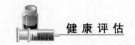

（5）检查术后如有明显腹痛、腹胀、头晕等症状应及时告诉医生。

（6）检查室有监护设备及抢救药物,检查结肠镜及配件,确保结肠镜性能及质量。

（四）检查方法

（1）患者穿上带空洞的检查裤,取左侧卧位,双腿屈曲。

（2）术者先做直肠指检,了解有无肿瘤、狭窄、痔疮、肛裂等。

（3）肠镜先端涂上润滑剂后,嘱患者张口呼吸,放松肛门括约肌,以右手示指按压镜头,使镜头滑入肛门。

（4）循腔进镜、少量注气、适当钩拉,逐段缓慢插入肠镜。

（5）助手以适当的手法按压腹部。

（6）在回盲瓣口尽可能调整结肠镜前端角度,观察末端回肠 15~30 cm 范围的肠腔与黏膜。

（7）退镜时环视肠壁,适量注气、抽气,逐段仔细观察,注意肠腔大小、肠壁及袋囊情况。

（8）对有价值的部位摄像、取活检及细胞学等检查助诊。

（9）做息肉切除及止血治疗者,应用抗生素数天,半流食和适当休息 3~4 天。

（五）并发症

（1）肠穿孔时发生剧烈腹痛、腹胀、反跳痛、腹肌紧张。

（2）插镜损伤、活检过度、电凝止血不足引起肠出血。

（3）有腹腔粘连时易造成肠系膜裂伤。

（4）检查时过度牵拉刺激迷走神经、情绪紧张可引起心脑血管意外。

（5）甘露醇可在大肠内被细菌分解产生"氢",行高频电凝术时有引起爆炸的危险。

【支气管内镜】

纤维支气管镜可在直视下观察段和亚段支气管的病变、进行活检或刷检,钳取异物,吸引或清除阻塞物,可做支气管灌洗(bronchial lavage,BL)或支气管肺泡灌洗(broncho-alveolar lavage,BAL),行细胞学或液性成分的分析检查,可摄影或录像,目前成为支气管、肺和胸腔疾病诊断、治疗和抢救的重要手段。

（一）适应证

（1）不明原因咯血,需明确出血部位和咯血原因者,或需局部止血治疗者。

（2）原因不明的肺不张、胸腔积液、喉返神经麻痹、膈神经麻痹、咳嗽或哮喘者。

（3）X 线胸片示肿块、肺不张、阻塞性肺炎,疑为肺癌者;痰细胞学阳性的"隐性肺癌"。

（4）协助肺癌术前分期及决定支气管和肺切除的范围。

（5）对可疑肺结核及支气管内膜结核的诊断。

（6）吸收缓慢或反复发作性肺炎。

（7）发现及治疗长期气管切开或插管的并发症,如不同程度的喉损伤、气管损伤、出血、感染等。

（8）性质不明的弥漫性病变、孤立性结节或肿块,需钳取或针吸肺组织做病理切片或细胞学检查者。

（9）需用双套管吸取或刷取肺深部细支气管的分泌物做病原学培养,以避免口腔污染。

（10）取支气管异物、清除气管,支气管分泌物、手术后痰液潴留吸痰、局部放疗和化疗、局部注射抗生素、行支气管肺泡灌洗术改善肺通气、行球囊扩张或放置支架等治疗。

（二）禁忌证及注意

（1）对麻醉药过敏者以及不能配合检查的受检者。

（2）有严重心肺功能不全、呼吸衰竭、严重心律失常、高血压、频发心绞痛者。

（3）严重肝、肾功能不全，全身状况极度衰竭者。

（4）凝血功能严重障碍者。

（5）主动脉瘤有破裂危险者。

（6）近期有上呼吸道感染、高热、哮喘发作、大咯血者待控制症状后再检查。

（7）术后禁食水2小时，尽量少讲话，术后24~48小时注意观察病人体温、肺部啰音。

（三）检查准备及操作　术前准备、术前确定病变位置，向病人说明检查目的、意义、大致过程和配合的方法。有出血倾向者查凝血时间和血小板计数，查心电图和肺功能。术前禁食4小时，术前半小时肌内注射阿托品2.5 mg和西地泮10 mg。准备2%利多卡因溶液局部麻醉用。操作步骤如下。

（1）患者一般取卧位，不能平卧者亦可取坐位。术者左手握纤支镜的操纵部，右手将镜徐徐插入鼻腔，沿咽后壁滑入喉部，找到会厌与声门，观察声带活动情况。

（2）当声门开放时，将镜迅速送入气管，在直视下边向前推进边观察气管内腔。

（3）将镜插进一侧主支气管，先查健侧，后查患侧。

（4）在镜检过程中观察支气管黏膜的颜色、表面情况与质地、分泌物，对病变先取材活检，后刷取涂片或吸取灌洗液做细胞学或病原学检查。

（四）并发症

1. 喉痉挛　本症多为麻醉药所致的严重并发症。

2. 低氧血症　操作时间越长，下降幅度越大。低氧血症可诱发心律失常、心肌梗死、心跳骤停、抽搐、呼吸抑制。

3. 术中、术后出血　凡施行了组织活检者均有不同程度出血。

4. 气胸　本并发症主要是由肺活检引起。

5. 继发感染。

二、常见的影像学改变

【上消化道疾病的内镜诊断】

（一）慢性胃炎

1. 慢性浅表性胃炎　黏膜充血水肿、反光增强、斑片状发红。可有黏膜下出血及片状糜烂，附着黏稠的灰白色或淡黄色黏液斑。

2. 慢性萎缩性胃炎　黏膜苍白或花斑状、萎缩变薄，皱襞变浅甚至消失，黏膜下血管透见。黏膜活检腺体萎缩有助于确诊。

3. 慢性肥厚性胃炎　黏膜肥厚、水肿，表现为皱襞粗大，似脑回状，充气后不能展开，颜色深红，似牛肉色。胃内分泌物增多，常伴糜烂，亦有结节状或铺路石样外观。

（二）胃及十二指肠溃疡

溃疡及其愈合过程中的不同时期，镜下的表现有相当大的变异。基本形态是黏膜缺损，溃疡底部盖有白色苔，边缘有水肿、充血等炎性反应，并可出现向溃疡集中的黏膜皱襞（图8-6-1）。

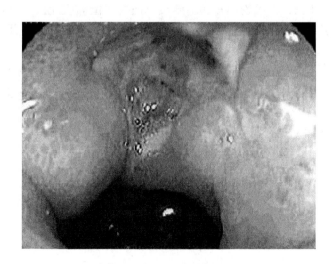

图8-6-1　十二指肠球部溃疡

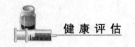
（三）胃癌

1. 隆起型　表现为菜花状肿块突入胃腔,表面呈结节或分叶状,有浅表糜烂、充血、溃疡或污秽的苔覆盖,组织脆易出血。

2. 溃疡局限型　主要表现为局限性溃疡,边缘有不规则的结节状增生,有僵硬感;或呈堤岸状增生隆起,周围黏膜分界不清,溃疡的一方边缘常有不规则堤岸状隆起,另一方边缘无明显边界,周围黏膜有结节,凹凸不平、出血、糜烂及色泽改变等。

3. 弥漫浸润型　病变弥漫而广泛,胃黏膜呈粗糙而僵硬的改变,黏膜表面高低不平,有明显水肿或浅表糜烂,胃体腔狭小或扩张受限,蠕动减弱或消失,典型的病例呈皮革样。

【结肠疾病的内镜诊断】

结肠疾病的基本病变是炎症、溃疡及肿瘤。

（一）溃疡性结肠炎　镜下见黏膜广泛充血、水肿、糜烂或表浅溃疡,表面有脓苔和渗出物,形态多样,并伴炎性息肉形成。

（二）克罗恩病　镜下见跳跃式分布的纵形或匐行性深溃疡,附近常有多发大小不等炎性息肉,周围黏膜正常或鹅卵石样增生,肠壁明显增厚,肠腔明显狭窄。

（三）结肠恶性肿瘤　大多呈隆起型,即息肉样癌,可有蒂、无蒂和亚蒂,表面发红,凹凸不平,多有糜烂或溃疡。

【支气管内镜】

（一）常见改变

（1）黏膜表面充血,水肿,伴脓性分泌物,多为炎症。

（2）黏膜表面不光整,有新生物突入腔内,多见于肿瘤。

（3）支气管管腔变小,狭窄或阻塞,考虑异物、炎症、结核和肿瘤。

（4）某叶段支气管有大量脓性分泌物涌出,考虑肺脓肿、肺炎、肺结核、支气管扩张伴感染等。

（5）某叶段支气管有血性分泌物或活动性出血,考虑支气管或肺出血。

（二）支气管肺癌　局部支气管黏膜苍白或充血,表面浑浊、粗糙、凹凸不平、增厚、坏死或有小的乳突状凸起;有小的息肉状或菜花样肿物向支气管腔内突出且有坏死物附着;支气管狭窄或阻塞或外压性狭窄;如病变在叶、段支气管者,可见支气管间嵴增宽增厚;血性分泌物,声带麻痹。

（三）支气管结核和肺结核　病变部位黏膜充血、肿胀、肥厚,有小结节、干酪样斑块,凹凸不平呈"苦瓜皮样";溃疡、息肉、糜烂;瘢痕形成、挛缩、管腔狭窄或闭塞。

情景反馈 ···

1. 思考情景一中患者的临床诊断、护理诊断及护理措施。

2. 思考情景二中患者的进一步检查、临床诊断及护理措施。

（杨殿福）

第九章 护理病历的书写方法

◉学习目标

1. 掌握护理病历书写的基本要求和方法。
2. 熟悉护理病历的格式与内容。
3. 了解正确书写护理病历在临床实践中的重要性。

临床情景 ·······························

患者,某男性病人,67岁,主因"心前区疼痛"12小时。活动过程中出现上腹不适,伴心悸,大汗,恶心呕吐,呕吐物为胃内容物,无鲜血或咖啡样物。入院后查体,体温:35.9 ℃,脉搏:65次/分,呼吸:18次/分,血压:160/80 mmHg,心电图检查:窦性心律,Ⅱ、Ⅲ、AVF导联ST段上斜行抬高0.1-0.4 mV。入院予1级护理,半流食、扩冠、抗血小板、抗凝、营养心肌、降压等治疗。入科宣教已做,患者及家属表示了解。

情景分析 ·······························

护理病历是护理人员在护理活动过程中运用护理程序,对患者的健康资料进行归纳、分析、整理,以文字、符号、图标等形式记载下来的护理诊断、护理目标、护理措施及效果评价等护理活动。护理病历是临床教学、科研工作不可缺少的重要资料,同时也是衡量医院护理质量的重要标志。

知识链接 ·······························

住院病案的内容

医护记录是医院重要的档案资料,又称病历,我国卫生部定名为"病案"。住院病案包括:

1. 医疗记录,是医生采集病史和检查、诊治的记录,有医嘱单、入院记录、病程记录、病历、出院记录、转科记录、会诊记录等。

2. 护理记录,是护士记录病人的病情变化、治疗情况和所采取的护理措施,有体温单、医嘱单、医嘱记录单、护理病历(入院患者评估表)、护理计划单、特别护理记录单、护理交班记录、责任制护理记录、健康教育计划等。

3. 检验记录,是各种检验的报告单和诊断性检查的报告单,有心电图、胸透、同位素、超声波、病理检查报告单,以及内窥镜检验报告单等。

4. 各种证明文件,有病员所在单位的有关证明、住院通知单、病危通知单等。

第一节 基本要求

理论讲述

(一)内容全面真实 书写内容应当与其他病历资料有机结合,相互统一,避免重复和矛盾。记录内容要客观、真实、准确、及时、规范,能够反映护理对象的健康状况、护理诊断及所采取的护理措施等。护

理人员要认真仔细地交谈、全面系统地身体评估、客观地分析、正确地判断。

（二）语言及文字精练准确　使用中文和医学术语，通用的外文缩写或无正式中文译名的症状、体征、疾病名称等可以使用外文。使用法定计量单位：厘米（cm）、毫克（mg）等。书写时间一律用24小时制。

（三）按规定格式书写　2010年卫生部建议在医疗机构推行表格式护理文书，要求省级卫生行政部门组织制订护理文书样式，同时探索护理记录的路径化和电子化。

（四）书写规范工整

（1）除特殊规定外，一律使用蓝黑色笔书写，体温表中曲线用相应颜色签字笔标识和连线。

（2）文字工整、字迹清晰。书写过程中出现错别字，应用同色笔画双线在错别字上，不得采取刮、粘、涂等方法掩盖原来的字迹。每张记录画改不超过两处，每处不超过3个字。

（3）实习期间或试用期护理人员书写的护理病历，经过取得合法资格并注册的护理技术人员审阅并签名。

（4）上级护理人员审查、修改和补充下级护理人员书写的护理病历时用红笔，修改人员在原签名旁签名并注明日期，并保持原记录清晰、可辨。

（5）护理病历一般于患者入院24小时内完成，因抢救危重患者未及时书写的，应在抢救结束后6小时内据实补记。

第二节　内容与格式

目前护理病历主要应用于住院患者，包括病历首页、护理计划单、护理记录、健康教育指导等。

理论讲述

（一）护理病历首页　又称入院患者评估表，是患者入院后第一次系统的健康评估记录，包括一般情况、健康史、身体评估、心理及社会评估、辅助检查结果等。

护理病历首页目前多为根据戈登（Gordon）的功能性健康型态及人的生理-心理-社会模式等护理理论框架而设计的表格，能够避免遗漏，减轻临床护士的书写负担，保证临床护理质量（表9-2-1）。

表9-2-1　护理病历首页

科别	病区	床号	住院号

（一）一般情况

姓名_____　性别　男□　女□　年龄_____出生：_____年___月___日

民族_____　职业　公务员□　　工人□　　农民□　　教师□　　其他□

籍贯_____　婚姻状况　已婚□　未婚□　离异□　丧偶□

文化程度　大学及以上□　　中学□　　小学□　　小学以下□

医疗费用支付方式　社会医疗保险□　农合□　商业保险□　自费□

家庭地址_____　　邮政编码：_____　电话：_____

工作单位_____　　邮政编码：_____　电话：_____

主管医师_____　　　　主管护士_____

入院时间_____　　　　采集资料时间_____

入院方式：　步行□　扶行□　轮椅□　平车□　担架□

病历陈述者　本人□　　家属□　　目击者□　　其他□

可靠程度　　可靠□　　基本可靠□　　不可靠□

入院主因＿＿＿＿＿＿＿＿＿＿＿＿＿＿＿＿＿＿＿＿＿＿＿＿＿＿＿＿

门（急）诊诊断＿＿＿＿＿＿＿＿＿＿＿＿＿＿＿＿＿＿＿＿＿＿＿＿＿

入院诊断＿＿＿＿＿＿＿＿＿＿＿＿＿＿＿＿＿＿＿＿＿＿＿＿＿＿＿＿

既往病史：

一般病史　冠心病□　高血压□　糖尿病□　脑血管病□　其他＿＿＿＿＿＿

传染病史　无□　有□＿＿＿＿＿＿＿＿＿＿＿＿＿＿＿＿＿＿＿＿＿

预防接种史　无□　有□＿＿＿＿＿＿＿＿＿＿＿＿＿＿＿＿＿＿＿＿

手术外伤史　无□　有□＿＿＿＿＿＿＿＿＿＿＿＿＿＿＿＿＿＿＿＿

输血史　　无□　　有□＿＿＿＿＿＿＿＿＿＿＿＿＿＿＿＿＿＿

药物过敏史　无□　有□＿＿＿＿＿＿＿＿＿＿＿＿＿＿＿＿＿＿

目前用药　无□　有□＿＿＿＿＿＿＿＿＿＿＿＿＿＿＿＿＿＿＿

生育史　　　＿子＿女　妊娠＿次　顺产＿胎　流产＿胎　早产＿胎＿死产＿胎

家族史　　　无□　有□＿＿＿＿＿＿＿＿＿

（二）生活状况及自理程度

1. 饮食型态

基本膳食　　　　　普食□　软饭□　半流□　全流□　禁食□

食　欲　　　　　　正常□　增加□　亢进□　下降□　厌食□

近期体重变化　　　无变化□　下降□　增加□＿＿＿＿＿＿＿＿＿

2. 睡眠/休息型态

睡眠　正常□　入睡困难□　易醒□　多梦□　失眠□　其他□

辅助睡眠　无□　有□　药物＿＿＿＿＿＿＿＿＿其他方法＿＿＿＿＿＿

3. 排泄型态

大便　正常□　异常□　造瘘□　　　小便　正常□　异常□

4. 健康感知/健康管理型态

吸烟　无□　偶尔□　经常□　吸烟＿＿＿年＿＿＿支/天　已戒＿＿＿年

饮酒　无□　偶尔□　经常□　饮酒＿＿＿年＿＿＿两/天　已戒＿＿＿年

药物依赖/吸毒　无□　有□＿＿＿＿＿＿＿＿＿＿＿＿＿＿＿＿＿

5. 活动型态

自理能力　完全□　障碍（进食□　沐浴□　穿着□）完全不能自理□

辅助工具：无□　　轮椅□　　拐杖□　　假肢□　　其他□

（三）心理社会型态

1. 自我感知

情绪状态　镇静□　易激动□　焦虑□　恐惧□　悲哀□　无反应□

个性心理特征　理智型□　意志型□　情绪型□　外向型□　内向型□　依赖型□　独立型□

2. 角色

家庭关系　和睦□　冷淡□　紧张□

社交　　　正常□　较少□　回避□

经济情况　富裕□　一般□　贫穷□

角色适应　良好□　冲突□　缺如□　强化□

3. 应对

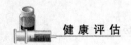

最愿向谁倾诉　　　父母□　配偶□　子女□　其他□
对疾病了解程度　　了解□　不了解□
照顾者　　　　　　胜任□　勉强胜任□　不胜任□
家庭应对　　　　　忽视□　满足□　过于关心□
住院顾虑　　　　　无□　经济问题□　自理能力□　其他□
宗教信仰　　　　　无□　有□＿＿＿＿＿＿

（四）体格检查

1. 生命征　　体温____ ℃ 脉搏____次/分 呼吸____次/分 血压____ mmHg(kpa)
2. 一般状况　身高_____cm 体重___kg
营养　良好□　中等□　不良□
3. 神经系统
瞳孔大小及形状　　正常□　异常□＿＿＿＿＿＿＿
对光反射　　　　　正常□　迟钝□　消失□
意识状态　　　　　清醒□　意识模糊□　嗜睡□　昏迷□　谵妄□
定向力　　　　　　准确□　障碍(自我□　时间□　地点□　人物□)
语言表达　　　　　清楚□　含糊□　语言困难□　失语□
4. 皮肤黏膜
皮肤颜色　　　　　正常□　潮红□　苍白□　发绀□　黄染□　其他□
皮肤湿度　　　　　正常□　潮湿□　干燥□　多汗□　其他□
脱水　　　　　　　无□ 轻度□ 中度□ 重度□
水肿　　　　　　　无□　有(指凹性轻度□　中度□　重度□)
　　　　　　　　　　　　(非指凹性轻度□　中度□　重度□)
完整性　　　　　　完整□　皮疹□　皮下出血□　瘢痕□　压疮□＿＿＿＿
口腔黏膜　　　　　正常□　充血□　出血点□　糜烂溃疡□　疱疹□　白斑□
义齿　　　　　　　无□　有□
5. 呼吸系统
呼吸方式　　　　　自主呼吸□　机械呼吸□
呼吸困难　　　　　无□　轻度□　中度□　重度□
节律　　　　　　　规则□　异常□
吸氧　　　　　　　无□　低流量□　高流量□
咳嗽　　　　　　　无□　有□
咳痰　　　　　　　无□　有□(色____量____黏稠度____)
6. 循环系统
心率　　　　　　　正常□　心动过速□　心动过缓□　短绌脉□
心律　　　　　　　规则□　不齐□
心音　　　　　　　无□　有□＿＿＿＿＿＿＿＿＿＿＿＿＿
颈静脉怒张　　　　无□　有□
7. 消化系统
恶心　　　　　　　无□　有□
呕吐　　　　　　　无□　有□(颜色_____性质___次数___总量___)
便秘　　　　　　　无□　有□
腹泻　　　　　　　无□　有□(颜色_____性质___次数___总量___)
嗳气　　　　　　　无□　反酸□　烧灼感□　腹痛□(部位/性质_____)
腹部　　　　　　　软□　肌紧张□　压痛/反跳痛□

可触及　　　　包块□(部位/性质_____)

肠鸣音_____次/分　正常□　亢进□　减弱□　消失□

引流管　　　无□　　有□　类型_____

引流液(颜色_____性质_____总量_____ml)

造瘘口　　　无□　有□　类型_____

肛周　　　　正常□　皮肤发红□　痔疮□　肛瘘□

8. 生殖系统

月经　　　　正常□　紊乱□　痛经□　月经量过多□　月经量过少□　绝经□

性功能　　　正常□　障碍□

生殖器　　　未查□　正常□　异常□_____

9. 认知/感受

疼痛　　　　无□　　有□(部位/性质_____)

眩晕　　　　无□　　有□(_____)

视力　　　　正常□　近视□　远视□　失明□

听力　　　　正常□　耳鸣□　减退□　耳聋□

味觉　　　　正常□　减弱□　缺失□　改变□

嗅觉　　　　正常□　减弱□　缺失□　幻嗅□

思维过程　　正常□　注意力分散□　记忆力下降□　思维混乱□　精神恍惚□

（五）辅助检查

（可作为诊断依据的各种实验室、器械检查结果）

主要护理诊断

护士长签名

主管护士签名

日期

（二）护理计划单

护理计划单是护理人员为患者在住院期间制订的护理计划及其效果评价的系统记录。通过护理计划单可以了解患者入院时确立的护理诊断或合作性问题，制订的护理措施及实施后的效果，熟悉在护理过程中新确立的护理诊断及护理措施。患者出院时可查看所有的护理诊断是否得到解决，出院后还需要采取哪些措施等。护理计划单内容包括护理诊断或合作性问题及其日期、预期目标、护理措施。停止时间和效果评价（表9-2-2）。

表9-2-2　护理计划单

科室_____　病室_____　床号_____　姓名_____　医疗诊断_____　住院号_____

日期	护理诊断/合作性问题	预期目标	护理措施	签名	停止日期	效果评价	签名

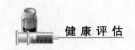

为减轻护士书写负担,可以将每种疾病最常见的护理诊断或合作性问题、护理目标、护理措施程式化为"标准护理计划"。省略了书写量最大的护理措施部分后,护理计划单演变为护理诊断项目表(表9-2-3),项目表内容包括时间、护理诊断或合作性问题、护理目标、停止时间、效果评价、签名。如果患者存在标准计划以外的护理诊断或合作性问题,则将护理目标及护理措施写在"附加的护理计划单"中(表9-2-4)。

表 9-2-3 护理诊断项目表

科室_____		病室_____		床号_____	姓名_____	医疗诊断_____		住院号_____
日期	护理诊断	标准	附加	签名	停止日期	效果评价		签名

表 9-2-4 附加的护理计划单

科室_____	病室_____	床号_____	姓名_____	医疗诊断_____	住院号_____
日期	护理诊断	护理目标	护理措施		签名

(三)护理记录　护理记录是指患者在住院期间动态病情变化及护理过程全面、客观的记录,由护士在执行护理措施后填写,在涉及医疗纠纷时是判定法律责任的重要依据。护理记录内容要与医疗病历一致,要及时准确,保持记录的连续性、系统性及针对性,客观真实地反映护理效果。

1. 首次护理记录(入院护理记录)　患者入院后护士通过交谈、身体评估、辅助检查等,对患者入院时的健康状况及拟实施的护理措施做简要描述。内容包括:① 患者一般情况、心理状态。② 目前的主要症状、体征及有关辅助检查结果。③ 治疗原则及诊治方案。④ 护理诊断及所采取的护理措施。⑤ 入院宣教情况。首次护理记录要求必须在当日(夜)负责护士下班前完成。

2. 一般护理记录　内容包括患者的主观感受、体征、检查化验结果、主要护理诊断、护理计划、护理措施及效果评价,前后记录要全面、系统、连贯。一般要求一级护理患者每天至少1次,二级护理患者每周至少2次,三级护理患者每周至少1次,如有病情变化随时记录,危重病人应连续记录。

有的医院采用患者住院评估表和PIO护理记录单方式,将患者住院期间的健康评估与护理措施分别记录,不同病种设计不同。PIO记录单中P为problem(问题)缩写,是指用护理诊断/问题叙述患者的健康问题;I为intervention(措施)缩写,是指与P相对应的已实施的护理措施;O为outcome(目标)的缩写,是指实施护理措施后的结果(表9-2-5)、(表9-2-6)。

表 9-2-5　病人住院评估表

科室_____　　病室_____　　床号_____　　姓名_____　　医疗诊断_____　　住院号_____

项目　　　时间　　　日期						
一般状况	神志:① 清楚 ② 嗜睡　③ 模糊 ④ 昏睡 ⑤ 昏迷　⑥ 谵妄					
	营养:① 良好 ② 中等 ③ 不良					
	签名					

表 9-2-6　护理记录单

科室_____　　病室_____　　床号_____　　姓名_____年龄_____　　住院号_____　　页码_____

日期　　时间　　护 理 记 录　　　签名

部分医院采用表格式护理记录单,不同病种,评估重点不同,可分别加以设计(表9-2-7)。

表 9-2-7　护理记录单

科别_____　姓名_____　年龄_____　性别_____　床号_____　病历号_____入院日期_____诊断_____

日期时间	意识	体温	脉搏	呼吸	血压	血氧饱和度	吸氧	入量		出量			皮肤情况	管路护理	病情观察及措施	护士签名
		℃	次/分	次/分	mmHg	%	L/min	名称	ml	名称	ml	颜色性状				

第　　页

3. 转科记录　患者住院期间转入其他科室时,原护士要书写转出记录,内容包括主要病情、护理诊断、护理措施及效果、转科原因、注意事项及签名。接收科室护士书写转入记录,转入记录与首次护理记

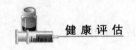

录相似。

4. **阶段小结** 住院1个月以上的患者,应书写阶段小结。内容包括此阶段患者的主要健康问题、护理措施及效果、现在存在的主要健康问题及下一阶段的护理实施计划。

5. **出院记录** 在患者出院时书写出院记录。内容包括回顾对该患者是否准确提出了护理诊断或合作性问题,护理措施是否得当,是否达到护理目标,患者目前的健康状况,仍存在的护理诊断或合作性问题及出院指导。指导要因人而异、尽量具体化,包括饮食、休息、用药、复查及有关疾病的预防保健知识和有关注意事项。

(四)健康教育计划 健康教育计划是为患者、家属及其照顾者所制订的具体的健康教育方案,是护理计划中的重要组成部分。为做好健康教育,应根据不同疾病的特点,制订标准健康计划,并随着疾病发展阶段不同而施教。进行健康教育时,应根据患者及家属的文化层次、认知能力、现有条件等,灵活选择讲解、示范、模拟、提供书面或视听教材等方式。

健康教育的主要内容包括:

(1)疾病的诱发因素、发生与发展过程。

(2)可采取的护理方案,合理的用药知识,相关检查的目的和注意事项。

(3)疾病的预防,饮食与活动的注意事项,良好的心态和生活方式。

(4)出院后的康复指导、功能锻炼及按时复诊。

根据患者的具体情况,制订系统、有针对性、可行的健康教育计划,是有效评价健康教育的重要保证。

情景反馈 ··

思考临床情景中患者的护理诊断、合作性问题、护理目标、护理措施、护理评价。

(杨殿福)

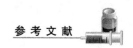

参 考 文 献

1. 蒋炳武. 2011. 健康评估. 北京:人民卫生出版社.
2. 刘士生,张清格. 2010. 健康评估. 2 版. 上海:上海科学技术出版社.
3. 沈小平. 2010. 新编健康评估. 上海:复旦大学出版社.
4. 申丽静,陈文福. 2010. 健康评估. 郑州:郑州大学出版社.
5. 龚金根. 2008. 健康评估. 南昌:江西科学技术出版社.
6. 邓长生. 2007. 诊断学. 北京:人民卫生出版社.
7. 王克惠. 2004. 健康评估. 北京:人民卫生出版社.
8. 吕探云. 2003. 健康评估. 北京:人民卫生出版社.

图书在版编目（CIP）数据

健康评估 / 李海鹰等主编. —南京：江苏凤凰科学技术出版社，2012.8（2019.1重印）

ISBN 978-7-5345-9416-8

Ⅰ.①健… Ⅱ.①李… Ⅲ.①健康－评估－医学院校－教材 Ⅳ.①R471

中国版本图书馆CIP数据核字（2012）第156522号

健康评估

主　　　　编	李海鹰　鲍翠玉
责 任 编 辑	徐祝平
特 约 编 辑	郝　华　汤知慧
责 任 校 对	郝慧华
责 任 监 制	曹叶平　方　晨

出 版 发 行	江苏凤凰科学技术出版社
出版社地址	南京市湖南路1号A楼，邮编：210009
出版社网址	http://www.pspress.cn
印　　　　刷	江苏凤凰数码印务有限公司

开　　　　本	880 mm×1 230 mm　1/16
印　　　　张	14.25
字　　　　数	228 000
版　　　　次	2012年8月第1版
印　　　　次	2019年1月第5次印刷

标 准 书 号	ISBN 978-7-5345-9416-8
定　　　　价	35.50元

图书若有印装质量问题，可随时向我社出版科调换。